学 マナ ビジュアル ノート

がん 薬物療法

副作用対策 & 曝露対策

南 山 堂

📖 著者一覧

佐藤淳也（がん専門薬剤師，がん指導薬剤師）············ **第4・9・10章**
　国際医療福祉大学病院 薬剤部長
　国際医療福祉大学薬学部 准教授

中西弘和·· **第1章**
　前 同志社女子大学薬学部 教授

菅　幸生（がん指導薬剤師）·························· **第3・6・8章**
　金沢大学医薬保健研究域薬学系 准教授

内田まやこ（がん専門薬剤師，がん指導薬剤師）·········· **第2・5・7章**
　同志社女子大学薬学部 教授

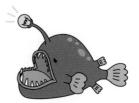

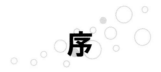

序

　がん薬物療法の成否は，支持療法の成否といって過言ではない．どんなに有効な抗がん薬も，そして個別化，分子標的化が進む化学療法も副作用は少なくない．我々がんに関わる薬剤師は，薬を用いて薬の副作用を制してきた．それが支持療法である．

　がん医療に携わる薬剤師の役割は，まず支持療法に精通し，これを実践することであろう．がん専門薬剤師認定制度ができた黎明期（今から15年くらい前）には，支持療法に関する情報はきわめて少なかった．そのため，Evidenceが不明瞭な慣習的方法が臨床上見受けられたこともあった．著者自身，情報が少ないなかで試行錯誤を繰り返しながら支持療法の処方を提案していたことを記憶している．著者の経験からは，こうして，実践経験を積んだがん専門薬剤師は，院内外で専門家としてオーソライズされてくる．それとともに，支持療法の実践者の立場から教育者としての立場も増えてくる．悩みながら，よく学び，よく考えてきた薬剤師は，その経験を生かし，わかりやすく教えられるからである．

　今回，がん専門薬剤師あるいはがん医療の先端を走ってきた4名の著者は，考えた．学ぶ側の視点のみならず，いざ教える立場の薬剤師の視点でつくった教科書が必要であると．そして，教育者として，どのような教科書が使いやすいかという点に着目し，視覚的に学べる教科書「マナビジュアルノート」を企画した．伝えるべき重要なエッセンスが明確となるよう，またスライド作成などのヒントとなるよう，1テーマを1枚のスライドと簡潔な解説で構成した．内容には，経験豊富な4名の著者が，実際に日々の講義などで使用しているスライドをふんだんに持ち込み，我々の思いを集約して編纂した一冊である．がん医療およびその教育に従事してきた薬剤師の豊富な経験が，がんの支持療法の教育の推進につながることを期待している．そして，読者のみならず，これを活用した教育現場において，本書「マナビジュアルノート」による"学び"が患者に還元されることを願っている．

　2021年早春

著者を代表して

佐藤淳也

CONTENTS

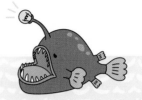

第1章 「がん薬物療法」総論

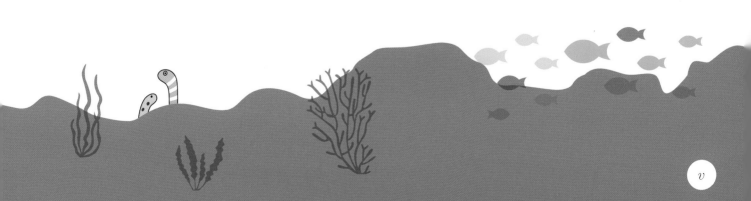

第2章 消化器毒性

第3章 血液毒性

第4章 皮膚障害

第5章 神経障害

第6章 血管外漏出

第7章 口腔粘膜炎・口腔ケア

第8章 免疫チェックポイント阻害薬特有の副作用

第9章 その他の副作用

第10章 抗がん薬の曝露防止対策

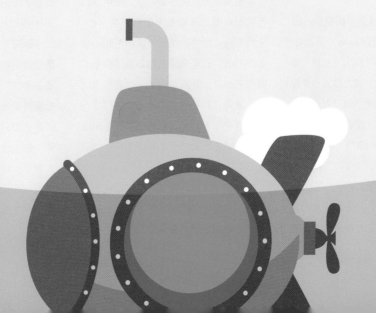

第 **1** 章

「がん薬物療法」
総論

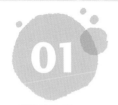

01 学習目標

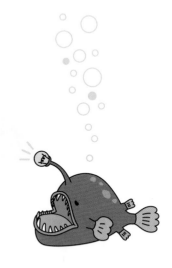

> がん薬物療法に必要な基礎知識を学ぶ
> ・がん細胞の特徴
> ・三大治療（手術療法・放射線療法・薬物療法）
> ・がん薬物療法の基礎知識
> ・副作用の基礎知識

がん治療を理解するには，まず，がんを知ることが必要である．がん細胞の特徴を把握することで，治療の意義が理解できるようになる．がん細胞はその場所で増殖し，やがてリンパや血流にのり，リンパ節や他の臓器・骨に転移していく．体内のがん細胞の増殖，浸潤，転移の状態により治療法が異なるため，そのことも知っておく必要がある．

がんの治療

がんの三大治療には，手術療法，放射線療法，薬物療法がある．手術療法，放射線療法は局所療法であり，局所のがん細胞をなくす，または減らす目的で行う．一方，薬物療法はほとんどの場合，薬が全身に行き渡るため，全身のがんが対象になる．また，肉眼や画像検査で確認できないような，微小ながん細胞の塊をも攻撃できる．三大治療の特性を理解すると，それぞれの治療法の併用，および三大療法すべてを併用する意義が理解できるはずである．

がん薬物療法

薬物療法は他の療法より新しく成立した治療法である．1940年代後半から始まり今日まで続いているが，とくにここ20年ほどで大きく変化している．それは，分子標的薬の出現であり，1998年に米国で乳がん治療にトラスツズマブが承認されたことに始まる．

薬物療法を理解するには，使用される抗がん薬の種類とその効果を学び，それぞれの薬物の性質の違いを知る必要がある．近年承認される薬は非常に高価であり，効果が認められる患者にのみ使用されるべきである．使用すべき患者を見きわめるための検査も承認されているため，その知識も今後は必須となる．

薬物療法には，原則として2種以上の抗がん薬を併用してきた．これは副作用を軽減させ，効果を最大限に引き出すためであった．しかし最近では，特定の患者群で，単剤使用の方が有用であると報告されている．薬物療法は，最新の信頼性のある情報に基づいて行う必要があり，正確な情報を常に収集し続けることも重要である．

抗がん薬と副作用

抗がん薬は作用と副作用が同時に生じやすい特殊な薬であり，副作用対策は患者を治療するうえで重要である．副作用の発現防止はなかなか難しいが，軽減は不可能ではない．副作用で患者の治療意欲を失わせないようにすることは，薬物治療を行ううえでとても重要である．そのため，副作用の知識とその対処法を身につけるべきである．最近使用できるようになった抗がん薬は，従来の副作用とはまったく別の症状を呈するため，十分な情報を得て活用することが大切である．

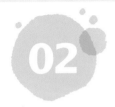

02 がん細胞の特徴

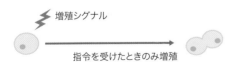

正常な細胞は増殖が制御されている！

増殖シグナル

指令を受けたときのみ増殖

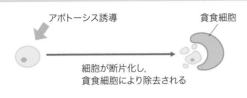

正常な細胞はアポトーシス誘導を受ける！

アポトーシス誘導　　貪食細胞

細胞が断片化し，
貪食細胞により除去される

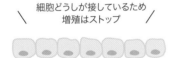

正常な細胞では接触阻止がはたらく！

細胞どうしが接しているため
増殖はストップ

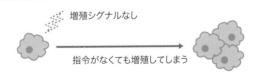

がん細胞は無秩序に増殖する！

増殖シグナルなし

指令がなくても増殖してしまう

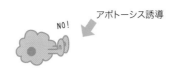

がん細胞はアポトーシス誘導を受けない！

NO!

アポトーシス誘導

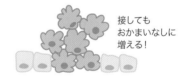

がん細胞では接触阻止ははたらかない！

接しても
おかまいなしに
増える！

　がん細胞は正常細胞から発生した異常な細胞である．また，がん細胞の発生要因には，外因性と内因性がある．外因性のものには，発がん物質を代表とする化学的要因，放射線や紫外線を代表とする物理的要因，ウイルスによる生物学的要因などがある．内因性のものには，遺伝子多型による素因と遺伝性腫瘍がある．

がん細胞の増殖能・転移能

　がん細胞は「自律性増殖能」を獲得しているため，細胞の増殖や分化を促進するシグナルがなくても増殖を続けられる．さらに，**アポトーシス能が欠落している**ため，生体の管理・調節のためにプログラムされた細胞死であるアポトーシスの指令を受け付けず，無秩序に増殖し続ける．

　がん細胞では細胞間接着分子であるE-cadherinの発現が低下しており，簡単に原発巣（初めにがん細胞が発生・増殖した場所）から離れ，転移できる．さらに，細胞どうしが接触するほどに増殖が進んだ際にそれ以上の増殖を停止する機能である「**接触阻止**」を喪失しているため，がん細胞はどの場所でも転移・増殖ができる．

がんと遺伝子

　がん遺伝子とは，*src*や，*ras*，*myc*などが発現および機能に異常をきたしたもので，正常細胞のがん化を引き起こす．正常細胞の増殖は制御されているが，がん遺伝子が点突然変異や遺伝子増幅を受けて活性化されると，機能

が過剰発現し，増殖異常につながる．

　がん抑制遺伝子には*TP53*（p53遺伝子），*BRCA1*などがあり，細胞の増殖を抑制，DNAに生じた傷を修復，細胞にアポトーシス（細胞死）を誘導するなど，がん発生を抑制する機能をもつ．ヒトは2倍体である（ゲノムを2セットもつ）ため，通常はがん抑制遺伝子も2つもつが，その遺伝子の2つともが変異などの損傷を受けて不活性化されることにより，がんの発生や増殖が促進される．遺伝性腫瘍では，親からすでに変異をもった遺伝子を受け継ぎ，生まれつきがん抑制遺伝子の片方がすでに不活化されているため，家系内で特定のがんが発症しやすいなどの特徴がある．

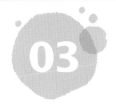

03 がんの病期分類

TNM分類（固形がん）

分類項目	評価対象	評価区分
T（tumor）	原発腫瘍の大きさや浸潤の程度	T0（腫瘍を認めない）からT4までの5段階
N（nodes）	リンパ節への転移	N0（リンパ節転移なし）から転移の数および大きさなどに即してN3までの4段階
M（metastasis）	遠隔転移の有無	M0（遠隔転移なし）とM1（遠隔転移あり）の2段階

遠隔転移とは血液やリンパ液を介して原発巣から離れた場所へがん細胞が移動（転移）し，増殖している状態を指す．また，それぞれの分類が評価不能の場合にXを用い，TX，NX，MXと表記する．

大腸がんを例にとった深達度（T）の分類

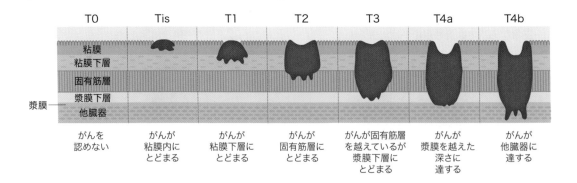

	T0	Tis	T1	T2	T3	T4a	T4b
粘膜 粘膜下層 固有筋層 漿膜下層 漿膜 — 他臓器	がんを認めない	がんが粘膜内にとどまる	がんが粘膜下層にとどまる	がんが固有筋層にとどまる	がんが固有筋層を越えているが漿膜下層にとどまる	がんが漿膜を越えた深さに達する	がんが他臓器に達する

🐱 病期の分類法

がんの病期（ステージ）は一般に0〜Ⅳ期の5段階に分類されるが，その分類根拠となるのはTNM分類である．**Tは原発巣の腫瘍の大きさ，Nは所属リンパ節への転移の状況，Mは遠隔転移の有無を表し，数字が小さいほどがんは小さく，進展は少ない．**

それぞれの病期で適した治療法が大きく異なるために，**各がん種に固有のTNM分類・病期の決定法がある．**画像診断によってTNM分類を行う場合，clincal（臨床的）なTNM分類と称し，cTNMとよばれることがある．それに対して，手術などで検体を採取し，病理診断によって分類したものをpathological（病理的）なTNM分類と称し，pTNMとよぶ．

🐱 病期に応じた治療方針決定

病期が決定すると，それに従った治療が始まる．がん診療ガイドラインは臓器別につくられており，**同じ病期であってもがん種によって治療法が異なるため，原発巣のガイドラインに基づいた治療を行う．**たとえば非小細胞肺がんでは，ⅠA〜ⅡB期であれば手術を行い，その後，必要があれば術後化学療法を行う．ⅢA〜ⅢB期は化学放射線療法（p.5）を実施するのが標準であるが，ⅢA期は手術を行うこともある．

M1（遠隔転移あり）は，T，Nの区分にかかわらずⅣ期であり，薬物療法が中心となる．

また，病期から5年生存率などの予後をある程度推定できる．非小細胞肺がんでは，病期別の5年生存率は，ⅠA期は70〜85％，ⅠB期は60〜70％，ⅡA期は35〜45％，ⅡB期は25〜35％，ⅢA期は5〜20％，ⅢB期は3〜7％，Ⅳ期は1％未満との報告がある．

このように病期は，がん治療の方針を決定し，その予後を予測できる重要な指標である．がんの治療に携わり患者が望む医療を行うためにも，病期を理解することが大切である．

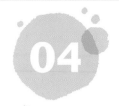

04 がんの治療法

局所療法		全身療法
手術療法	**放射線療法**	**薬物療法**
腫瘍とその周辺組織を切除する（がん細胞を取り除く）	腫瘍のサイズを小さくする（症状を軽減する）	他の療法で切除・縮小しきれなかったがん細胞などの増殖を抑制する
治療例	治療例	治療例
・外科的切除 ・腹腔鏡切除 ・内視鏡切除	・全照射 ・局所照射	・細胞障害性抗がん薬 ・分子標的薬　・ホルモン薬

　がんの治療法には，手術療法，放射線療法，薬物療法がある．

手術療法

　手術療法の目的は，原発巣の腫瘍とその周辺組織の除去であるが，がん細胞はリンパ管を通って転移する可能性もあるため，**必要に応じてリンパ節の郭清（切除）も行う**．ただし，がんの進展や転移により手術が不可能な場合や，手術によって十分に腫瘍を取り除けない場合もある．

放射線療法

　放射線療法は，腫瘍を縮小させる効果をもつ．また，手術による腫瘍と周辺組織の切除ができない症例や，切除を行わなかった症例でも，がん細胞の増殖を遅らせるほか，腫瘍の縮小を狙えるため，放射線療法で腫瘍縮小効果がみられれば臓器の機能を維持したまま治療ができる．

　放射線療法には，治療に用いる線源が体外にある（体外から放射線をあて

る）一般的な放射線療法の外照射療法と，体内に線源を挿入して行う内照射療法がある．内照射療法は，舌や前立腺，子宮，腟などのがん治療に使用されている．たとえば前立腺がんでは，永続的に前立腺に小線源（ヨウ素125）を埋め込む方法と，前立腺内に一時的に針を留置し，高エネルギーの放射線（イリジウム192）を照射する方法がある．また，前立腺がんの骨転移の治療には，カルシウムに類似した性質をもつラジウム223を含む注射剤を用いる．ラジウム223を静脈から注入すると，骨転移部に集積して高エネルギーのα線を放出し，がん細胞の増殖を抑制する．

薬物療法

　薬物療法は，腫瘍が局所の場合でも全身に転移していても行われる．投与された抗がん薬は全身に行き渡るため，がん細胞が全身に転移している症例や，画像検査で発見できない大きさの転移巣が存在する可能性のある症例

も治療できる．しかし，物理的にがんを取り除くわけではないため，一部のがんを除いて薬物療法のみで根絶することは難しい．また，薬物療法には，化学療法（細胞障害性抗がん薬の投与），分子標的療法，ホルモン療法が含まれる．

併用療法（集学的治療）

　ここまでの3種類の治療法を組み合わせることもある．そのような治療を**集学的治療**とよぶ．転移・浸潤を特徴とするがんの治療には集学的治療が適しており，また，がん種ごとに治療法が確立されている．

　治療選択において問題となるのは高齢者への対応であるが，手術療法では腹腔鏡や内視鏡による切除が行われるようになり，適応年齢が飛躍的に上がっている．放射線療法や薬物療法でも高齢者が安全に実施できるよう，線量を調節するほか，抗がん薬の投与量の減量や投与期間の調節を行っている．

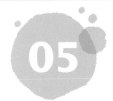

05 がん薬物療法の目的

	化学療法の位置づけ
早期がん	主に手術療法で治癒を目指し，有効性が認められている場合には再発率の低下を狙って化学療法や放射線療法を併用する
局所にとどまる進行がん	腫瘍を手術療法で切除が可能なサイズに縮小させるほか，浸潤・転移によるがんの広がりを抑制するために化学療法や放射線療法を用いる
遠隔転移を伴う進行がん	全身にがん細胞が転移している可能性があるため，全身療法である薬物療法（化学療法）が治療の中心になる．治癒ではなく，延命や症状の緩和を目的に使用される場合もある

術前補助化学療法の目的	術後補助化学療法の目的	化学放射線療法の目的
腫瘍サイズを縮小して，手術可能にする，または臓器・組織の機能温存を目指す	治癒率向上，手術後の再発を抑制する	併用により抗腫瘍効果が増大する．有効性が認められた一部のがん種では治癒を目指して行われる

🐛 病期に応じた化学療法の目的

　早期がんに対する術前補助化学療法や術後補助化学療法は治癒を目指せるため，徹底した抗腫瘍効果を目指した化学療法を行う．再発・進行がんに対しては，延命や症状緩和を目的とする場合もある．また，がん種により化学放射線療法（化学療法と放射線療法の併用）が有効な場合がある．

🐛 術前補助化学療法

　腫瘍が局所にとどまる**早期がんに対する術前補助化学療法は，治癒切除範囲を縮小し，術後合併症を軽減する**ために行う．一方，**進行がんに対する術前補助化学療法は，切除可能な大きさに腫瘍を縮小させ，手術を可能にする**ために行われる．

　術前補助化学療法の有効性が示されているがん種は，咽頭がん，食道がん，乳がん，胚細胞腫瘍，卵巣がん，骨肉腫，頭頸部がん，膀胱がん，肛門がんである．前述のとおり，手術不能

な局所進行がんを，ダウンステージング（腫瘍のサイズを縮小して病期分類のステージを下げること）により切除可能にする，もしくは切除可能ではあるが腫瘍径の大きながんに対し，縮小後に手術を行うことで臓器の機能温存を図るために行う．さらに，美容性の確保（とくに乳がんにおける乳房温存術），腫瘍に対する薬物療法の感受性評価，初期の微小浸潤を根絶する目的もある．

🐛 術後補助化学療法

　術後補助化学療法の有効性が示されているのは，乳がん，食道がん，胃がん，大腸がん，子宮体がん，卵巣がん，非小細胞肺がん，膵がんである．**手術後に残った微小転移を根絶し，治癒率向上，再発の予防を目的とする**．化学療法が有効であり，再発のリスクの高いがん種が対象になる．化学療法は術後なるべく早期に開始し，一定期間行う．

🐛 化学放射線療法

　化学放射線療法の有効性が示されているのは，食道がん，非ホジキンリンパ腫，小細胞肺がん，子宮頸がん，頭頸部がん，肛門管がんである．主に局所進行がんに用いられる．放射線による局所制御効果と抗がん薬による全身への微小遠隔転移の根絶効果がある．さらに，抗がん薬のなかには放射線への感受性を高める作用をもつものもある．また，化学放射線療法は手術療法に比べ，臓器や組織の形態や機能を温存することができる．

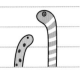

06 がん薬物療法の基本

 たとえば，術後化学療法のレジメンは
次のようなモデル・理論に基づいています

 術後の化学療法
は効果的！

 複数の抗がん薬
を併用する！

がん細胞が多いときは増
殖速度は遅く，活発に分
裂している細胞も少ない
（Gompertzモデル）

細胞障害性抗がん薬は，
がん細胞が少ないときに
最も高い効果を発揮する
（Norton-Simonの仮説）

がん細胞は時間経過ととも
に抗がん薬への耐性を獲得
する
（Goldie-Coldmanの仮説）

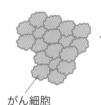

がん細胞

手術療法による
腫瘍の切除

活発に増殖する
がん細胞

抗がん薬による
薬物療法

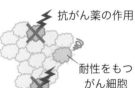

抗がん薬の作用

耐性をもつ
がん細胞

がん薬物療法は多剤併用が原則であ
る．また，化学療法のレジメンは，が
ん細胞増殖モデルに基づいている．

血液腫瘍の治療理論

Skipperらは，マウスにおける実験
データより，「残存する腫瘍細胞が1つ
でもあれば死亡に至る」ことと，「一定
量の抗がん薬投与の細胞障害効果は，
がん細胞の数にかかわらず対数的に一
定である」ことを見いだした（Skipper
仮説）．血液悪性腫瘍のような，増殖
速度が速く，抗がん薬への感受性が高
い腫瘍の治療法の根拠となっている．

術後化学療法の治療理論

Gompertzモデルは，もともとは人口
増殖モデルである．「腫瘍量が多くなれ
ば（栄養や酸素の供給が不足するため）
増殖速度は遅くなり，増殖中の細胞数
も減少する」というモデルで，術後，
腫瘍量が減少した時期に行う補助薬物
療法の理論的根拠になっている．

多剤併用療法の治療理論

Goldie-Coldmanの仮説では「がん
細胞は時間経過とともに薬剤に耐性を
獲得する」としている．そのため，化
学構造や作用機序が類似しておらず，
一方に耐性が生じても他方には影響し
ないような複数の薬剤を，なるべく多
く，短時間に投与することが腫瘍細胞
をの増殖抑制につながると考えた．こ
れが多剤併用療法の根拠になっている．

dose-dense療法の治療理論

前述のGompertzモデルに基づき，
Norton-Simonの仮説では，「殺細胞
作用をもつ抗がん薬は腫瘍が小さいと
き（増殖中の細胞数が多い時期）に最
も効果を示す」と提唱している．した
がって，腫瘍が小さいうちに抗がん薬
で縮小させるほか，抗がん薬の投与間
隔を狭めて，がん細胞が再び増殖する
前に投与を繰り返すべきと考えられて
いる．これは術後化学療法やdose-

dense療法の根拠になっているが，ま
ださらなる検証が必要である．

がん薬物療法の原則

がん薬物療法では，根拠がある治療
を，根拠の対象にふさわしい患者に適
応することが重要である．そのため，
ガイドラインや質の高い臨床試験の情
報を把握し，目の前の患者に適応でき
るかを考え，治療レジメンを決定する．

治療効果の評価には，固形がんの治
療効果判定のための新ガイドライン
（RECISTガイドライン）[1] がよく使用さ
れる．標的病変の判定カテゴリーは，
完全奏効（CR），部分奏効（PR），安定
（SD）と，進行（PD）の4段階に分けら
れる．通常，効果の判定を規定に従っ
て行い，PDが続き，治療効果がない
と客観的に判断できれば，次の治療に
移行する．悩ましいのは，SDの状態が
継続しているときに，薬物治療を継続
すべきか，中止すべきかである．

抗がん薬の種類① : 細胞障害性抗がん薬

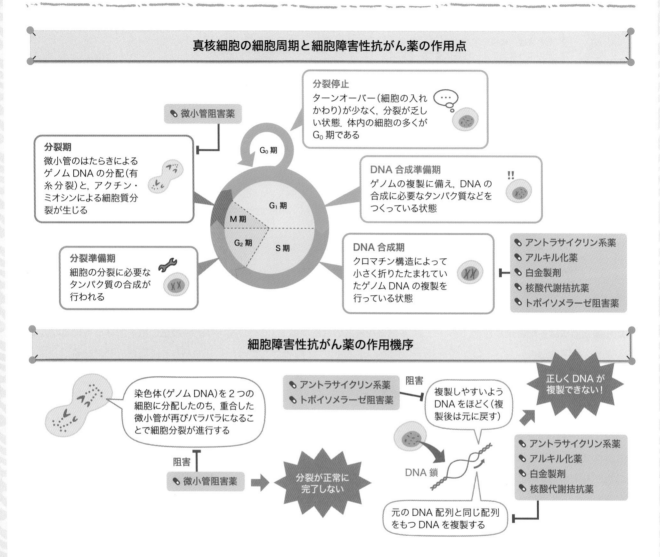

真核細胞の細胞周期と細胞障害性抗がん薬の作用点

🏷 微小管阻害薬

分裂停止
ターンオーバー（細胞の入れかわり）が少なく，分裂が乏しい状態．体内の細胞の多くがG₀期である

分裂期
微小管のはたらきによるゲノムDNAの分配（有糸分裂）と，アクチン・ミオシンによる細胞質分裂が生じる

DNA合成準備期
ゲノムの複製に備え，DNAの合成に必要なタンパク質などをつくっている状態

分裂準備期
細胞の分裂に必要なタンパク質の合成が行われる

G₀期
G₁期
M期
G₂期
S期

DNA合成期
クロマチン構造によって小さく折りたたまれていたゲノムDNAの複製を行っている状態

🏷 アントラサイクリン系薬
🏷 アルキル化薬
🏷 白金製剤
🏷 核酸代謝拮抗薬
🏷 トポイソメラーゼ阻害薬

細胞障害性抗がん薬の作用機序

染色体（ゲノムDNA）を2つの細胞に分配したのち，重合した微小管が再びバラバラになることで細胞分裂が進行する

🏷 アントラサイクリン系薬
🏷 トポイソメラーゼ阻害薬

阻害

複製しやすいようDNAをほどく（複製後は元に戻す）

正しくDNAが複製できない！

阻害

🏷 微小管阻害薬 → 分裂が正常に完了しない

DNA鎖

🏷 アントラサイクリン系薬
🏷 アルキル化薬
🏷 白金製剤
🏷 核酸代謝拮抗薬

元のDNA配列と同じ配列をもつDNAを複製する

　細胞障害性抗がん薬は，第一次世界大戦でドイツ軍が使用した毒ガスのマスタードガスが始まりである．分子標的薬の登場により，従来の抗がん薬は「細胞障害性抗がん薬」とよばれるようになった．また，**細胞障害性抗がん薬は正常細胞にも毒性を発揮するため，副作用に十分注意する**必要がある．

　細胞障害性抗がん薬は薬剤群ごとに異なる作用機序をもつ．DNA合成の材料となる核酸の産生を阻害する作用をもつ薬剤として，**核酸代謝拮抗薬**がある．DNAに結合して正常な複製を妨げるDNA複製阻害薬には，**アルキル化薬，白金製剤**がある．**トポイソメラーゼ阻害薬**はDNAの複製に必須のらせん構造の変化を阻害する．**アントラサイクリン系薬**には，DNA複製阻害作用やトポイソメラーゼⅡ阻害作用のほかに，フリーラジカルを発生してDNA鎖を切断し損傷を与えるDNA損傷薬としての作用もある．**微小管阻害薬**には2つの作用機序があり，ビンカアルカロイドなどは，微小管の形成を抑制し，細胞分裂を停止させる．タキサン系は微小管の過剰形成を引き起こし，細胞分裂を停止させる．

08 抗がん薬の種類②：分子標的薬

● 平常時

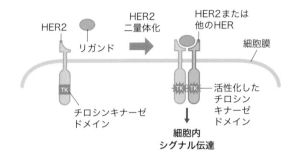

● がん細胞での変化

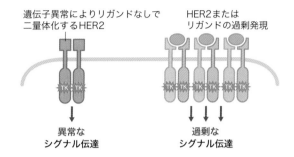

● 抗体薬による治療

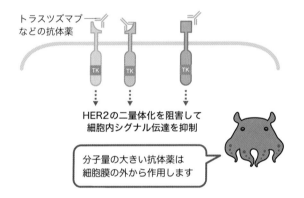

HER2の二量体化を阻害して
細胞内シグナル伝達を抑制

分子量の大きい抗体薬は
細胞膜の外から作用します

● 低分子薬による治療

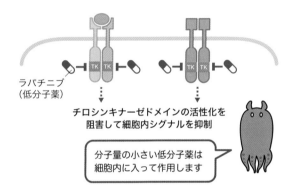

チロシンキナーゼドメインの活性化を
阻害して細胞内シグナルを抑制

分子量の小さい低分子薬は
細胞内に入って作用します

分子標的薬は従来の抗がん薬とは異なり，細胞障害作用（殺細胞性の作用）ではなく，**がん細胞に対する増殖抑制作用を有する**．がん細胞がもつ特異的な性質を分子レベルでとらえ，それを標的として阻害するはたらきをもつため，**標的分子が発現する細胞のみに効率よく作用し，増殖を抑制する**（ただし，標的が発現していれば，心筋細胞などの正常細胞にも作用する）．

分子標的薬を投与するか否かの決定に際しては，標的分子ががん細胞に発現しているか，遺伝子異常があるかなどを調べる必要がある．つまり，その薬が患者に有効で安全であるかを事前

に調べる必要があり，その診断にはコンパニオン診断薬を用いる．コンパニオン診断薬と治療薬は対の関係であるため，一種の分子標的薬の有効性判断につき1回の診断が必要になる．

👾 分子標的薬の種類と特徴

分子標的薬は構造や分子量の違いから，**高分子化合物の抗体薬と低分子化合物の低分子薬**に分けられる．また，副作用も分子標的薬特有のものがあるため，注意が必要である．前述のとおり，標的分子が発現していれば正常細胞でも作用が出現し，それが副作用につながる．また，**抗体薬では，アレルギー反応やインフュージョンリアク**

ションに注意する．

👾 がんとゲノム医療

最近，がん遺伝子パネル検査により多数の遺伝子変異の有無を一度に解析し，その結果をもとに「がんゲノム医療」が行われるようになった．がんゲノム医療は，がんゲノム医療中核病院，がんゲノム医療拠点病院，がん医療連携病院で受けることができる．検査の結果，遺伝子変異があった場合には，専門家で構成されるエキスパートパネルによって解析結果を検討して，治療薬があるかなどの検討を行う．ただし，遺伝子変異が見つかっても適した治療薬が存在しないこともある．

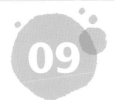

09 抗がん薬の種類③：免疫チェックポイント阻害薬

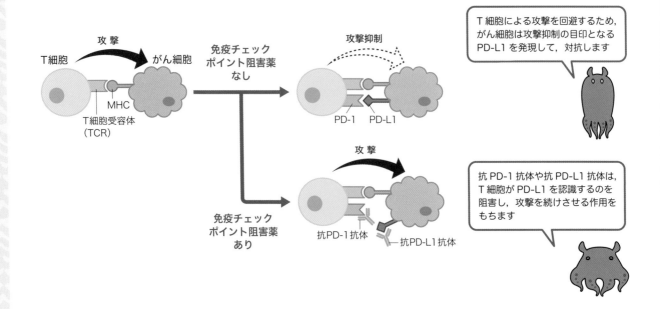

攻撃

T細胞　→　がん細胞

MHC

T細胞受容体
（TCR）

免疫チェック
ポイント阻害薬
なし

攻撃抑制

PD-1　PD-L1

攻撃

免疫チェック
ポイント阻害薬
あり

抗PD-1抗体　　抗PD-L1抗体

T細胞による攻撃を回避するため，がん細胞は攻撃抑制の目印となるPD-L1を発現して，対抗します

抗PD-1抗体や抗PD-L1抗体は，T細胞がPD-L1を認識するのを阻害し，攻撃を続けさせる作用をもちます

　免疫チェックポイント阻害薬は分子標的薬の一種であり，CD8陽性T細胞のみならず，**ナチュラルキラー細胞（NK細胞）のがん細胞障害活性も高める効果をもつ有望な治療薬である.**

🐙 PD-1/PD-L1と抗がん作用

　T細胞はウイルスに感染した細胞やがん細胞を攻撃するはたらきをもつが，細胞の表面にPD-L1を発現した細胞に対しては攻撃が抑制される特徴がある. この仕組みを利用して，がん細胞はT細胞からの攻撃を回避している. 腫瘍内に浸潤したT細胞から放出されたサイトカインががん細胞にPD-L1を発現させると，T細胞上のPD-1とよばれる受容体と結合することでT細胞の細胞障害活性が抑制される.

　免疫チェックポイント阻害薬である**抗PD-1抗体および抗PD-L1抗体は，T細胞のPD-1とがん細胞が発現するPD-L1**の結合を阻害し，T細胞の活性を増強・持続させる**ことで抗がん作用を示す.

🐙 CTLA-4と抗がん作用

　T細胞の細胞膜上にあるCD28と樹状細胞上のB7（CD80/86ともよばれる）が結合すると，T細胞は活性化される. T細胞上のCD28はCTLA-4と競合し，CTLA-4が樹状細胞のB7と結合するとT細胞の細胞障害活性が抑制される. また，樹状細胞から腫瘍抗原の提示を受けて活性化したT細胞は表面にCTLA-4を発現する. 免疫チェックポイント阻害薬である**抗CTLA-4抗体は，T細胞上のCTLA-4に結合することで樹状細胞のB7との結合を阻害し，T細胞の活性を増強・持続させる**ことで抗がん作用を示す（p.133）.

🐙 使用時の注意点

　免疫チェックポイント阻害薬は高価であることが問題となっている. また，副作用に注意が必要で，1型糖尿病などの自己免疫的副作用を急激に引き起こすことがある. 免疫チェックポイント阻害薬を使用する場合は，糖尿病などの自己免疫疾患の専門家にも，がんのチーム医療に参加してもらう必要がある. 詳細は，第8章「免疫チェックポイント阻害薬特有の副作用」（p.131）を参照されたい.

略 語

- NK細胞：natural killer cell
- PD-L1：programmed cell death 1-ligand 1
- PD-1：programmed cell death 1
- CD28：cluster of differentiation 28
- CTLA-4：cytotoxic T-lymphocyte (associated) antigen 4

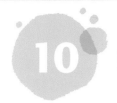

10 抗がん薬の種類④：ホルモン薬

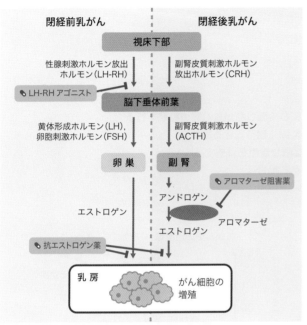

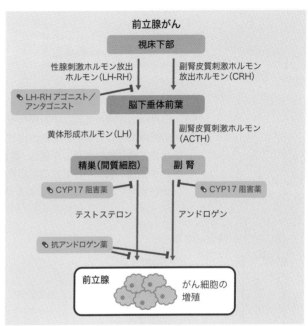

　がん治療分野でのホルモン療法は，性ホルモン依存性に増殖する腫瘍に対して用いられる．**性別特有のがん（乳がん，前立腺がんなど）でホルモン療法が行われている**．ホルモン療法はがんの増殖抑制や縮小には効果を認めるが，単独でのがん根絶は難しい．

🐱 性ホルモンとがん

　視床下部から分泌された性腺刺激ホルモン放出ホルモン（LH-RH）が脳下垂体前葉に作用すると，卵胞刺激ホルモン（FSH）と黄体形成ホルモン（LH）が放出される．FSHは女性では卵巣，男性では精巣に作用し，卵胞や精子の成熟を促す．LHは，男女ともに性腺に作用し，性ホルモン（男性ではテストステロンなどのアンドロゲン，女性ではエストロゲン）の産生を促す．テス

トステロンは前立腺がん細胞を，エストロゲンは特定の乳がん細胞を増殖させる作用をもつことが知られている．

🐱 ホルモン療法薬の選択

　乳がんでは，閉経前の患者と閉経後の患者では体内にもともと存在するエストロゲン量が異なるため，治療に使用する薬剤が異なる．閉経前乳がんで，がん細胞がエストロゲン受容体陽性の場合（エストロゲンによって増殖する特徴をもつ場合）は，**LH-RHアゴニスト**（ゴセレリン，リュープロレリン）や，**抗エストロゲン薬**（タモキシフェン，トレミフェン）が使用される．閉経後乳がんでは，副腎皮質刺激ホルモン（ACTH）によって副腎からアンドロゲンが分泌され，これがアロマターゼとよばれる酵素によってエスト

ロゲンに変換されるため，**アロマターゼ阻害薬**が使用される．

　前立腺がんではLH-RHアゴニストのほか，**抗アンドロゲン薬**も使用される．

🐱 ホルモン療法薬の作用

　LH-RHアゴニストは一時的に性ホルモンの放出量を増やすが，持続的刺激により脳下垂体の脱感作（ダウンレギュレーション）を生じ，FSHやLHの分泌を抑制する．精巣摘出，卵巣摘出と同程度の効果が得られる．

　また最近では，前立腺がん治療薬として前出の薬剤以外にCYP17阻害薬であるアビラテロンが発売されている．これは，精巣や副腎，前立腺がん組織内でアンドロゲンを合成する酵素であるCYP17を阻害し，抗がん効果を示す．

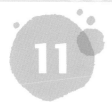

11 抗がん薬を使用する際の注意点

```
┌─────────────────────────┐
│  がん薬物療法の注意点      │
└─────────────────────────┘
```

- 抗がん薬単独で治癒が期待できる場合
  高度な副作用が出現しても副作用対策を実施しながら治療の継続を行う
- 治癒は期待できないが延命が比較的に強く期待できる場合
  手術・放射線の併用も考慮し，可能な限り治療を継続する
- 治癒は得られないが延命の可能性がある場合
  治療目標に症状やQOLの改善を含める

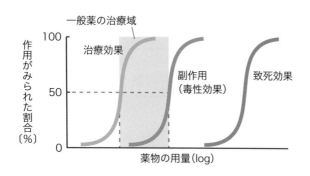

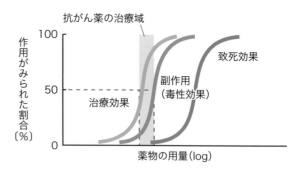

中毒・致死に至らず治療効果を得られる用量の幅が広いので比較的安全に使えます

ヒトの細胞から生じたがん細胞に抑制効果を示す用量を使用しようとすると正常な細胞にも毒性が生じやすく，用量の調節が一般薬より重要です

🐙 薬理学的特徴に基づく注意点

　抗がん薬は一般薬と異なり，使用に際して厳重な注意が必要である．その理由として，**抗がん薬が十分な薬理効果を発揮する投与量は，中毒量を上回っていることが多い**（副作用の出現を避けられない）点があげられる．

　また，こうした特徴より，**がん薬物療法中は，治療中断を避けるためにもしっかりと副作用対策を行う必要がある**．さらに**抗がん薬には，治療効果を認め，副作用が可能な限り少なくなる投与量の設定が必要**になる．

🐙 治療継続のための注意点

　がん治療では，薬物療法のみで治癒が期待できるケースもあり，治療効果を考慮すると比較的重篤な副作用が出現しても許容されることが多い．一方，一般薬では，治療効果が認められる範囲の最小量を投与し，高度な副作用が出現すればすぐに投与の中止につながる．

　前述のとおり，がん薬物療法時には副作用の出現を防止することが困難であるため，その症状を可能な限り緩和もしくは改善することが重要になる．また，がん薬物療法の目的や，がんの病期（ステージ）分類によって，副作用出現時の対応も異なる．

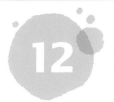

がん薬物療法実施に備えた確認事項

化学療法前の主な確認事項

☑ 全身状態	● パフォーマンスステータス (PS) のスコアが0〜2 ● がん薬物療法中はPSの評価だけでなく，普段の生活との違いがないか確認
☑ 血液像	● 白血球数：4,000/mm³以上 ● ヘモグロビン：10 g/dL以上 ● 血小板：10万/mm³以上
☑ 肝機能	● AST，ALTが正常域の2倍以内 ● 総ビリルビン2 mg/dL以下
☑ 腎機能	● 血清クレアチニン1.5 mg/dL以下，あるいはクレアチニンクリアランス60 mL/min以上
☑ 合併症	● 重篤な合併症がない

パフォーマンスステータス (PS)

スコア	定義
0	全く問題なく活動できる．発病前と同じ日常生活が制限なく行える
1	肉体的に激しい活動は制限されるが，歩行可能で，軽作業や座っての作業は行うことができる (例：軽い家事，事務作業)
2	歩行可能で自分の身の回りのことはすべて可能だが作業はできない．日中の50％以上はベッド外で過ごす
3	限られた自分の身の回りのことしかできない．日中の50％以上をベッドか椅子で過ごす
4	全く動けない．自分の身の回りのことは全くできない．完全にベッドか椅子で過ごす

［文献2より引用改変］

　がん薬物療法を行う前には，患者がこれから行う治療に耐えられる状態であるかを確認しなければならない．さらに，がん薬物療法中には，治療効果と副作用の把握のためにも患者の状態の把握が必要になる．がん薬物療法は適正に安全に実施する必要があり，そのためにも患者の変化を見逃さないことが重要である．

　確認事項はがんの種類や治療法によっても異なるが，ここでは一般的な項目を示す．毎回の検査データの確認と副作用や合併症の有無の把握が，安全ながん薬物療法の実施につながる．

全身状態

　がん薬物療法を実施する際に最も大切な確認事項は，全身状態である．この全身状態を評価する指標の一つに，パフォーマンスステータス (PS) がある．PSでは，日常生活の活動の程度を5段階に分類している．PSの日本

語版は，日本臨床腫瘍研究グループ (JCOG) によって公開されている[2]．

年齢

　一般に，75歳を超えると身体機能は低下する．そのため，薬物療法の安全性を担保するために必要な確認項目である．ただし最近では，年齢だけで判断せず，個別に患者の状態を確かめることが必要と考えられている．

血液像

　抗がん薬投与時には骨髄抑制 (血液細胞が正常に産生されにくくなる現象) が起こる (p.45)．たとえば，白血球数が減少すると感染のリスクが高まる．抗がん薬を安全に使用するためには，投与前に血液データの確認が必須である．

肝機能

　抗がん薬の投与により肝機能低下を起こすことがあり，肝臓の予備能 (平常時よりも高い負荷がかかる状態でど

の程度まで生理機能を維持する力があるか) をはかることは重要である．また，抗がん薬には肝臓で代謝されるものがあるため，副作用の抑制のためにも肝機能の確認は必要である．

腎機能

　肝機能と同じく，抗がん薬投与により腎機能低下を起こすことがある．また，抗がん薬には腎排泄されるものも多くあるため，腎機能の確認は必要である．

合併症

　抗がん薬投与による副作用が，患者がすでに抱えている合併症と同一の場合，副作用の出現を見落としやすく，致死的な状態につながりかねない．事前に患者の抱える症状を把握しておくことは，安全ながん薬物療法には欠かせない．また，免疫チェックポイント阻害薬では，既存の抗がん薬とは異なる新しい副作用が出現するため，とくに注意が必要である．

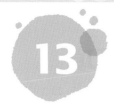

13 抗がん薬の投与量決定

細胞障害性抗がん薬

- 一般的に細胞障害性抗がん薬の投与量は，体表面積に比例して決定する
  [体表面積の算出]
  DuBois式：対表面積＝体重$^{0.425}$×身長$^{0.725}$×0.007184
- 例外として，カルボプラチンの投与量はCalvertの式に基づき決定する
  [カルボプラチン投与量の計算式]
  Calvert式：投与量＝目標AUC×クリアランス（GFR＋25）
- ビンクリスチンやブレオマイシンはbodyあたりの投与量が規定されている

分子標的薬

- 低分子化合物は，固定用量の1日投与量が規定されている
- 抗体薬は，体重に比例して投与量を決定することが多い（リツキシマブなど例外もある）
- 免疫チェックポイント阻害薬はbodyで一定量の場合と，体重あたりで投与量を決定する場合がある

細胞障害性抗がん薬の投与量決定

一般的に，**細胞障害性抗がん薬は体表面積に比例して投与量を決定する**．体表面積は実測が難しいため，患者の身長と体重から算出する．体重は，肥満患者であっても実体重を用いる．ただし，治療を目的とする場合は，治療関連毒性の履歴がない限り，体重から算出した投与量を用いても短期または長期の毒性が増えたことを示す証拠は今のところない．

細胞障害性抗がん薬のなかでも**カルボプラチンは，特殊規定に基づいて投与量を決定する**．その投与量決定にはCalvertの式「投与量＝目標AUC×クリアランス」を使用する．この投与量計算法では，目標AUCの値を決めることで投与量を増減できるため，治療強度調節のみならず，副作用である血

小板減少のリスクを回避することが可能である．また，クリアランスとは薬剤を体内から排出する能力を表し，ここでは腎機能を考慮して「GFR（糸球体濾過量）＋25」を使用する．

ビンクリスチンとブレオマイシンには，体表面積あたりの用量ではなく実際の投与量を示すbodyあたりの規定量がある（X mg/m^{2}ではなく，X mg/bodyと表される投与規定がある）．レジメンでそのbodyあたりの投与量を決定している．

分子標的薬の投与量決定

分子標的薬のうち低分子化合物は，固定用量の1日投与量が規定されている．**抗体薬は体重に比例して投与量を決定する**が，リツキシマブ，セツキシマブなど，例外もある．

最近，免疫チェックポイント阻害薬

であるニボルマブの投与量が変更された[3]．以前は通常成人にニボルマブとして「1回3 mg/kgを2週間間隔で点滴」だったものが「1回240 mgを2週間間隔で点滴静注」になっている．従来の抗がん薬では，承認後にこのような短期間で投与量が変更されることも，また，適応症に関係なく単独使用であれば同量を使用するよう変更されたことも経験がなかった．当然，臨床試験の結果からではあるが，今後，新規薬剤も含め，従来の細胞障害性抗がん薬についても変更が見込まれるため，最新情報の確認と収集が重要になる．

略語
- AUC：area under the blood concentration time curve

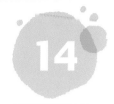

14 抗がん薬の投与量調節に影響する因子

- **年齢**
  高齢

- **肝機能障害**
  [基準] 血清ビリルビン値，AST（GOT）など

- **腎機能障害**
  [基準] CcrまたはeGFR，透析療法の継続中など

- **薬物代謝酵素の遺伝子多型**
  CYP2A6（テガフール），CYP2B6（シクロホスファミド），
  CYP2C8（パクリタキセル），CYP3A4（経口分子標的薬），
  UGT1A1（イリノテカン）など

抗がん薬は治療域が非常に狭い（p.12）．したがって，抗腫瘍効果を十分に得られる用量が必要になる反面，患者側に薬剤の代謝・排泄を遅らせて血中濃度を高める要因があると，副作用が現れやすいという特徴がある．そのため，抗がん薬を用いる際には，患者ごとに適切な投与量を決定する必要がある．

ここでは，抗がん薬の投与量決定の際に，体表面積や体重のほかに考慮すべき患者因子について解説する．

🐾 年齢

抗がん薬の投与量に影響を及ぼす因子として年齢がある．ただし，**高齢者だからといって，一律に年齢のみで投与量を減らすことは危険を伴う**．年齢だけで判断せず，肝機能や腎機能などの投与量決定に影響する因子をしっかりと確認し，患者個別の対応が必要である．また，抗がん薬は減量しすぎると，副作用だけが出現して効果が認められないことが知られているため，適切な投与量の設定が望まれる．

🐾 肝機能・腎機能

肝機能や腎機能の低下は投与量決定に影響する．

アントラサイクリン系薬であるドキソルビシンのリポソーム注射剤を使用する場合，肝機能障害が認められる患者では，血清ビリルビン値による用量調節基準が添付文書に記載されている．また，タキサン系微小管阻害薬であるパクリタキセルは，米国の添付文書には肝機能に合わせた用量調節基準があるが，日本の添付文書には用量調節基準の記載がない．

腎機能障害のある患者では，核酸代謝拮抗薬であるフルオロウラシル（5-FU）製剤の減量が行われる．添付文書に記載がなくても，腎機能低下の程度によって用量調節が必要になるため，臨床試験の結果や，各レジメンの情報を確実に把握する必要がある．

🐾 薬物代謝酵素の遺伝子多型

薬物代謝酵素の遺伝子多型も，投与に際して注意すべき因子である．薬物代謝酵素の遺伝子多型によっては，酵素活性（代謝の速さ）が異なり，抗がん薬の血中濃度に影響を及ぼす場合がある．

抗がん薬の代謝的活性化（体内で薬剤が受ける，抗腫瘍活性を獲得または増強する化学構造変化）に関与する薬物代謝酵素には，テガフールに対するCYP2A6，シクロホスファミドに対するCYP2B6，パクリタキセルに対するCYP2C8などがある．とくにCYP3A4は経口分子標的薬なども含めたさまざまな薬物の代謝に関与するため注意が必要である．

また，イリノテカンを使用する際には，UDPグルクロン酸転移酵素の一種であるUGT1A1の遺伝子多型を調べ，その結果に基づいて用量を調節する必要がある．

# 15 抗がん薬の副作用と出現時期

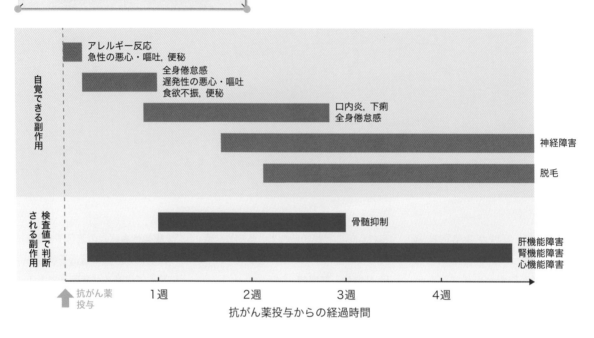

細胞障害性抗がん薬の投与時

	アレルギー反応 急性の悪心・嘔吐, 便秘
	全身倦怠感 遅発性の悪心・嘔吐 食欲不振, 便秘
自覚できる副作用	口内炎, 下痢 全身倦怠感
	神経障害
	脱毛
検査値で判断される副作用	骨髄抑制
	肝機能障害 腎機能障害 心機能障害

抗がん薬投与　　1週　　2週　　3週　　4週

抗がん薬投与からの経過時間

抗がん薬の副作用には，患者自身が自覚できる副作用と自覚できない副作用がある．また，**抗がん薬による副作用が出現する時期はある程度わかっているが，症状により幅があるため，十分に注意して見逃さない**ことが必要である．

副作用の発現時期と予防

副作用には予防が可能なものもあるため，予防対策を十分にとる．

たとえば，細胞障害性抗がん薬の副作用でみられる，アレルギー反応，急性の悪心・嘔吐は，抗がん薬投与開始時から出現が予測される．これらには薬剤を用いた予防法があるため，必ず行う．

抗がん薬投与開始から24時間後以降に出現が予測される副作用である，遅発性の悪心・嘔吐やそれに伴う食欲不振にも予防法がある．以前に抗がん薬を使用した際の副作用の出現履歴から，患者に応じた副作用対策を考えるとともに，新しい副作用の出現を見逃すことなく，すぐに対処法を実行できるよう準備する必要がある．

検査値に現れる副作用については，出現時期にあわせて検査を行うことが大切である．しかし，現在は外来化学療法が主流であり，受診間隔によってはタイミングよく検査ができない場合も多い．副作用の初期症状などがわ

かっている場合は，その出現時期と症状をあらかじめ患者に伝えておき，即時に対応できるよう指導する．

副作用対策の注意点

抗がん薬は一般薬と異なり副作用が必発し，その程度も重い．さらに，**抗がん薬投与開始時から出現する致死的な副作用もある**．このため，がんに関わる医療従事者は患者の人生を左右する可能性がある．がん薬物療法においては，治療効果が得られる最適な治療を行うとともに，副作用を緩和・改善することで，十分な治療強度をもったがん薬物療法が継続できるよう努めなければならない．

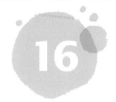

16 抗がん薬の副作用評価基準

CTCAE(Common Terminology Criteria for Adverse Events)

[目的] がん薬物治療の副作用の程度を客観的に判断し,医療者間で共有することで,患者に適切な治療を提供する

[分類] 副作用の重症度をGrade 1からGrade 5の5段階に分けている. Grade 5は最も重篤な状態で,死亡を表す

[判断] Grade 1, 2では多くの場合,抗がん薬による治療を中止・中断する必要はないが,Grade 3またはGrade 4と評価されれば,治療の中止・中断の判断が必要となる

Grade1	Grade2	Grade3	Grade4	Grade5
軽症 ● 治療を要さない	中等症 ● 最小限の治療を要する ● 身の回り以外の行動の制限がある	重症であるが直ちに生命を脅かされない ● 入院期間の延長 ● 身の回りの行動に制限がある	生命を脅かす ● 緊急の処置が必要	死亡

[文献4をもとに作成]

副作用の評価法

がん薬物療法では副作用が必発するため,治療中に副作用の程度を把握することが重要である. しかし,副作用の程度をそれぞれの医療従事者が主観的に捉えていると,医療者間での情報伝達が正確に行われず,患者の生命を脅かすことにもなりかねない. とくにがんチーム医療においては,医師・看護師・薬剤師などが患者の状態や治療方針について評価を行うときに,治療効果だけでなく副作用に対しても共通の基準で評価する必要がある. そこで,**抗がん薬の副作用を客観的に判断できるように,有害事象共通用語基準(CTCAE)が作成されている.**

CTCAEの日本語版は,日本臨床腫瘍研究グループ(JCOG)によって公開されている. 2021年3月現在の最新バージョンは5.0である[4].

CTCAEの活用法

CTCAEによる分類は各副作用の**症状の強さをGrade 1からGrade 5の5段階に分けており,数字が小さいほど軽度**である. Grade 5は最も重篤な状態で,死亡を表す.

Grade 3またはGrade 4と評価されれば,治療の中止・中断の判断が必要である. その状態で治療を継続することは,患者の生命を脅かすことにつながるため,副作用の症状や兆候を決して見逃さないことが重要である. 一方,Grade 1, 2では多くの場合,治療を中止・中断する必要がない. しかし,患者にとってはその程度の副作用であっても耐えがたい場合もある. CTCAEでの評価は医療者が治療継続の可否や副作用の対処を行うかの客観的な基準であって,あくまでも患者自身が感じる副作用の強さ・つらさは主観的な評価であることを忘れてはいけない.

なお最近,患者の主観的評価の重要性が認識され,既存のCTCAEを活かしつつ患者自身による主観的評価(PRO)の要素を導入した,PRO-CTCAEも使用されるようになってきた.

略語

● CTCAE:Common Terminology Criteria for Adverse Events
● PRO:patient-reported outcome

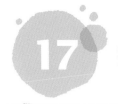

17 抗がん薬を安全に使用するために

各薬剤の薬効・薬理・副作用などを理解し，
▶ **適正な投与量を決定し**
▶ **適正な投与速度・投与間隔で**
▶ **適正な支持療法とともに**
患者さんの同意のもと，投与を行う！

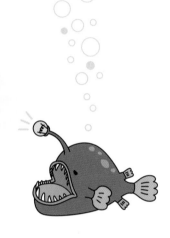

　抗がん薬を有効に，かつ，安全に使用するには，**患者の意思を尊重し，患者に最適なレジメンで治療を行うこと**が重要である．そのためには，治療に用いられるレジメンの根拠となる臨床試験の結果を把握し，そのレジメンに使用される抗がん薬の特徴（薬効・薬理，副作用）を理解することが必要である．そのうえで，患者に対して正確な情報提供を行い，患者の同意を得て治療を行う．また，**患者から治療への同意を得やすくするためにも，しっかりと副作用対策を行う．**

患者の全身状態

　実際に抗がん薬治療を始めるにあたって，まず患者の総合的な状態を十分に把握すべきである．**患者状態の把握には，①患者のがんの性状，②患者の所見・検査値を把握する必要がある．**①患者のがんの性状とは，つま

り，どこが原発巣でどこまで浸潤しているのか，転移はあるのか，どのような性質のがんであるのかを指す．また，②患者の所見・検査値とは，元気があるのか，声や身体の動きはどうであるか，精神状態は安定しているかのほか，血算や生化学検査，腫瘍マーカー検査値などを指す．これらの情報をしっかりと把握することはがん薬物療法の基本である．

薬剤の投与量・投与方法

　抗がん薬の投与量調節に影響する因子（p.15）を患者に合わせてチェックすることで，至適投与量が決定できる．また，**投与間隔に逸脱がないよう確認する．**そのほか，**投与速度により生命を脅かす副作用の出現も考えられるため安全と適応を確認する．**とくに，抗がん薬は効果が時間依存型か投与量依存型かによって投与方法が異な

る場合があり，その投与速度が副作用出現に対して重要な要因になりうる．

曝露対策

　抗がん薬を安全に使用するために，医療従事者は患者それぞれの適応や安全性を保障することに注力しているが，近年ではその医療従事者が抗がん薬に曝露されていることが問題視されるようになった．2014年には，厚生労働省労働基準局安全衛生部より「発がん性等を有する化学物質を含有する抗がん剤等に対するばく露防止対策について」の通知が発出されている[5]．

　今後は，患者，患者家族，医療従事者など，がん薬物療法に関わるすべての人に対して，抗がん薬が安全に使用されることが重要である．曝露対策に関する詳細は，第10章「抗がん薬の曝露防止対策」（p.173）で解説する．

確 認 問 題

問 1 がん薬物療法に関する記述のうち，**正しいものはどれか．2つ選べ**．

① がんの治療方針は病期（ステージ）で決まるが，腫瘍のサイズが小さくても遠隔転移があればステージⅣと判定される
② がん治療では，放射線療法と薬物療法の併用は危険なため行わない
③ 術前補助化学療法は，手術前に腫瘍サイズを減少させ，手術範囲を狭め，機能温存を図るために行われる
④ がん薬物療法は，副作用防止のため単剤（1種類の薬剤）で行う
⑤ がん薬物療法には，細胞障害性抗がん薬と分子標的薬の2種類のみを用いる

難しいなぁと思ったときは p.4 ～ 7 を復習してみよう！

問 2 がん薬物療法に関する記述のうち，**正しいものはどれか．2つ選べ**．

① トポイソメラーゼ阻害薬が作用するトポイソメラーゼにはⅠとⅡがある
② 全身状態の指標であるパフォーマンスステータス（PS）が3～4の場合は，がん薬物療法の適応となる
③ 薬物代謝酵素の遺伝子多型は，抗がん薬の投与量に影響する因子である
④ 抗がん薬の投与直後に起こる副作用である骨髄抑制は，重篤な副作用であるため，十分に注意する
⑤ がん治療では，治癒が優先されるため，抗がん薬使用前に患者の同意は不必要である

自信がなければ p.13 ～ 16 に戻って確認だエイエイオー！

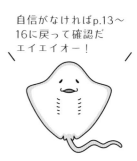

---

1 解答 **1, 3**

① ○
② ×：がん種により，放射線療法とがん薬物療法を併用した化学放射線療法が有効な場合がある．
③ ○
④ ×：副作用防止のためだけに，抗がん薬を単剤で使用することはない．効果を認める場合は単剤でも多剤併用でも用いるが，従来の考えかたとして，多剤併用が効果を高め，副作用を軽減させる．
⑤ ×：ホルモン療法薬，免疫チェックポイント阻害薬，がんゲノム医療薬なども使用できる．

2 解答 **1, 3**

① ○
② ×：がん薬物療法の適応となるのはPS 0～2である．
③ ○
④ ×：骨髄抑制は，抗がん薬投与後の1週間以降に起こる．
⑤ ×：患者の同意は必要である．

第 **2** 章

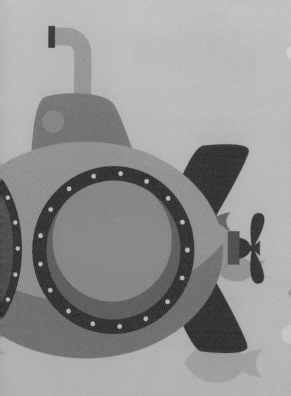

消化器
毒性

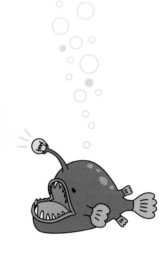

01 学習目標

- 消化器毒性(悪心・嘔吐, 便秘, 下痢)の発現機序を理解する
- 消化器毒性(悪心・嘔吐, 便秘, 下痢)について, 誘発しやすい抗がん薬, 起こりやすい時期, 予防対策, 対症療法, リスク因子を概説できる
- 抗がん薬の催吐性リスク,「制吐薬適正使用ガイドライン」を理解する

悪心・嘔吐

　化学療法に伴う悪心・嘔吐(CINV)は, がん薬物療法中の患者に高頻度に発現する副作用で, がん患者が最も苦痛に感じる症状の一つである. CINVの管理が不十分な場合, 脱水, 電解質異常, 栄養失調などが生じ, 患者の生活の質(QOL)の低下を引き起こす[1]. さらに, 患者の闘病意欲の減退にもつながりかねない.

　したがって, QOLを維持しながら, がん薬物療法による効果を最大限に得るためには, 制吐薬による十分な予防と管理が必要である.

便秘・下痢

　便秘, 下痢は, がん薬物療法を受ける患者で高頻度に認められる. 便秘は, 抗がん薬のほかに5-HT$_3$受容体拮抗薬や医療用麻薬などが原因となりうる. さらに便秘は, 腹部膨満, 腹痛, 悪心・嘔吐, 食思不振といったさまざまな症状を引き起こす. 一方, 下痢は, 症状が重篤な場合, 脱水, 口渇, 電解質異常, 急性腎不全などを引き起こす. さらに, 白血球減少時や好中球減少時に下痢が生じた場合, 腸管粘膜障害に伴う二次感染(感染性腸炎)や敗血症などをきたし, 致死的となることもある[2].

　したがって, 消化器毒性が発現しやすい抗がん薬, 起こりやすい時期を把握するほか, 予防対策, 対症療法, リスク因子などを理解したうえで, 早期発見・早期対処を行うことが重要である.

その他

　消化器毒性のなかに口内炎(口腔粘膜など, 口腔内に生じる炎症)を含める場合もあるが, 口内炎および口腔粘膜炎については第7章(p.113)で解説する.

略語

- CINV：chemotherapy induced nausea and vomiting

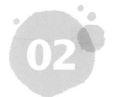

02　悪心・嘔吐の発現機序

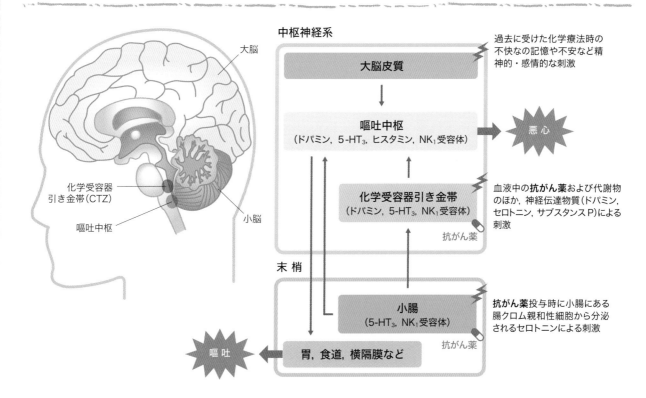

中枢神経系

大脳

| 大脳皮質 |

過去に受けた化学療法時の不快なの記憶や不安など精神的・感情的な刺激

化学受容器引き金帯(CTZ)

嘔吐中枢
（ドパミン，5-HT$_3$，ヒスタミン，NK$_1$受容体）

悪心

嘔吐中枢

小脳

化学受容器引き金帯
（ドパミン，5-HT$_3$，NK$_1$受容体）

抗がん薬

血液中の**抗がん薬**および代謝物のほか，神経伝達物質（ドパミン，セロトニン，サブスタンス P）による刺激

末梢

小腸
（5-HT$_3$，NK$_1$受容体）

抗がん薬

抗がん薬投与時に小腸にある腸クロム親和性細胞から分泌されるセロトニンによる刺激

嘔吐

胃，食道，横隔膜など

　化学療法に伴う悪心・嘔吐（CINV）の発現機序は，その刺激の伝達経路によって，①化学受容器引き金帯（CTZ）を介するもの，②消化管への刺激を介するもの，③大脳皮質を介するものの3つに分類される．また，CINVに関わる神経伝達物質として，ドパミン，セロトニン，サブスタンスPなどが知られている．そのため，**制吐薬として，これらの物質の受容体に拮抗作用をもつ薬剤が使用される**．

😈 CTZを介する中枢性経路

　CTZは，脳幹にあたる橋と延髄で形成される第4脳室に位置している．このCTZに存在するドパミン受容体（D$_2$受容体），セロトニン受容体（5-HT$_3$受容体），ニューロキニン1受容体（NK$_1$

受容体；サブスタンスPに高親和性をもつ受容体）が血中の抗がん薬により直接刺激を受け，延髄の嘔吐中枢を介してCINVが生じると考えられている[3,4]．

😈 消化管を介する末梢性経路

　抗がん薬を投与すると，小腸粘膜にある腸クロム親和性細胞からセロトニンやサブスタンスPが分泌される．これらの物質は，上部消化管の求心性迷走神経（消化管粘膜の刺激を受けとり脳へ伝える感覚神経が含まれる）に存在するセロトニンの5-HT$_3$受容体や，NK$_1$受容体に結合し，延髄にある嘔吐中枢を直接刺激，またはCTZを介して嘔吐中枢へ刺激が伝えられ，CINVが発現する．さらに遠心性に横隔膜な

どの反射運動を誘発することで嘔吐すると考えられている[4]．

😈 大脳皮質を介する経路

　大脳皮質を介する経路では，精神的・感情的な興奮が刺激となって悪心・嘔吐が引き起こされる．たとえば，過去にCINVを経験したがん患者では，不快な思いをした際の記憶がきっかけとなり，別の治療機会でもその精神的刺激が大脳皮質を介して嘔吐中枢へ伝えられ，悪心・嘔吐が発現すると考えられている．

略語

● CTZ：chemoreceptor trigger zone

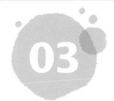

03 悪心・嘔吐の発現時系列と関連する神経伝達物質

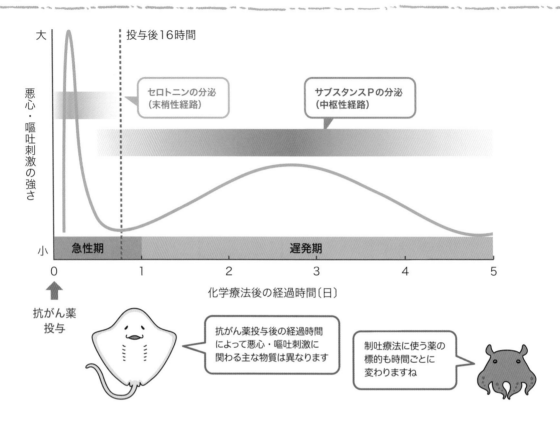

抗がん薬投与後の経過時間によって悪心・嘔吐刺激に関わる主な物質は異なります

制吐療法に使う薬の標的も時間ごとに変わりますね

　化学療法に伴う悪心・嘔吐（CINV）は，発現する時期をもとに分類されている．抗がん薬の投与後24時間以内に出現する悪心・嘔吐を「急性の悪心・嘔吐」，投与後24時間以降から約1週間のあいだに出現する悪心・嘔吐を「遅発性の悪心・嘔吐」と分類する．そのほか，後述する制吐薬の予防投与を行っても発現する悪心・嘔吐を「突出性の悪心・嘔吐」，また，化学療法を行う前でも抗がん薬のことを考えただけで発現する悪心・嘔吐を「予期性の悪心・嘔吐」とよぶ（p.25）．

　CINVは，その発現時期によって関与している主な神経伝達物質が異なるため，それぞれに適した制吐薬の使い分けが重要となる．

セロトニン

　急性の悪心・嘔吐にはセロトニンが強く関与するため，これらに対しては，セロトニン5-HT$_3$受容体拮抗薬の予防投与が効果的である[4]．ただし，時間の経過とともにセロトニンの関与は低下するため，以降の5-HT$_3$受容体拮抗薬の有効性（制吐効果）は低下する[5]．

サブスタンスP

　遅発性の悪心・嘔吐の発現にはサブスタンスPが強く関与する．したがって，遅発性の悪心・嘔吐の抑制には，サブスタンスPに高親和性をもつNK$_1$受容体に拮抗するNK$_1$受容体拮抗薬の予防投与が効果的である[4]．また，NK$_1$受容体拮抗薬を使用した際の制吐作用は3〜5日持続することから，サブスタンスPは，抗がん薬投与ののち数日間にわたり遊離していることが予想される[5]．

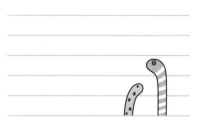

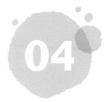

悪心・嘔吐の発現時期による分類と発現リスク因子

悪心・嘔吐の分類

分　類	症　状
急性の悪心・嘔吐	抗がん薬投与後24時間以内に出現する悪心・嘔吐
遅発性の悪心・嘔吐	抗がん薬投与の24時間後から約1週間に出現する悪心・嘔吐
予期性の悪心・嘔吐	抗がん薬のことを考えただけで誘発される悪心・嘔吐
突出性の悪心・嘔吐	制吐薬の予防投与にもかかわらず発現する悪心・嘔吐

[文献4を参考に作成]

悪心・嘔吐の発現リスク因子

分　類	リスク因子
治療関連因子	抗がん薬の種類・投与量，放射線療法（照射部位）など
患者関連因子	年齢（若年），性別（女性），飲酒習慣なし，併存疾患など

[文献4を参考に作成]

急性／遅発性の悪心・嘔吐に対する制吐薬

抗がん薬による治療時に急性の悪心・嘔吐が発現した場合，治療完遂を妨げる（治療を中断せざるを得なくなる）可能性があるほか，遅発性の悪心・嘔吐が生じた場合の制吐効果にも影響を及ぼす．そのため，投与される**抗がん薬の催吐性リスクに応じた制吐薬の予防投与が非常に重要**となる．

遅発性の悪心・嘔吐は，患者の生活の質（QOL）低下や，がん治療への意欲の減退につながるため，積極的に制吐薬の予防投与を行う．

予期性の悪心・嘔吐に対する制吐薬

予期性の悪心・嘔吐は，以前に抗がん薬による治療で悪心・嘔吐が生じた経験があるために，抗がん薬使用に対する不安などから引き起こされる悪心・嘔吐である．以前はその発現頻度が20％程度であったが，現在では制吐薬の進歩により，予期性の悪心は13.8％以下，予期性の嘔吐は2.3％以下まで低下している[6]．

また，**予期性の悪心・嘔吐には抗不安薬の予防投与が効果的**で，個々の患者背景を考慮しながら適宜選択することが必要である．

突出性の悪心・嘔吐に対する制吐薬

突出性の悪心・嘔吐（制吐薬の予防投与を行ったにもかかわらず生じる一過性の悪心・嘔吐）の発現時には，程度に応じて**作用機序の異なる制吐薬を追加投与する**ことで改善を試みる．

悪心・嘔吐の発現リスク因子

化学療法に伴う悪心・嘔吐（CINV）の発現リスク因子は，がん薬物療法（抗がん薬の種類，投与量などが関与）や放射線療法（照射野が関与）が影響する治療関連因子と，年齢，性別，飲酒習慣などの患者関連因子に分けられる[4]．急性の悪心・嘔吐と関連する因子には，**若年者，性別（女性），飲酒習慣なし，乗り物酔いしやすい体質**があげられている[4]．また，**遅発性の悪心・嘔吐と関連する因子としては，性別（女性）**があげられている[7]．これらの因子をもつ患者では，CINVの発現頻度が高くなる．

05 注射抗がん薬の催吐性リスク分類

催吐性リスク分類	注射抗がん薬
高度 （催吐性＞90％）	イホスファミド（≧2 g/m²/回），エピルビシン（≧90 mg/m²），シクロホスファミド（≧1,500 mg/m²），シスプラチン，ダカルバジン，ドキソルビシン（≧60 mg/m²）など AC療法：ドキソルビシン＋シクロホスファミド EC療法：エピルビシン＋シクロホスファミド
中等度 （催吐性30〜90％）	**カルボプラチン（高度リスクに準じた扱い）**，イホスファミド（＜2 g/m²/回），イリノテカン，エピルビシン（＜90 mg/m²），オキサリプラチン，シクロホスファミド（＜1,500 mg/m²），シタラビン（＞200 mg/m²），ドキソルビシン（＜60 mg/m²），ブスルファン，ベンダムスチン，メトトレキサート（≧250 mg/m²），メルファランなど
軽度 （催吐性10〜30％）	エトポシド，ゲムシタビン，シタラビン（100〜200 mg/m²），ドセタキセル，パクリタキセル，nab−パクリタキセル，フルオロウラシル，ペメトレキセド，メトトレキサート（50〜250 mg/m²未満）など
最小度 （催吐性＜10％）	シタラビン（＜100 mg/m²），セツキシマブ，トラスツズマブ，ニボルマブ，パニツムマブ，ビノレルビン，ビンクリスチン，フルダラビン，ブレオマイシン，ベバシズマブ，ボルテゾミブ，メトトレキサート（≦50 mg/m²），リツキシマブなど

［文献4を参考に作成］

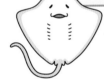

催吐性リスクは投与後24時間以内の悪心・嘔吐の発現率をもとに決定されています

催吐性リスクの分類法

化学療法に伴う悪心・嘔吐（CINV）の発現頻度は，投与する抗がん薬の種類や投与量によって異なる．注射抗がん薬の催吐性リスクは，制吐薬の予防投与をしない条件での，各種抗がん薬による急性（投与後24時間以内）の悪心・嘔吐の発現率〔％〕に基づいて分類される．わが国のガイドラインも海外のガイドラインと同様に，催吐性リスクを4段階で分類している[4]．

催吐性リスク分類の使いかた

抗がん薬の催吐性リスク分類は，推奨される予防制吐薬の組み合わせを選択するうえで重要な情報となる．複数の抗がん薬を併用するレジメンでは，催吐性リスクが最も高い抗がん薬に準じた制吐療法が推奨される．

例外として，大腸がんに対する FOLFOXIRI療法や膵臓がんに対する FOLFIRINOX療法では，使用されるそれぞれの抗がん薬単独の催吐性リスクは軽度・中等度であるが，これらの併用療法の際は高度催吐性リスクがあるものとして取り扱う．また，膵臓がんに対するGEM/nab-PTX（アルブミン型）療法，胆道がんに対するGEM/S-1療法においても，それぞれの抗がん薬単独の催吐性リスクは軽度であるが，併用療法は中等度催吐性リスクとして取り扱う．一方，胆道がんに対するGEM/CDDP（25 mg/m²）療法におけるそれぞれの抗がん薬単独の催吐性リスクは軽度・高度であるが，併用療法は中等度催吐性リスクとして取り扱う（詳細はガイドラインを参照）．

レジメン

- FOLFOXIRI療法［大腸がん］：レボホリナート（l-LV）＋フルオロウラシル（5-FU）＋オキサリプラチン（L-OHP）＋イリノテカン（CPT-11）
- FOLFIRINOX療法［治癒切除不能膵臓がん］：レボホリナート（l-LV）＋フルオロウラシル（5-FU）＋イリノテカン（CPT-11）＋オキサリプラチン（L-OHP）
- GEM/nab-PTX（アルブミン型）療法［治癒切除不能膵臓がん］：ゲムシタビン（GEM）＋nab-パクリタキセル（nab-PTX）
- GEM/S-1療法［胆道がん］：ゲムシタビン（GEM）＋テガフール・ギメラシル・オテラシルカリウム配合剤（S-1）
- GEM/CDDP（25 mg/m²）療法［胆道がん］：ゲムシタビン（GEM）＋シスプラチン（CDDP）

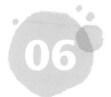

06 注射抗がん薬に対する制吐療法

	急性の悪心・嘔吐対策	遅発性の悪心・嘔吐対策			
	1日め	2日め	3日め	4日め	5日め
高度リスク					
NK_1受容体拮抗薬	125 mg 経口 または150 mg 静注	80 mg 経口	80 mg 経口	—	—
$5\text{-}HT_3$受容体拮抗薬	○※1	—	—		
副腎皮質ステロイド （デキサメタゾン）	9.9 mg 静注 または12 mg 経口	8 mg 経口	8 mg 経口	8 mg 経口	（8 mg 経口）※2
中等度リスク（カルボプラチンなどを含まない場合）					
$5\text{-}HT_3$受容体拮抗薬	○※1	—	—		
副腎皮質ステロイド （デキサメタゾン）	6.6～9.9 mg 静注 または8～12 mg 経口	8 mg 経口	8 mg 経口	（8 mg 経口）※2	—
中等度リスク（カルボプラチン，イホスファミド，イリノテカン，メトトレキサートなどを含む場合）					
NK_1受容体拮抗薬	125 mg 経口 または150 mg 静注	80 mg 経口	80 mg 経口	—	—
$5\text{-}HT_3$受容体拮抗薬	○※1	—	—		
副腎皮質ステロイド （デキサメタゾン）	3.3～4.95 mg 静注 または4～6 mg 経口	（4 mg 経口）※2	（4 mg 経口）※2	（4 mg 経口）※2	—
軽度リスク※3					
副腎皮質ステロイド （デキサメタゾン）	3.3～6.6 mg 静注 または4～8 mg 経口	—	—	—	—
最小度リスク					
—	最小度リスクの抗がん薬に対しての制吐薬は基本的に不要である				

※1　第二世代5-HT₃受容体拮抗薬が好まれる．用量は添付文書にあわせて使用する　※2　状況に応じて投与可能
※3　状況に応じてプロクロルペラジンもしくはメトクロプラミドも使用する．さらにロラゼパムやH₂受容体拮抗薬あるいはプロトンポンプ阻害薬の併用も検討される
[文献4を参考に作成]

使用する注射抗がん薬の催吐性リスクに応じた制吐療法を行う．通常，NK_1受容体拮抗薬アプレピタントは3日間服用するが，症状にあわせて5日間まで延長できる．症状が持続する場合や，前回の悪心・嘔吐の発現状況を考慮して，服用期間を適宜調節する．

🐶 高度催吐性リスクへの対応

高度催吐性リスクをもつ抗がん薬の場合は，①NK_1受容体拮抗薬であるアプレピタントを3日間経口投与，もしくはホスアプレピタントを静脈内投与（点滴静注）に加えて，②5-HT₃受容体拮抗薬，③デキサメタゾンの三剤併用療法が推奨される[4]．

🐶 中等度催吐性リスクへの対応

中等度催吐性リスクの場合は，5-HT₃受容体拮抗薬とデキサメタゾンの二剤併用療法が推奨される．

ただし，カルボプラチン使用時と，オキサリプラチン，イホスファミド，イリノテカン，メトトレキサートなどの一部の抗がん薬を使用する場合は，高度催吐性リスクに準じてNK_1受容体拮抗薬を加えた三剤併用療法が推奨される．その際，デキサメタゾンの用量は減量して使用する．

🐶 軽度／最小度催吐性リスクへの対応

軽度催吐性リスクの場合は，デキサメタゾン単剤療法が推奨される．また，症状に応じて，ドパミン受容体遮断作用をもつプロクロルペラジンまたはメトクロプラミドの使用を検討する．さらに，ベンゾジアゼピン系抗不安薬ロラゼパムや，H₂受容体拮抗薬（H₂ブロッカー），プロトンポンプ阻害薬（PPI）の併用も考慮する[4]．

最小度催吐性リスクの場合は，制吐薬の予防投与は推奨されない．

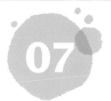

07 経口抗がん薬の催吐性リスク分類

催吐性リスク分類	経口抗がん薬
高度 （催吐性＞90％）	プロカルバジン
中等度 （催吐性30〜90％）	イマチニブ，クリゾチニブ，シクロホスファミド，テモゾロミド，トリフルリジン・チピラシル，パノビノスタット，ブスルファン（≧4mg/日），ボスチニブ，レンバチニブなど
軽度 （催吐性10〜30％）	アレクチニブ，エトポシド，エベロリムス，カペシタビン，サリドマイド，スニチニブ，ダブラフェニブ，テガフール・ウラシル（UFT），テガフール・ギメラシル・オテラシル（S-1），ニロチニブ，パゾパニブ，ブスルファン（＜4mg/日），フルダラビン，ポナチニブ，ボリノスタット，ラパチニブ，レゴラフェニブ，レナリドミドなど
最小度 （催吐性＜10％）	エルロチニブ，ゲフィチニブ，ソラフェニブ，ダサチニブ，ポマリドミド，メトトレキサート，メルカプトプリン，メルファランなど

［文献4を参考に作成］

経口抗がん薬は毎日服用するものが多いため，悪心・嘔吐の症状が長く続く可能性があります

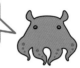

経口抗がん薬の催吐性リスク分類は，国際がんサポーティブケア学会（MASCC）および欧州臨床腫瘍学会（ESMO）が発表した「MASCC/ESMOガイドライン2016」を参考にしながら，抗がん薬の承認申請時のデータや臨床試験の結果に基づいて分類されている[4]．たとえばクリゾチニブは，添付文書〔2020年2月改訂（第1版）〕によると，悪心と嘔吐の発現頻度がそれぞれ50.9％，43.9％に認められていることから，中等度催吐性リスクに分類される．欧米では発売されていないが，わが国で開発され，使用頻度が高いテガフール・ギメラシル・オテラシルカリウム（S-1）は，軽度催吐性リスクに分類されている．

米国総合がん情報ネットワーク（NCCN）による「NCCNガイドライン2021」では，レンバチニブが中等度から高度催吐性リスクに，アファチニブ，ダサチニブ，ニロチニブ，ポナチニブなどが最小度から軽度催吐性リスクに分類されている（p.29）．

経口剤特有の注意点

単日のみの投与が多い注射剤と異なり，経口抗がん薬は連日服用することが多い．そのため，悪心・嘔吐の症状がみられても，そのなかには，その日に服用した抗がん薬による急性のものと前日服用した抗がん薬による遅発性のものが混在していると考えられる．

経口剤には催吐性の高い抗がん薬は少ないものの，悪心・嘔吐が発現した場合は，その症状が持続し，食事が摂れないなどの影響が遷延する可能性がある．

memo

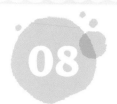

経口抗がん薬に対する制吐療法

催吐性リスク分類	NCCNガイドライン2021による分類		MASCC/ESMOガイドライン2016による分類	
	経口抗がん薬	制吐療法	経口抗がん薬	制吐療法
高度（催吐性＞90％）	● エトポシド ● クリゾチニブ ● シクロホスファミド（≧100 mg/m²/日） ● テモゾロミド（≧75 mg/m²/日） ● ブスルファン（≧4 mg/日） ● レンバチニブ（＞12 mg/日）　など	経口5-HT₃受容体拮抗薬	● プロカルバジン	5-HT₃受容体拮抗薬＋デキサメタゾン
中等度（催吐性30〜90％）			● イマチニブ ● クリゾチニブ ● シクロホスファミド ● テモゾロミド ● ボスチニブ　など	
軽度（催吐性10〜30％）	● アファチニブ ● イマチニブ（≦400 mg/日） ● エルロチニブ ● カペシタビン ● ゲフィチニブ ● ダサチニブ ● ニロチニブ ● ボスチニブ（≦400 mg/日） ● ポナチニブ	メトクロプラミド，またはプロクロルペラジン，または5-HT₃受容体拮抗薬	● アファチニブ ● エトポシド ● カペシタビン ● スニチニブ ● ダサチニブ ● テガフール・ウラシル ● ニロチニブ ● レナリドミド　など	デキサメタゾン，または5-HT₃受容体拮抗薬，またはドパミン受容体拮抗薬（メトクロプラミドなど）
最小度（催吐性＜10％）	● ポマリドミド ● ラパチニブ ● レナリドミド　など		● エルロチニブ ● ゲフィチニブ ● ソラフェニブ ● メトトレキサート　など	―（予防投与は推奨されない）

$\bullet$ 中等度／高度催吐性リスク

米国総合がん情報ネットワーク（NCCN）による「NCCNガイドライン2021」[8]では，中等度から高度催吐性リスクをもつ経口抗がん薬の使用に対して，経口5-HT₃受容体拮抗薬の連日投与が推奨されている．また，国際がんサポーティブケア学会（MASCC）および欧州臨床腫瘍学会（ESMO）が発表した「MASCC/ESMOガイドライン2016」[9]では，中等度から高度催吐性リスクをもつ経口抗がん薬の使用に対して，5-HT₃受容体拮抗薬，デキサメタゾンの二剤併用が推奨されている．しかし，シクロホスファミド，テモゾロミド，エトポシドには，日常臨床において副腎皮質ステロイドが使用され

ることが多い[4]．

$\bullet$ 最小度／軽度催吐性リスク

最小度から軽度催吐性リスクに対して，NCCNは，ドパミン受容体拮抗薬メトクロプラミド，プロクロルペラジン，および5-HT₃受容体拮抗薬などの連日投与と，必要に応じて，抗精神病薬であるオランザピン，ベンゾジアゼピン系抗不安薬であるロラゼパムや，H₂受容体拮抗薬（H₂ブロッカー），プロトンポンプ阻害薬（PPI）の併用を推奨している[8]．

一方，MASCC・ESMOは，軽度催吐性リスクに対して，デキサメタゾン，5-HT₃受容体拮抗薬，ドパミン受容体拮抗薬の単剤使用を推奨しているが，最小度催吐性リスクの場合，制吐薬の

予防投与を推奨していない[9]．

$\bullet$ 注意点

経口抗がん薬の使用に対する制吐薬の比較検討試験は少なく，信頼度は低い[9]．したがって，日常臨床で広く使用されている制吐薬を使用する．また一般的に，化学療法に伴う悪心・嘔吐（CINV）のコントロールが不良の場合は抗がん薬を休薬し，制吐療法によってもコントロールできなければ抗がん薬を一段階減量して再開する[4]．

そのほか，たとえば分子標的治療薬のイマチニブは局所刺激作用をもつため，空腹時に内服すると悪心・嘔吐が発現しやすい．悪心・嘔吐の予防のため，十分な食事を摂ったのちに多めの水で内服することが推奨される[10]．

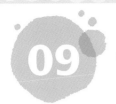

09 制吐薬① : 5-HT₃受容体拮抗薬

- 5-HT₃受容体拮抗薬は急性の悪心・嘔吐の制御に有効である
- グラニセトロン, オンダンセトロンなどの第一世代5-HT₃受容体拮抗薬と, 長時間持続型製剤である第二世代5-HT₃受容体拮抗薬パロノセトロンがある
- 5-HT₃受容体拮抗薬の経口剤と注射剤の制吐効果は, 同等とされる. また, グラニセトロンの1mgと3mgの効果も同等と報告されている
- 5-HT₃受容体拮抗薬は便秘の原因となりうるため便秘の発現に注意する

5-HT₃受容体拮抗薬の制吐作用

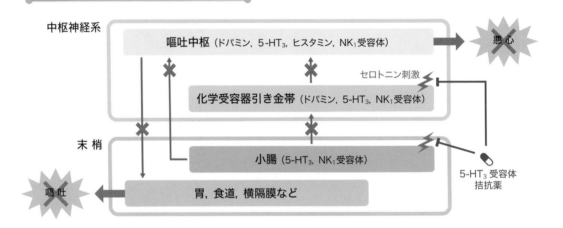

5-HT₃受容体拮抗薬は主に, 抗がん薬投与後24時間以内に分泌されるセロトニンが引き起こす悪心・嘔吐を抑制する. しかし, 化学療法に伴う悪心・嘔吐(CINV)へのセロトニンの関与は, 抗がん薬投与後24時間以降は時間経過とともに低下するため, 5-HT₃受容体拮抗薬の有効性(制吐効果)もしだいに低下する[5]. なお, 5-HT₃受容体拮抗薬は, 経口剤であっても決して安価な薬剤ではないため, 漫然と使用しないことが必要である.

グラニセトロンなど従来の5-HT₃受容体拮抗薬は, 「第一世代」と分類されるが, これに対して, パロノセトロンは「第二世代の5-HT₃受容体拮抗薬」とよばれ, 長時間持続型製剤である.

高度催吐性リスクをもつ抗がん薬の使用下での, パロノセトロンと副腎皮質ステロイドであるデキサメタゾンの併用療法と, グラニセトロンとデキサメタゾンの併用療法の制吐効果を検討した比較試験が行われている. その結果, パロノセトロンとデキサメタゾンの併用療法は有意に遅発性CINVを抑制することがわかった[11]. ただし, 連日化学療法に対するパロノセトロンの連日使用は不適であり, この場合は

グラニセトロンの連日使用を考慮すべきである. そのほか, 悪性リンパ腫患者を対象としたベンダムスチン療法におけるグラニセトロン2日間投与の有効性が明らかにされている[12].

🐾 経口剤と注射剤の使い分け

一般的に, 5-HT₃受容体拮抗薬の経口剤と注射剤の有効性は同等[13]と考えられており, 経口摂取が可能な患者には, 医療経済性もふまえ経口剤の使用を考慮する. また, 5-HT₃受容体拮抗薬は便秘の原因となるため, 緩下薬を併用するなど, 観察と対策を怠らないようにしたい.

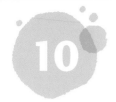

10 制吐薬②：NK₁受容体拮抗薬

- NK₁受容体拮抗薬は遅発性の悪心・嘔吐の制御に有効である
- アプレピタント（3日間服用）とホスアプレピタント（1日のみ点滴静注）の制吐効果は同等である
- NK₁受容体拮抗薬は相互作用により副腎皮質ステロイドの作用を増強するため，併用する場合にはステロイドを減量する
- CHOP療法のプレドニゾロンなど治療的ステロイドは，NK₁受容体拮抗薬と併用時も減量しない

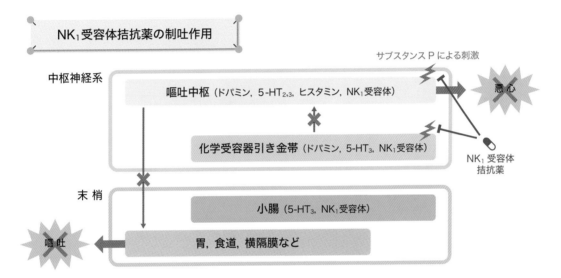

NK₁受容体拮抗薬の制吐作用

NK₁受容体拮抗薬は，抗がん薬投与後から数日にわたって分泌されるサブスタンスPが引き起こす悪心・嘔吐を抑制する[5]．経口NK₁受容体拮抗薬アプレピタントは，抗がん薬投与の60〜90分前に服用し，翌日および翌々日にも服用する．通常この3日間の服用で制吐効果が発揮されるが，シスプラチン使用時など化学療法に伴う悪心・嘔吐（CINV）が持続すると想定される場合は，アプレピタントの服用を5日間に延長することも検討する．

NK₁受容体拮抗薬の注射剤であるホスアプレピタントは1日のみの投与で，経口剤（3日間）と同等の制吐効果が得られると考えられている[14]．し

かし，ホスアプレピタント使用時には注射部位痛・静脈炎が多い（7％程度）ことが知られており，注意が必要である．とくに，アントラサイクリン系薬など静脈炎を生じうる薬剤と併用する場合は，その発症頻度を高める可能性がある．ホスアプレピタントと5-HT₃受容体拮抗薬，副腎皮質ステロイドであるデキサメタゾンを混合した生理食塩液100 mLを30分かけて投与することで静脈炎が軽減したことが報告されている[15]．

相互作用における注意点

NK₁受容体拮抗薬はCYP3A4の阻害作用をもつため，CYP3A4によって代謝される副腎皮質ステロイドの濃度

–時間曲線下面積（AUC）を増加させる[4]．つまり，ステロイドの代謝を遅らせる作用があるため，悪心・嘔吐対策としてNK₁受容体拮抗薬とステロイドを併用する場合にはステロイドを減量する必要がある．ただし，過敏症予防のためのステロイドやCHOP療法時のプレドニゾロンなど，治療的なステロイドは減量しない[4]．

また，NK₁受容体拮抗薬はCYP2C9誘導作用をもつため，ワルファリンの血中濃度を低下させ，抗凝固作用が減弱する[16]．したがって，併用時にはワルファリンのプロトロンビン時間-国際標準比（PT-INR）のモニタリングが必須となる[4]．

11 制吐薬③：副腎皮質ステロイド

- 遅発性の悪心・嘔吐の制御に重要な役割を果たすが，作用機序は十分に明らかではない
- 通常，作用持続時間が長く，糖質コルチコイド作用が非常に強いデキサメタゾンが使用される
- 一般的には短期間の使用であるが，副作用として消化器症状，不眠，血糖値の変動，投与終了後の倦怠感などが懸念される
- B型肝炎ウイルス（HBV）の既往感染者に対して副腎皮質ステロイドを投与した場合に，B型肝炎が発症することが報告されているので注意する

副腎皮質の構造

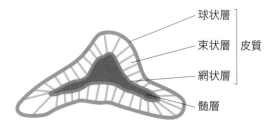

球状層 ┐
束状層 ├ 皮質
網状層 ┘
髄層

副腎皮質から分泌されるホルモン

分類	生合成される場所	代表的な物質とそのはたらき
鉱質コルチコイド	皮質の球状層	アルドステロン（腎臓におけるナトリウムの再吸収など）
糖質コルチコイド	皮質の束状層	コルチゾール，コルチコステロイド（代謝制御，ストレス応答，抗炎症作用など）
性ホルモン	皮質の網状層	テストステロンなどのアンドロゲン（男性生殖器の発達・機能促進）

遅発性の化学療法に伴う悪心・嘔吐（CINV）は，急性CINVへの対応が不十分な場合に発現しやすいと考えられている[4]．対処法として，米国臨床腫瘍学会（ASCO）による「ASCOガイドライン2017」では副腎皮質ステロイドの使用が推奨されており，臨床現場では実際に**副腎皮質ステロイドが遅発性CINVの制御に重要な役割を果たす**．

副腎皮質ステロイドの制吐薬としての作用機序の詳細は不明だが，酵素誘導によるセロトニン量の減少，催吐性物質の血液脳関門の通過抑制，毛細血管透過性に関与するプロスタグランジンの合成阻害による脳浮腫や脳圧亢進の抑制などが考えられている[17]．

副腎皮質ステロイドの選択

固形がん患者に制吐薬として使用される副腎皮質ステロイドは通常，作用持続時間が長く，糖質コルチコイド作用が非常に強いが，鉱質コルチコイド作用はほぼなくNa貯留のおそれが少ないことから，デキサメタゾンや，ベタメタゾンが選択される[18]．一方，血液領域では，メチルプレドニゾロンやプレドニゾロンのほか，短時間作用型のヒドロコルチゾンも使用される[19]．

使用時の注意

制吐療法としての副腎皮質ステロイドは，一般的には，4～5日程度と短期間のみ使用される．しかし，**消化器症状，不眠，血糖値の変動，投与終了後の倦怠感などの副作用が懸念される**ため，慎重な経過観察が求められる．また，B型肝炎ウイルス（HBV）の既往感染者に対して副腎皮質ステロイドを投与した場合に，HBVの再活性化によって**B型肝炎が発症することが報告されているため注意が必要である**[20]．

デキサメタゾンは，注射剤と経口剤で用量が異なり，経口剤の用量は注射剤の約1.3倍が必要である．

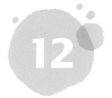

12 副腎皮質ステロイドの減量（steroid sparing）

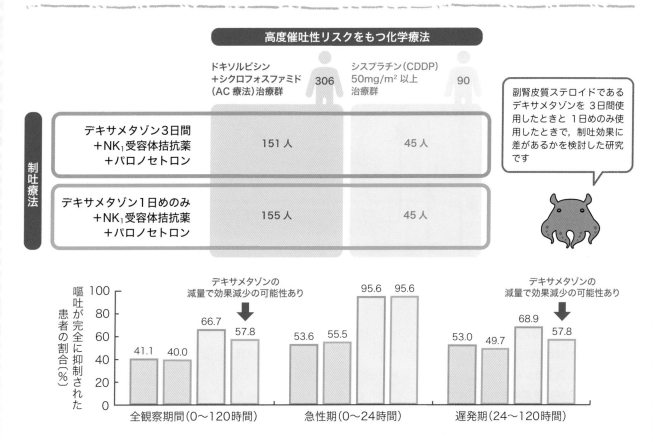

高度催吐性リスクをもつ化学療法		
	ドキソルビシン +シクロフォスファミド （AC療法）治療群 306	シスプラチン（CDDP） 50mg/m² 以上 治療群 90
デキサメタゾン3日間 +NK₁受容体拮抗薬 +パロノセトロン	151人	45人
デキサメタゾン1日めのみ +NK₁受容体拮抗薬 +パロノセトロン	155人	45人

副腎皮質ステロイドであるデキサメタゾンを3日間使用したときと1日めのみ使用したときで，制吐効果に差があるかを検討した研究です

嘔吐が完全に抑制された患者の割合（%）

全観察期間（0〜120時間）：41.1　40.0　66.7　デキサメタゾンの減量で効果減少の可能性あり 57.8

急性期（0〜24時間）：53.6　55.5　95.6　95.6

遅発期（24〜120時間）：53.0　49.7　68.9　デキサメタゾンの減量で効果減少の可能性あり 57.8

ドキソルビシン＋シクロホスファミド療法（AC療法）時の悪心・嘔吐対策に，5-HT₃受容体拮抗薬パロノセトロンと副腎皮質ステロイドであるデキサメタゾンによる制吐療法を行った場合，2，3日めのデキサメタゾンの上乗せ効果は明らかではない[21]．さらに，デキサメタゾン3日間投与と比較して，1日めのみの投与による効果は非劣性と証明されている[21, 22]．

したがって，デキサメタゾンによる副作用を軽減するために，AC療法時の制吐療法で2，3日めのデキサメタゾン投与を行わない「steroid sparing」という方法がある．

😈 わが国での臨床試験の結果

わが国においても，NK₁受容体拮抗薬＋5-HT₃受容体拮抗薬＋デキサメタゾンを併用した場合にsteroid sparingが可能であるかの比較試験が行われている．その結果，シスプラチン（CDDP）含有療法ではsteroid sparingによって制吐効果が減弱する可能性があるが，AC療法ではsteroid sparingが可能であることが報告されている[22]．さらに，中等度催吐性リスクをもつ抗がん薬またはAC療法施行時において，5-HT₃受容体拮抗薬併用下では2日めと3日めのデキサメタゾン投与は省略できるという報告がある[23]．しかし，これら

の報告では，いずれも5-HT₃受容体拮抗薬としてパロノセトロンが使用されていることに留意する．

😈 副腎皮質ステロイド使用時の注意

デキサメタゾンには，血糖上昇や不眠などの副作用や，2週間ごとの制吐目的での使用にもかかわらず骨量低下が認められたとの報告がある[24]．一方，デキサメタゾンには食思不振や倦怠感などの改善効果が期待できることから，steroid sparingの可否はAC療法を含む高度催吐性リスク抗がん薬，あるいは中等度催吐性リスク抗がん薬において，個々の患者に応じて決定することが必要である．

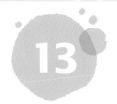

13 制吐薬としてのオランザピン

オランザピンの制吐作用

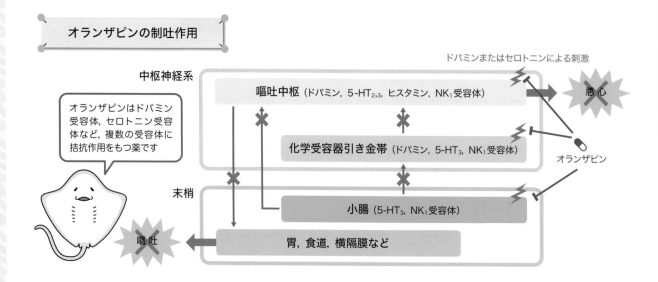

オランザピンはドパミン受容体、セロトニン受容体など、複数の受容体に拮抗作用をもつ薬です

中枢神経系

嘔吐中枢（ドパミン、5-HT$_{2,3}$、ヒスタミン、NK$_1$受容体）

化学受容器引き金帯（ドパミン、5-HT$_3$、NK$_1$受容体）

末梢

小腸（5-HT$_3$、NK$_1$受容体）

胃、食道、横隔膜など

嘔吐

ドパミンまたはセロトニンによる刺激

悪心

オランザピン

多受容体作用抗精神病薬（MARTA）である**オランザピン**は，ドパミン，セロトニン，ヒスタミンなどの悪心・嘔吐に関連する神経伝達物質の受容体に対する拮抗作用を有する．

オランザピンの使いかた

これまで，NK$_1$受容体拮抗薬，5-HT$_3$受容器拮抗薬，副腎皮質ステロイド（デキサメタゾン）の三剤併用療法が予防的な制吐療法の主体であった．しかし，NK$_1$受容体拮抗薬をオランザピンに変更した，オランザピン，5-HT$_3$受容体拮抗薬，デキサメタゾンの三剤併用療法は，従来の三剤併用療法と同等の効果を示す報告[25]のほか，NK$_1$受容体拮抗薬，5-HT$_3$受容体拮抗薬，デキサメタゾンの三剤併用療法にオランザピンを上乗せした治療（四剤併用療法）の効果が報告されている[26]．

オランザピンの用量

国際的に使用されているオランザピン10 mgでは強い眠気が生じることが懸念される．実際，米国総合がん情報ネットワーク（NCCN）によるガイドラインにおいて，**眠気のリスクがある患者や高齢者に対して，警鐘やオランザピン5 mgへの減量が提言されている**[8]．

これらを受けて，わが国においても複数の臨床試験が実施されている．標準的な制吐療法とオランザピン（ジプレキサ®）5 mgまたは10 mgを併用した無作為化比較試験において，有効性は5 mg群と10 mg群で同等であったことが示された[27]．また，シスプラチン（≧50 mg/m^2）投与中の患者に，NK$_1$受容体拮抗薬アプレピタント，5-HT$_3$受容体拮抗薬パロノセトロン，デキサメタゾンの3剤に，オランザピン5 mgまたはプラセボ（4日間投与）を加えて投与した国内第Ⅲ相試験（J-FORCE study）も行われている．その結果，3剤＋オランザピン5 mg投与群は3剤＋プラセボ群に比較して有意な上乗せ制吐効果をもつことが認められた[28]．さらに，オランザピンは突出性の悪心・嘔吐にも効果を認めることが報告されている[29]．

オランザピン使用時の注意点

わが国では2017年6月から，他の制吐薬との併用において，成人ではオランザピン5 mgを1日1回経口投与（症状および患者状態により最大1日10 mgまで増量可能）で，最大6日間をめやすとして使用可能となった．一方で，日本がんサポーティブケア学会では，投与期間として原則4日間を推奨している[30]．

なお，**糖尿病患者，糖尿病の既往歴のある患者には禁忌**である．また，オランザピンは肝薬物代謝酵素CYP1A2，CYP2D6で代謝されるため，相互作用に注意する．眠気を生じることがあるため就寝前の服薬が望ましい．

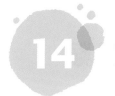

14 放射線治療に伴う悪心・嘔吐

催吐性リスク分類	放射線治療の照射部位	制吐療法
高度 （催吐性＞90％）	● 全身照射（TBI） ● 全リンパ節照射（TNI）	予防的制吐療法 5-HT₃受容体拮抗薬＋デキサメタゾン
中等度 （催吐性30〜90％）	● 上腹部 ● 半身照射（HBI） ● 上半身照射（UBI）	予防的制吐療法 5-HT₃受容体拮抗薬；必要に応じてデキサメタゾンを併用
軽度 （催吐性10〜30％）	● 頭蓋，頭蓋脊髄 ● 頭頸部 ● 胸部下部 ● 骨盤	予防的，または症状発現後の制吐療法 5-HT₃受容体拮抗薬
最小度 （催吐性＜10％）	● 四肢 ● 乳房	症状発現後の制吐療法 ドパミン受容体拮抗薬，または5-HT₃受容体拮抗薬

[文献4を参考に作成]

放射線治療に対する制吐療法には，主に5-HT₃受容体拮抗薬を使います

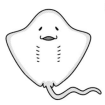

　放射線治療に伴って生じる悪心・嘔吐によっても，患者のQOLが低下するほか，治療継続が困難となることがある．放射線治療を完遂するためには，催吐性リスクに応じた適切な対応が重要である．

放射線治療による悪心・嘔吐の発現リスク因子

　放射線治療による悪心・嘔吐の程度および発現頻度は，1回線量，総線量，分割回数，照射野容積，照射部位，患者体位，放射線治療前・治療中の併用薬をはじめとする放射線治療因子のほか，患者の全身状態の影響を受ける[4]．放射線治療に関連した悪心・嘔吐の発現リスク因子として，照射野のサイズ（＞400cm²）と照射部位があげられる[4]．また，照射部位ごとの悪心・嘔吐発現率は，上腹部，脳，胸部，頭頸部，骨盤部，乳腺の順に高い．さらに，全身照射（TBI）の悪心・嘔吐発現率は最も高く，その頻度は80〜100％である[4]．

放射線治療時の制吐療法

　放射線治療により生じる悪心・嘔吐に対して，5-HT₃受容体拮抗薬は有意な予防効果をもつと認められている[31]．また，放射線照射部位ごとに分類した催吐性リスクが，米国臨床腫瘍学会（ASCO）が発表している「ASCOガイドライン2017」[32]，および国際がんサポーティブケア学会（MASCC）・欧州臨床腫瘍学会（ESMO）が発表した「MASCC/ESMOガイドライン2016」[9]で示されており，このリスク分類に応じた制吐療法が推奨される．

　「ASCOガイドライン2017」では，中等度催吐性リスクをもつ放射線治療に対して，分割照射初期（1〜5分割）に5-HT₃受容体拮抗薬とデキサメタゾンの併用による制吐療法を推奨している．一方，「MASCC/ESMOガイドライン2016」では症例にあわせてデキサメタゾンの併用を行うことを推奨している．米国総合がん情報ネットワーク（NCCN）による「NCCNガイドライン2021」[8]では，全身照射および上腹部照射の際は毎回の照射前に5-HT₃受容体拮抗薬グラニセトロンまたはオンダンセトロンを単剤で使用するか，デキサメタゾンとの併用による制吐療法を推奨している．

略 語

● TBI：total body irradiation

便秘・下痢の評価基準と重症度分類

ブリストル便形状スケール

分 類	便の性状	状 態
タイプ1	硬くてコロコロの兎糞状の便（通過困難）	便秘
タイプ2	ソーセージ状であるが硬い便	便秘
タイプ3	表面にひび割れのあるソーセージ状の便	正常
タイプ4	表面がなめらかで柔らかいソーセージ状，または蛇のような便	正常
タイプ5	断面がはっきりした柔らかい小さな塊の便（通過容易）	正常
タイプ6	境界がほぐれて，不定形の泥状の便	下痢
タイプ7	水様で，固形物を含まない液体状の便	下痢

［文献33を参考に作成］

🐾 ブリストルスケール

便の性状はブリストルスケールによって分類する[33]．タイプ1～2は「便秘」，タイプ3～5は「正常」，タイプ6～7は「下痢」と分類され，図を見てもらうことで患者も客観的に評価しやすくなる．

タイプ1の便秘では，消化管通過に100時間以上を要しているとされる．一方，タイプ7の下痢の場合は消化管通過時間が非常に速く，約10時間とされる．

🐾 CTCAEによる便秘の分類

有害事象の共通用語基準であるCTCAEでは，症状の発現頻度や生活・生命への影響をもとに，「便秘」を

Grade 1～5の5段階に分類している[34]．

Grade 1は，「便通が不定期または間欠的な症状」があり，便軟化薬，緩下薬，食事の工夫，浣腸を不定期に使用する状態と定義される．Grade 2は「緩下薬または浣腸の定期的使用を要する持続的症状」のために身の回り以外の日常生活動作に制限がある状態，Grade 3は「摘便を要する頑固な便秘」があり，身の回りの日常生活動作の制限がある状態と定義される．Grade 4，5は生命を脅かし死亡に至る重篤な状態を示す．

🐾 CTCAEによる下痢の分類

CTCAEでは，下痢についてもGrade 1～5の5段階に分類している[34]．

Grade 1はベースライン（健常時）からの排便回数の増加が4回/日未満，あるいは人工肛門からの排泄量の軽度増加と定義される．Grade 2は，4～6回/日の排便回数の増加，あるいは人工肛門からの排泄量の中等度増加があり，身の回り以外の日常生活動作の制限がある状態，Grade 3は7回/日以上の排便回数の増加があり入院を要する状況であるか，人工肛門からの排泄量が高度に増加したために身の回りの日常生活動作の制限があると定義される．Grade 4，5は生命を脅かし死亡に至る重篤な状態を示す．

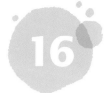

16 便秘の発現機序と誘発しやすい抗がん薬

- 自律神経機能異常を介して腸管運動が抑制されると考えられている
- 微小管阻害薬（ビンカアルカロイド系薬，タキサン系薬）を使用している際に便秘が発現しやすい
- 消化器がんの場合は，下部大腸の狭窄・閉塞に伴う便の通過障害をきたすなど，複数の機序が重なって便秘が起きていると考えられる

便秘を誘発しやすい主な抗がん薬

分類			一般名
細胞障害性抗がん薬	微小管阻害薬	ビンカアルカロイド系	● ビンクリスチン ● ビンデシン ● ビンブラスチン ● ビノレルビン
		タキサン系	● パクリタキセル ● nab-パクリタキセル ● ドセタキセル
		ハリコンドリンB合成誘導体	● エリブリン
分子標的薬	免疫調節薬		● サリドマイド ● レナリドミド
	プロテアソーム阻害薬		● ボルテゾミブ

🐾 抗がん薬による便秘の発現機序

　抗がん薬による便秘の発現機序として，大腸の緊張亢進や蠕動運動の低下が考えられているが，詳細は不明である．

　ビンカアルカロイド系薬による便秘は，神経細胞で微小管障害をきたし，自律神経機能の異常を介して腸管運動が抑制されるため生じると考えられている[35]．また，同様に微小管の脱重合阻害作用をもつタキサン系薬にも，ビンカアルカロイド系薬と同様の作用機序が想定されている[2]．

　加えて，がんの部位による影響もある．消化器がんの場合は，腫瘍の増大や手術の影響により，下部大腸の狭窄・閉塞に伴う便の通過障害をきたすなど，複数の機序が重なっていることも考えられる．

🐾 便秘を誘発しやすい主な抗がん薬

　便秘が生じやすい抗がん薬として，ビンカアルカロイド系薬とタキサン系薬が代表的であるが，サリドマイド，レナリドミド，ボルテゾミブなどの分子標的薬でも発現することが知られている．

🐾 医療用麻薬による便秘の発症機序

　がん疼痛の軽減などを目的としたオピオイドの使用時には，便秘はほぼ必発である．オピオイドは，消化管の運動性を低下させるほか，消化酵素の分泌を抑制し，消化管内容物の排泄にかかる時間を延長させる．また，水分の吸収時間も延長し，便の硬化をもたらす．オピオイドのなかでは，フェンタニルの便秘誘発リスクは比較的低いとみられているが，それでも処方時には便秘の予防が原則である．患者には事前に便秘が生じる旨と下剤の調節法について情報提供のうえ，浸透圧性下剤と大腸刺激性下剤(p.38)の併用を行う．

17 便秘への対処法

分類	薬剤	特徴	使用タイミング
浸透圧性下剤 (塩類下剤，膨張性 下剤など)	酸化マグネシウム	腸管内容物の水分膨化を促す．プロトンポンプ阻害薬 (PPI)，テトラサイクリン系抗生物質との併用では，効果が減弱する可能性がある	1日3回 (食事にかかわらず)，または就寝前
	ラクツロース	浸透圧作用＋腸内pH低下により腸管運動を亢進する．αグルコシダーゼ阻害薬 (α-GI) との併用で消化器系副作用が増強される可能性がある	朝，夕 (食事にかかわらず)
大腸刺激性下剤	センノサイド	主成分のセンノシドは胃および小腸から吸収されることなく，大腸の腸内細菌の作用でレインアンスロンに代謝され緩下作用を示す．長期使用で耐性が増大し効果が減弱する．尿が赤色を呈することがある	就寝前
	ピコスルファート	腸内細菌叢により代謝され大腸刺激作用を有する．テトラサイクリン系抗生物質との併用で効果が減弱する可能性がある	1日1回 (食事にかかわらず)
	ビサコジル坐剤	結腸・直腸の粘膜に選択的に作用し，①蠕動運動を亢進，②腸粘膜に直接作用し排便反射を刺激する，③結腸腔内での水分吸収を抑制し内容積を増大する	1日1〜2回
	炭酸水素Na／無水リン酸二水素Na配合坐剤	腸内で炭酸ガスを発生し蠕動運動を亢進する	1日1回 (1〜2個)
クロライドチャネルアクチベーター	ルビプロストン	腸管内へのクロライド分泌を介した水分分泌により緩下作用を示す．腸閉塞が確認されている，または疑われる患者には禁忌	朝，夕食後 (※空腹時服用時は悪心が発現しやすい)
末梢性μオピオイド受容体拮抗薬	ナルデメジン	末梢性オピオイド拮抗薬．オピオイドによる便秘にのみ適用される	1日1回 (食事にかかわらず)
胆汁酸トランスポーター阻害薬	エロビキシバット	回腸末端部の上皮細胞に発現している胆汁酸トランスポーターを阻害し，胆汁酸の再吸収を抑制して，消化管運動を亢進させる．腫瘍，ヘルニアなどによる腸閉塞が確認されている，または疑われる患者には禁忌	1日1回食前 (※食事によって胆汁酸が放出されるため，食事前が効果的)
腸管分泌・腸管輸送能促進薬	リナクロチド	腸管の管腔表面に存在するグアニル酸シクラーゼC (GC-C) 受容体を活性化して腸管内への水分分泌量を増やし，大腸機能促進作用を示す	1日1回食前 (※食後服用時は下痢が発現しやすい)
その他	グリセリン浣腸	管腔内の水分を引き寄せ，浸透圧性に便を軟化する．また，腸管の刺激作用もある	通常30〜60mLを用いる

がん薬物療法中は食事量や飲水量が減少することが多く，便秘が生じていても，食事摂取ができていないから排便がなくて当然と安易に考える患者は多い．しかし，**便秘はQOL低下の要因となるだけでなく，悪心・嘔吐，食思不振，腹部膨満感といったさまざまな症状を引き起こす**原因となりうる．

便秘に対しては，酸化マグネシウムなどの塩類下剤のほか，センノサイドやピコスルファートなどの大腸刺激性下剤を併用することにより良好な排便コントロールを目指す．また薬物治療とともに，水分摂取や適度な運動を促すことも必要である．加えて，便の性状や排便頻度に応じて2種類の下剤の小まめな用量調整が可能であること，定時的な排便習慣をつける生活が重要であることを患者に理解してもらえるよう，丁寧な説明が重要である．

また，新薬として，2012年にはクロライドチャネルアクチベーター (ClC-2 チャネル活性化薬) であるルビプロストン，2018年には浸透圧性下剤のポリエチレングリコールに電解質を加えた配合剤のモビコールや，胆汁酸トランスポーター阻害薬のエロビキシバットが発売された．さらに2018年には，グアニル酸シクラーゼC受容体アゴニストであるリナクロチドの適応症に「慢性便秘症」が追加された．従来の薬剤では改善しなかった便秘に対しても，これらを使用することで効果が期待される．

下痢の発現機序と誘発しやすい抗がん薬

- **早発性の下痢**
抗がん薬投与により消化管の副交感神経が刺激され，腸管蠕動運動が亢進することで発現すると考えられている．抗がん薬投与早期に発現する

- **遅発性の下痢**
抗がん薬あるいは活性代謝物により消化管の粘膜障害が引き起こされ発現すると考えられている．抗がん薬投与後24時間から10日程度経過してから発現する

下痢を誘発しやすい主な抗がん薬

抗がん薬の分類			一般名
細胞障害性抗がん薬	代謝拮抗薬	ピリミジン	● フルオロウラシル ● テガフール・ギメラシル・オテラシルカリウム（S-1） ● カペシタビン　　● シタラビン
		葉酸	● メトトレキサート
	DNAトポイソメラーゼ阻害薬		● イリノテカン　　● エトポシド
分子標的薬	抗ヒトEGFRモノクローナル抗体		● セツキシマブ
	抗HER2ヒト化モノクローナル抗体		● トラスツズマブ　　● ペルツズマブ
	EGFR阻害薬		● ゲフィチニブ　　● エルロチニブ
	ALK阻害薬		● クリゾチニブ
	チロシンキナーゼ阻害薬		● ラパチニブ　　● イマチニブ　　● ダサチニブ
	マルチキナーゼ阻害薬		● ソラフェニブ　　● スニチニブ ● レゴラフェニブ　　● アキシチニブ
	mTOR阻害薬		● エベロリムス　　● テムシロリムス
免疫チェックポイント阻害薬	—		● ニボルマブ　　● ペムブロリズマブ　　● イピリムマブ

😈 下痢の発現機序

抗がん薬投与後，早期に発現する**早発性の下痢は，抗がん薬がもつコリン作動性が引き起こす腸管の蠕動運動の亢進に起因する**と考えられている[2, 36]．投与後24時間以内に発現することが多く，鼻汁，流涙などのコリン様症状を伴うこともある．

遅発性の下痢は，抗がん薬あるいはその活性代謝物によって消化管の粘膜障害が引き起こされ発現すると考えられている．そのため，抗がん薬投与後24時間から10日程度経過してから発現することが多い[2, 36]．

😈 下痢を引き起こしやすい抗がん薬

下痢を発現させやすい抗がん薬にイリノテカンがある．イリノテカンは，主に肝臓内でカルボキシエステラーゼによって抗腫瘍活性がより強いSN-38へと変換され，さらにグルクロニルトランスフェラーゼによりグルクロン酸抱合されて胆汁中へ排泄される．この胆汁中へ排泄された抱合体は，腸内細菌が産生するβ-グルクロニダーゼにより脱抱合を受け，再びSN-38となり腸肝循環する．このSN-38が腸管に直接的に障害を与え下痢が発現すると考えられている[37]．

そのほかの下痢を発現させやすい抗がん薬として，細胞障害性抗がん薬のなかでは，核酸代謝拮抗薬であるフルオロウラシルが代表的である．分子標的薬では，EGFR阻害薬のゲフィチニブやエルロチニブ，ALK阻害薬のクリゾチニブ，チロシンキナーゼ阻害薬のラパチニブ，マルチキナーゼ阻害薬のソラフェニブやスニチニブ，レゴラフェニブ，mTOR阻害薬のエベロリムスのほか，免疫チェックポイント阻害薬などでも発現することが知られている．

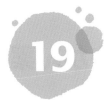

19 下痢への対処法

> **細胞障害性抗がん薬および分子標的薬使用時に生じた下痢**
> ・症状が軽度（Grade 1, 2）で随伴症状がみられない非複雑性（単純性）の下痢の場合，経口補水や食事内容の変更，ロペラミド投与の検討が推奨される
> ・重症度が高い（Grade 3, 4）複雑性の下痢の場合，原則として入院で対応し，血液培養・便培養検査を行うとともに，ロペラミドに不応の場合には，オクトレオチドや抗菌薬の投与を考慮する
> ・欧州臨床腫瘍学会（ESMO）によるロペラミドの推奨投与量は，初回1回4mg内服，以後水様便を認めるごとに1回2mgを追加投与し，最大1日16mgまでとなっている（日本では未承認用量）
>
> **免疫チェックポイント阻害薬使用時に生じた下痢**
> ・免疫チェックポイント阻害薬による下痢には，副腎皮質ステロイドを使用する
> ・Grade 2の症状が3日より長く継続した場合，0.5〜1mg/kgの経口または静注プレドニゾロンをただちに開始する
> ・3〜5日以内に改善が認められない場合は，Grade 3と判断して1〜2mg/kgの静注プレドニゾロンを開始する．副腎皮質ステロイド不応性の難治性の下痢に対しては抗TNF-α製剤であるインフリキシマブの追加投与を検討する

抗がん薬別の対処法

細胞障害性抗がん薬および分子標的薬などを用いたがん薬物療法時に生じる下痢に対しては，一般的に，収斂薬（タンニン酸アルブミン，次硝酸ビスマス），吸着薬（天然ケイ酸アルミニウム），腸管運動抑制薬（ロペラミド，コデインリン酸塩，ブチルスコポラミン臭化物），オクトレオチドなどが使用される．

トポイソメラーゼ阻害薬であるイリノテカン投与時に高頻度で認められる早発性の下痢には，抗コリン薬（アトロピン，ブチルスコポラミン）を投与する．遅発性の下痢には，末梢性オピオイド受容体作動薬であるロペラミドを投与する．また，イリノテカン投与時の下痢予防には，半夏瀉心湯のほか，炭酸水素ナトリウムによる腸管内のアルカリ化などが有効であったとの報告がある[38, 39]．

一方，免疫チェックポイント阻害薬による下痢に対しては，自己免疫性疾患様作用に起因するため，ロペラミドではなく副腎皮質ステロイドの投与が基本となる[40]．

重症度別の対処法

欧州臨床腫瘍学会（ESMO）のガイドライン[41]では，がん患者の下痢への対処法を症状別に示している．症状が軽度（Grade 1, 2）で発熱などの随伴症状がみられない非複雑性の下痢の場合は，経口補水や食事内容の変更，ロペラミドの投与を検討することを推奨している．また，重症度が高く（Grade 3, 4），複雑性の下痢の場合は，原則として入院で対応し，血液培養・便培養検査を行うとともに，ロペラミドに不応の場合には，オクトレオチドや抗菌薬の投与を考慮することを推奨している．

本ガイドラインにおけるロペラミドの推奨投与量は，初回1回4mg内服，以後水様便を認めるごとに1回2mgを追加投与し，最大1日16mgまでとなっている．しかし，わが国で承認されているロペラミドの投与量は1日1〜2mgであり，海外での推奨量と大きく乖離していることに十分留意する．

好中球減少時の対処法

好中球減少時に下痢が発現した場合は，便培養検査を実施するとともに，顆粒球コロニー刺激因子製剤（G-CSF製剤）やニューキノロン系などの抗菌薬を投与する．患者への説明時には，安静，食事内容の変更，腹部の保温，肛門周囲の清潔を指導する．また，食事内容は，刺激物，高脂肪食の摂取を避け，経口補水液やスポーツドリンクなどによる積極的な水分摂取を実施する．

確 認 問 題

問 1 抗がん薬の制吐療法に関する記述のうち，**誤っている**ものはどれか．**2つ選べ**．

① 白金製剤は，すべて高度催吐性リスクに分類される

② カルボプラチンを投与する際は，NK$_1$受容体拮抗薬アプレピタントあるいはホスアプレピタントの使用が推奨される

③ アプレピタントは，副腎皮質ステロイドであるデキサメタゾンのAUCを低下させる

④ 抗がん薬投与後24時間以内に発現する急性の悪心・嘔吐には，主にセロトニンが関与する

⑤ 予期性の悪心・嘔吐は，化学療法による悪心・嘔吐を過去に経験した場合に発現する

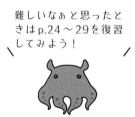

難しいなぁと思ったときはp.24〜29を復習してみよう！

問 2 以下の記述のうち，**誤っている**ものはどれか．**2つ選べ**．

① 高度催吐性リスクに分類される抗がん薬とは，何も制吐対策を講じない場合に，急性の悪心・嘔吐の発現率が90％以上の抗がん薬を指す

② 高齢・男性は化学療法による悪心・嘔吐のリスクが高い

③ 抗精神病薬オランザピンは突出性の悪心・嘔吐に有効である

④ 便秘が発現しやすい抗がん薬として，ビンクリスチンがある

⑤ 免疫チェックポイント阻害薬による下痢には，ロペラミドによる止痢を行う

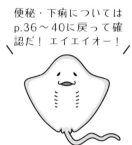

便秘・下痢についてはp.36〜40に戻って確認だ！エイエイオー！

---

1 解答　1, 3

① ✕：白金製剤のうちカルボプラチンやオキサリプラチンは，中等度催吐性リスクにあたる．

② ○

③ ✕：アプレピタントは，デキサメタゾンの濃度-時間曲線下面積（AUC）を増加させるため，デキサメタゾンを減量する．ただし，CHOP療法などの治療的な副腎皮質ステロイドは減量しない．

④ ○

⑤ ○：一度発生した予期性の悪心・嘔吐には，抗不安薬の予防投与が有効である．

2 解答　2, 5

① ○

② ✕：高齢・男性は，リスク因子とならない．

③ ○

④ ○

⑤ ✕：副腎皮質ステロイドを用いる．

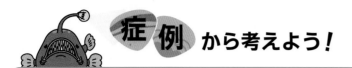

症例 から考えよう！

38歳女性，美容師．トリプルネガティブ乳がん（がん細胞に，エストロゲン受容体，プロゲステロン受容体，HER2の発現がみられない乳がん）の初発にて術前補助化学療法を予定している．患者は，脱毛の副作用や予後への不安のほか，小学生の子どもがいることから育児への不安など，多くの悩みを抱えている．また，飲酒習慣はなく，乗り物酔いしやすい．

【術前補助化学療法としてのAC療法】
- ドキソルビシン　　　　　60 mg/m²/日，点滴静注（第1, 22日め）
- シクロホスファミド　　　600 mg/m²/日，点滴静注（第1, 22日め）
1サイクル：21日間

Q この症例に対する制吐療法を根拠とともに具体的に提案しましょう

回答例

本症例は，術前補助化学療法としてAC療法（ドキソルビシン＋シクロホスファミド）を施行予定である．AC療法は，高度催吐性リスクをもつレジメンで，制吐対策を講じなければ90％以上の確率で悪心・嘔吐を生じると推測される．高度催吐性リスクに対する制吐療法として，NK₁受容体拮抗薬，5-HT₃受容体拮抗薬，デキサメタゾンの三剤併用療法を予防的に行うことが推奨される．

また，患者は多くの不安を抱えているため，予期性の悪心・嘔吐の予防として，ロラゼパムの使用も積極的に検討する．加えて，本症例は，悪心・嘔吐のリスク因子である「女性」「若年者」「飲酒習慣なし」「乗り物酔いしやすい」などの複数の要素をもつため，急性および遅発性の悪心・嘔吐が発現しやすいと考えられる．悪心・嘔吐の発現状況に応じて，NK₁受容体拮抗薬の投与日数を5日間へ延長するほか，作用機序の異なる制吐薬の追加投与を考慮する．

一方，5-HT₃受容体拮抗薬の使用時には高頻度に便秘が発現する．便秘は，悪心・嘔吐，食思不振，腹部膨満感といったさまざまな症状を引き起こすため，見過ごさないようにする．患者に便秘の有無を確認し，適宜，緩下薬を使用することにより良好な排便コントロールを目指すとともに，水分摂取や適度な運動を促すことが必要である．

memo

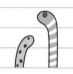

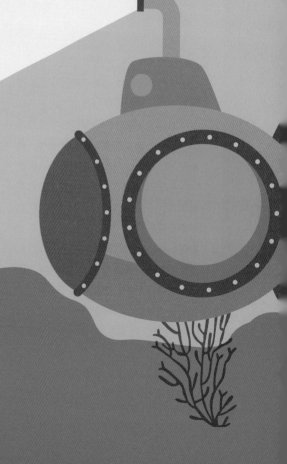

第 **3** 章

血液毒性

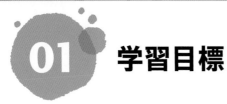

01 学習目標

- 抗がん薬の血液毒性として生じる骨髄抑制（白血球
  （好中球）減少，血小板減少，赤血球減少）を理解する

- 抗がん薬の血液毒性に備えた対策を学ぶ
  - 抗がん薬の投与前に血液検査の結果を確認する
  - 初期症状の有無を確認する
  - 発熱性好中球減少症およびその対処法を学ぶ
  - 抗がん薬による骨髄抑制が原因となっている
    血小板減少・赤血球減少の対処法を学ぶ

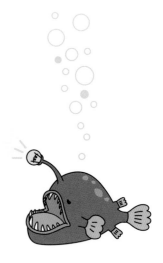

細胞障害性抗がん薬に共通した副作用として，骨髄抑制がある．

骨髄抑制により，易感染性や貧血など，さまざまな症状が出現するが，外来化学療法中は患者自身がこれらの症状を自宅で早期に発見・対処する必要がある．したがって，出現する可能性がある症状や出現時の対処法などを治療開始前に十分に説明しておかなければならない．骨髄抑制はほぼ必発の副作用であるため，薬剤師もその対処法を十分に理解し，骨髄抑制の出現時には，的確な対応を常にとれるようになっておくことが求められる．

細胞障害性抗がん薬の骨髄抑制によって血小板減少や赤血球減少が生じた際に，早急にこれらを増やすためには，輸血で対応するしかない．しかし，白血球減少については，顆粒球コロニー刺激因子製剤（G-CSF製剤）を有効に使用することにより，速やかに白血球数を回復させ，白血球減少に伴う発熱などの症状の出現を抑制できる．また，血液検査を実施して各血球数を確認することで，容易に骨髄抑制の程度を確認することができるため，抗がん薬の投与前には必ずこれらの検査結果を確認する必要がある．

略語

- G-CSF：granulocyte-colony
  stimulating factor

memo

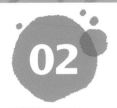

02 血球のはたらきと骨髄抑制

血液成分とそれぞれの役割

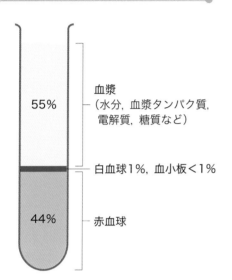

血漿（水分，血漿タンパク質，電解質，糖質など）　55%

白血球1%，血小板<1%

赤血球　44%

成分名	主なはたらき	正常値（/μL）	寿命	産生される場所
白血球	細菌感染症に対する生体防御機構	3,200〜8,500	種類によるがおよそ3〜5日	骨髄
赤血球	各組織への酸素の運搬	男性：約400〜550 女性：約350〜500	約120日	骨髄
血小板	止血	15〜40×10^4	約10日	骨髄

骨髄抑制が生じると，これらの血球のはたらきが阻害され，肺炎などの感染症や，労作時の息切れ，消化管や脳からの出血などの症状が出現します

白血球（好中球）減少

白血球は，好中球，好酸球，好塩基球，リンパ球に分類される．化学療法中はとくに，好中球数の減少に注意を払う必要がある．好中球は白血球のなかで細菌感染症に対して最も重要なはたらきをしていることから，**好中球の減少により細菌感染症に対する抵抗力が低下する**．したがって，抗がん薬の投与前には好中球数を確認しなければならない．

好中球減少時には易感染性の状態になるため，患者には感染予防行動（うがい，手洗い，マスクの着用など）をよく理解してもらう．

赤血球減少

成熟赤血球を構成する細胞内タンパク質の97％はヘモグロビン（Hb）である．Hbは酸素と結合しやすく，組織への酸素運搬に重要な役割を果たしている．そのため，**赤血球の減少により酸素の運搬量が低下し，疲労感や息切れのようなさまざまな貧血の症状が現れる**．

また，赤血球の寿命は約120日であり，白血球や血小板と比較すると寿命が長いことが特徴である．そのため，赤血球数やHb値の低下は化学療法を数クール行ってから出現するのが一般的である．もし，化学療法開始後早期に赤血球数やHb値の低下がみられた場合は，抗がん薬による骨髄抑制よりも，胃潰瘍や腸管出血などの出血症状がないかを疑う必要がある．

血小板減少

出血は，生命に重大な危機をもたらす可能性があり，生体の恒常性維持にとって止血機構は重要である．血小板は，止血において最も重要な役割を担っている成分であり，**血小板の減少に伴い，出血のリスクは増大する**．とくに，脳などの重要臓器における出血は致命的になることがあり，抗がん薬投与日のモニタリングで血小板数の低下を見逃さないようにしなければならない．

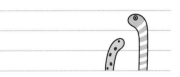

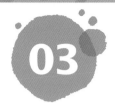

03 好中球減少症の発現時期と対応

好中球減少症に備えた化学療法時の対応の原則
- 発熱性好中球減少症(p.47)の発生リスクを把握する
- 患者に感染予防行動の指導と確認を行う
- 抗がん薬投与後7〜10日に発現しやすいため注意する
- 発熱性好中球減少症治療のための抗菌薬を選択(p.49, 50)
- 化学療法の目的に応じたG-CSF製剤の適応判断

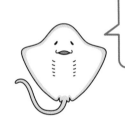

抗がん薬による骨髄抑制で生じた好中球減少は感染症リスクを高めます. 感染症の予防と早期発見のために, 事前に患者への情報提供・指導を行うほか, 予防的な薬剤投与や治療の必要性を判断できるよう準備をしましょう

😈 好中球減少症

好中球減少症は, すべての細胞障害性抗がん薬で出現しうる副作用であり, その対策をしっかりと理解しておく必要がある. 好中球減少の出現時期は抗がん薬により異なるが, **抗がん薬の投与後およそ7〜10日ごろに現れる**. そのため, この時期が感染症による発熱が出現しやすい時期であるといえる. 外来化学療法中の患者は, 自宅療養をしている時期であるため, **化学療法の開始前に感染予防行動や37.5℃を超える発熱時の対応を十分に患者に説明し理解を得ておく**. 抗がん薬による骨髄抑制に伴う感染症が重篤化し, 肺炎などを合併すると, **致死的な転帰をたどることもある**ため, 適切な治療を即座に開始できる体制を確立しておく必要がある.

😈 G-CSF製剤の適応判断

顆粒球コロニー形成刺激因子製剤(G-CSF製剤)は, 好中球数を増加させる効果をもち, 好中球減少症に対して非常に有用な薬剤である. しかし, 「好中球数が減少したら, G-CSF製剤で対応すればよい」という考えではなく, まずは好中球数や発熱の有無・程度を評価し, **患者ごとに, G-CSF製剤を使用した好中球減少のマネジメントが必要か, 好中球減少の原因となる抗がん薬の減量・休薬が必要かを適切に判断する**ことが求められる.

具体的には, 術前・術後の化学療法など, がんの治癒を目的とした薬物療法中であり, 抗がん薬の投与量をできる限り維持する必要がある場合には, G-CSF製剤を積極的に使用し, 好中球減少を回避する. 一方で, 化学療法

の目的が延命・症状緩和である場合は, 抗がん薬の減量・休薬を優先する. 患者の病態に応じて柔軟な対処を提案・実施することが重要である.

略語
- G-CSF：granulocyte-colony stimulating factor

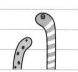

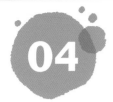

04 発熱性好中球減少症

発熱性好中球減少症とは？

がん化学療法および造血幹細胞移植後の
高度な好中球減少に伴う発熱

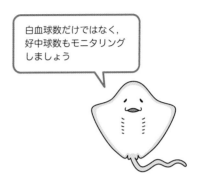

白血球数だけではなく，
好中球数もモニタリング
しましょう

発熱性好中球減少症の診断基準は？

- **好中球減少の基準**
  好中球数500/μL未満
  　　または
  検査の時点では好中球数1,000/μL未満であるが，
  48時間以内に500/μL未満になることが予測される

- **発 熱**
  1回の腋窩検温で37.5℃以上
  　　または
  1回の口腔内検温で38℃以上

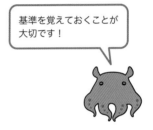

基準を覚えておくことが
大切です！

発熱性好中球減少症の定義

　発熱性好中球減少症（FN）は，「好中球数が500/μL未満，または1,000/μL未満で48時間以内に500/μL未満に減少することが予測される状態で，かつ腋窩温37.5℃以上（口腔内温38℃以上）の発熱が生じた場合」と定義されている[1]．体温や好中球数の確認も重要だが，個々の患者の背景を考慮したうえで，抗菌薬による治療やG-CSF製剤の投与も含めた総合的な判断が必要となる．

好中球数の確認

　抗がん薬による骨髄抑制を評価する際に，白血球数だけを確認するだけでは不十分であり，好中球数を確認する必要がある．一般的な検査値で示され

る白血球数は，好中球，好酸球，好塩基球，リンパ球を合わせた血球数である．基本的に好中球数は，総白血球数の40〜70％程度を占めるといわれている．そのため，白血球数が3,000/μLだった場合には，好中球数は，1,200〜2,100/μLであることが推定される．しかし，化学療法中の患者では，白血球数が3,000/μLだった場合でも，好中球数のみが激減し，500/μLを下回っているケースもある．好中球の減少を見逃さないためには，白血球数だけではなく，好中球数も毎回モニタリングしなければならない．

外来化学療法時の留意事項

　外来で化学療法を行っている患者は，自宅療養中に好中球数がnadir（最

低値）をむかえることとなる．治療開始前に発熱時の対処法を十分に患者へ説明しておくことが，FNの重症化を抑制する点で重要である．

略 語

- FN：febrile neutropenia

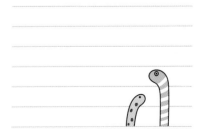

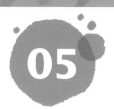

05 主要な化学療法とFN発症頻度

がん種	レジメン（薬剤名）	FN発症頻度（%）
造血器腫瘍		
急性骨髄性白血病	IDR＋Ara-C（イダルビシン＋シタラビン）	78.2
	DNR＋Ara-C（ダウノルビシン＋シタラビン）	77.4
	大量Ara-C療法（シタラビン）	66.5
進行性のリンパ腫	CHOP-21（シクロホスファミド＋ドキソルビシン＋ビンクリスチン＋プレドニゾロン）	17〜50※
びまん性大細胞型B細胞リンパ腫	R-CHOP-21（リツキシマブ＋CHOP-21）	18〜19※
再発難治リンパ腫	CHASE（シクロホスファミド＋シタラビン＋デキサメタゾン＋エトポシド）	25
乳がん		
乳がん	FEC-DTX（フルオロウラシル＋エピルビシン＋シクロホスファミド；ドセタキセル）	20（FEC）7（DTX）
泌尿器がん		
前立腺がん	DTX＋PSL（ドセタキセル70 mg/m^2＋プレドニゾロン10 mg/日）	16.3
膀胱がん	GC（ゲムシタビン＋シスプラチン）	4.4
婦人科がん		
卵巣がん，子宮体がん，子宮頸がん	TC（パクリタキセル＋カルボプラチン）	3〜9

がん種	レジメン（薬剤名）	FN発症頻度（%）
呼吸器がん		
非小細胞肺がん	CDDP/CPT-11（シスプラチン＋イリノテカン）	14
	CBDCA/PTX（カルボプラチン＋パクリタキセル）	18
	DTX（ドセタキセル）	7
小細胞肺がん	CDDP/VP-16/CPT-11（シスプラチン＋エトポシド＋イリノテカン）	31
消化器がん		
胃がん	S-1＋CDDP（TS-1＋シスプラチン）	3
	S-1＋DTX（TS-1＋ドセタキセル）	2.9
大腸がん	FOLFIRI（レボホリナート＋フルオロウラシル＋イリノテカン）	0.9
	BV＋FOLFOX6（ベバシズマブ；レボホリナート＋フルオロウラシル＋オキサリプラチン）	2
膵がん	GEM（ゲムシタビン）	0※〜1.2※
	FOLFIRINOX（レボホリナート＋フルオロウラシル＋イリノテカン＋オキサリプラチン）	22.2

※日本国外のデータ

［文献1を参考に作成］

　好中球減少により易感染状態になると，感染症が重篤化するおそれがあるため，なるべく早期に予防的対処や治療介入を行いたい．リスク予測のためにも，**化学療法のレジメンにより，発熱性好中球減少症（FN）の発現頻度が異なる**ことを確認しておく必要がある．とくに**造血器腫瘍（血液腫瘍）に用いられるレジメンはFN発症頻度が高い**．また，がんの病期（ステージ）によっても発現頻度は異なる．

発症頻度を把握する意義

　レジメンに使用される抗がん薬の組み合わせにより異なるFN発症頻度（FN発症リスク）を把握する目的の一つに，予防的G-CSF製剤投与の適応（p.53）を判断することがある．FN発症頻度が20%以上のレジメンを使用するとき，FNを予防するために，G-CSF製剤の一次的予防投与が推奨されている．したがって，**FN発症頻度が20%を超えるレジメンを確認しておく必要がある**．

　FN発症頻度が20%を超える代表的なレジメンは，急性骨髄性白血病の寛解導入療法に用いられるイダルビシン＋シタラビン併用療法（IDR＋Ara-C；FN発症頻度78.2%）やダウノルビシン＋シタラビン併用療法（DNR＋Ara-C；FN発症頻度77.4%）がある．また，FN発症頻度が10〜20%でもG-CSF製剤の一次的予防投与が行われることがあるため（p.52），化学療法の開始前に確認する必要がある．

略語

- FN：febrile neutropenia
- G-CSF：granulocyte-colony stimulating factor

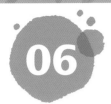

06 重症化リスクの評価（MASCCスコア）

| 目 的 | 感染症が重篤化すると致命的な転帰をたどることもあるため，速やかな対処が行えるよう，事前に重症化リスクを評価しておく |

| 方 法 | MASCCスコアを用い，合計21点以上で低リスク，20点以下で高リスクと判定する |

特 性	スコア
臨床症状の経過が良好：無症状または症状が軽度 （中等度の症状がみられる場合スコアを3とする）	5
低血圧がない	5
慢性閉塞性肺疾患（COPD）がない	4
固形腫瘍患者である，または造血器腫瘍患者であるが真菌感染の既往歴なし	4
脱水症状なし	3
発熱時に外来管理中である（入院していない）	3
年齢が60歳未満	2

［文献2を参考に作成］

　発熱性好中球減少症（FN）が発症した場合には重症化リスクを評価する．このとき，国際がんサポーティブケア学会（MASCC）が発表したMASCCスコアを用いて患者のリスクを分類することで，簡便にFN発症患者に対する適切な治療法を選択することが可能となる．スコアの合計は26点であり，20点以下で高リスクと判定される．

　基本的には，**外来で化学療法を行える患者は低リスクに分類される**．しかし，喫煙経験の長い肺がん患者では，慢性閉塞性肺疾患（COPD）を合併している可能性が高く，加えて年齢が60歳を超えていると，MASCCスコアでは，26点（総計）－4点（COPDあり）－2点（60歳を超える）＝20点となる．つまり，他の項目の状況に関係なく，COPDの既往，年齢のみで重症化の高リスクと判定される．

　このように評価が非常に簡単であるため，FNを発症する可能性が高いと考えられる症例では，化学療法の開始前に重症化リスクスコアを確認しておけば，FNが生じた際にも速やかな対応をとることが可能である．

重症化リスクに応じた治療法

　低リスク患者では，経口抗菌薬による加療が選択され，高リスク患者では，抗菌薬の点滴静注が適応される（p.50）．経口抗菌薬としては，シプロフロキサシン，レボフロキサシン，クラブラン酸・アモキシシリンなどが用いられる．

　これらの薬剤を抗がん薬投与開始時に処方し，その服用方法を患者に説明しておくことで，自宅療養中に37.5℃を超える発熱（FNが疑われる発熱）がみられたときに，速やかに対処を開始でき，FNの重症化の回避につながる．

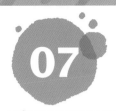

FN発現時の初期マネジメント

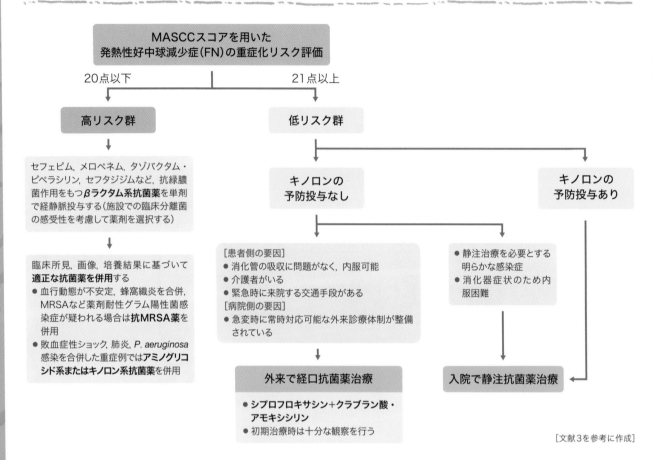

```
MASCCスコアを用いた
発熱性好中球減少症(FN)の重症化リスク評価
```

20点以下 → 高リスク群

21点以上 → 低リスク群

高リスク群:
セフェピム，メロペネム，タゾバクタム・ピペラシリン，セフタジジムなど，抗緑膿菌作用をもつβラクタム系抗菌薬を単剤で経静脈投与する（施設での臨床分離菌の感受性を考慮して薬剤を選択する）

↓

臨床所見，画像，培養結果に基づいて**適正な抗菌薬を併用する**
● 血行動態が不安定，蜂窩織炎を合併，MRSAなど薬剤耐性グラム陽性菌感染症が疑われる場合は**抗MRSA薬**を併用
● 敗血症性ショック，肺炎，*P. aeruginosa* 感染を合併した重症例では**アミノグリコシド系またはキノロン系抗菌薬**を併用

低リスク群:

キノロンの予防投与なし

[患者側の要因]
● 消化管の吸収に問題がなく，内服可能
● 介護者がいる
● 緊急時に来院する交通手段がある
[病院側の要因]
● 急変時に常時対応可能な外来診療体制が整備されている

↓

外来で経口抗菌薬治療
● **シプロフロキサシン＋クラブラン酸・アモキシシリン**
● 初期治療時は十分な観察を行う

キノロンの予防投与あり

● 静注治療を必要とする明らかな感染症
● 消化器症状のため内服困難

↓

入院で静注抗菌薬治療

[文献3を参考に作成]

🗨 高リスク群の治療

　MASCCスコア (p.49) で20点以下の場合には感染症重症化の高リスク群と判断して，広域抗菌薬である**第四世代セフェムまたはカルバペネム系抗菌薬の経静脈投与を速やかに開始する**．また，状況に応じて，アミノグリコシド系抗菌薬を併用する．抗菌薬の多くは主に腎臓から排泄されるため，投与開始前に腎機能を確認しておく必要がある．

　外来化学療法時のFN予防として，ニューキノロン系の抗菌薬を使用する際には，非ステロイド性消炎鎮痛薬 (NSAIDs) との併用により，けいれんを誘発することがあるため注意を要する．

🗨 低リスク群の治療

　MASCCスコアで21点以上の場合には低リスク群と判断し，キノロンの予防投与が行われていない場合は，**経口抗菌薬による治療を開始**する．シプロフロキサシンまたはレボフロキサシンによる単剤治療，または，クラブラン酸・アモキシシリンとの併用治療が行われる．外来で化学療法を行う患者では，事前にレボフロキサシンを処方しておき，発熱時に自宅で患者の判断により

服用を開始する対応もとられている．

　なお，**経口抗菌薬で解熱しない場合は高リスク群に準じた治療を行う**．たとえば，発熱時にMASCCスコアで低リスク群と判断された患者で，すでにレボフロキサシンなどを服用していた場合には，注射剤による治療を行う．とくに外来で化学療法を行っている患者からは，最初に電話相談を受けることが多い．その際は，いつから発熱したかのほか，レボフロキサシンなどを服用していた期間などを丁寧に聴取することが必要である．

08 G-CSF製剤の特徴

添付文書上の適応は好中球数500/mm³未満であれば熱の有無を条件にしていませんが，ガイドラインとは異なるので注意！

一般名 （商品名）	レノグラスチム （ノイトロジン®）	フィルグラスチム （グラン®など）	ペグフィルグラスチム （ジーラスタ®）
効能または効果 （がん薬物療法に 関わるもののみ）	がん化学療法による好中球減少症 ほか	がん化学療法による好中球減少症 ほか	がん化学療法による発熱性好中球減少症の発症抑制
投与開始[※1]	がん化学療法により好中球数1,000/mm³未満で発熱（原則として38℃以上）あるいは好中球数500/mm³未満が観察された時点[※2]	がん化学療法により好中球数1,000/mm³未満で発熱（原則として38℃以上）あるいは好中球数500/mm³未満が観察された時点[※2]	―
投与終了[※1]	好中球数が最低値を示す時期を経過後5,000/mm³に達した場合	好中球数が最低値を示す時期を経過後5,000/mm³に達した場合	―
経路および 用量[※1]	● 静脈内投与（点滴静注を含む）： 　5μg/kg，1日1回 ● 皮下投与（出血傾向などの問題がない場合）：2μg/kg，1日1回	● 静脈内投与（点滴静注を含む）： 　100μg/m²を1日1回 ● 皮下投与（出血傾向などの問題がない場合）：50μg/m²，1日1回	通常，成人にはがん化学療法剤投与終了後の翌日以降，ペグフィルグラスチム（遺伝子組換え）として，3.6mgを化学療法1サイクルあたり1回皮下投与する

※1　レノグラスチムおよびフィルグラスチムについては，急性白血病，悪性リンパ腫，小細胞肺がん，胚細胞腫瘍（睾丸腫瘍，卵巣腫瘍など），神経芽細胞腫，小児がんを除くその他のがん種での情報
※2　または，がん化学療法により好中球数1,000/m³未満で発熱（原則として38℃以上）あるいは好中球数500/mm³未満が観察され，引き続き同一のがん化学療法を施行する症例に対しては，次回以降のがん化学療法施行時には好中球数1,000/mm³未満が観察された時点から

🦑 G-CSF製剤

　G-CSF製剤は，前駆細胞から成熟好中球への分化を促進することで，減少した好中球を増やす効果をもつ．現在，日本で使用可能なG-CSF製剤には，レノグラスチム，フィルグラスチム，ペグフィルグラスチムの3成分がある．

　ペグフィルグラスチムは，ポリエチレングリコールをフィルグラスチムのアミノ酸のN末端に結合した薬剤であり，腎臓でのクリアランス（尿への排泄速度）を低下させるほか，プロテアーゼによる加水分解を抑制することで，フィルグラスチムと比べて血中半減期を延長させた薬剤である．3～4週間を1クール（1サイクル）とするレジメンによる化学療法中では，1クールに1回投与するのみでよく，ペグフィルグラスチムは外来患者の好中球減少症の予防に適した製剤である．

🦑 投与経路による投与量の違い

　フィルグラスチムなどのG-CSF製剤には，皮下投与と静脈内投与（点滴静注）の2つの投与方法がある．がん化学療法による好中球減少症に対して，フィルグラスチムでは，がん種に応じて100または200μg/m²を1日1回静脈内投与，あるいは，（出血傾向などの問題がない場合）50または100μg/m²を1日1回皮下投与する．**静脈内投与と皮下投与で投与量が異なっている**ため，投与経路を確認し，適切な量を選択する．

🦑 バイオシミラー

　バイオ医薬品とは，遺伝子組換え，細胞融合，細胞培養などのテクノロジーを応用して製造されたタンパク質性医薬品のことであり，遺伝子組換えヒトG-CSFをもとに開発されたG-CSF製剤もこれに該当する．これらバイオ医薬品の後発品は，バイオシミラー（バイオ後続品）とよばれる．フィルグラスチムにもバイオシミラーがあり，複数の製品が販売されている．安全性と有効性は同等とされているが，その構造は製剤ごとに微妙に異なることもあり，「異なった臨床成績をもつ別の医薬品と考えるべきかもしれない」と「G-CSF適正使用ガイドライン」では注意喚起している[1]．

09 G-CSF製剤の投与方法

一次的予防投与	二次的予防投与	治療的投与
投与時期 初回化学療法開始時から投与	**投与時期** 化学療法によりFNを発症した患者の次回の抗がん薬使用時に投与	**投与時期** 好中球減少(500/μL未満)が確認された場合に投与
対象患者 FN発症リスクおよび患者背景因子を考慮して判断	**対象患者** 化学療法の前コース(サイクル)で好中球減少に伴う合併症がみられた患者で,抗がん薬の減量や中止を行わず化学療法を継続すべき症例	**対象患者** 「G-CSF適正使用ガイドライン」では無熱の場合,投与は推奨されない

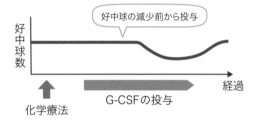

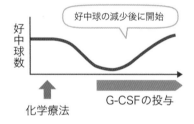

G-CSF製剤の投与方法には,化学療法による骨髄抑制が生じる前から好中球減少を抑制する目的で使用する**一次的予防投与**,**二次的予防投与**と,実際に好中球減少に伴う発熱などの症状が現れてから使用する**治療的投与**がある.

🐾 一次的予防投与

初回化学療法開始時から発熱性好中球減少症(FN)の発症の有無にかかわらず,G-CSF製剤の投与を開始する投与法が一次的予防投与である.FN発症頻度が20％以上のレジメンを使用するとき(p.48),FNを予防するためにG-CSF製剤の予防投与が推奨されている[1].また,FN発症率が10〜20％のレジメンでは,FN発症または重症化リスクが高いと推測される患者(65歳以上の高齢,化学療法前の好中球減少,全身の状態の不良,直近の手術歴などのリスク因子をもつ患者など)にはG-CSF製剤の投与が推奨される[1].

🐾 二次的予防投与

前コース(サイクル)の化学療法でFNを発症,または,次の抗がん薬投与日に好中球数が回復しなかった際に,次コース開始時に予防的にG-CSF製剤を投与することを二次的予防投与という.二次的予防投与は,抗がん薬の減量を回避し,規定の投与量および治療強度を維持する目的で行う.そのため,**抗がん薬の投与目的が「治癒」である場合に行われるべき**である.がん再発例の治療では,抗がん薬の投与目的は主に「延命・症状緩和」であることから,二次的予防投与を行うよりも抗がん薬の減量・休薬が優先される.

🐾 治療的投与

好中球数が500/μL未満になっても発熱は生じないこともある(無熱性好中球減少症).**ガイドライン**[1]では,**このような発熱がみられないケースでのG-CSF製剤の投与は推奨されていない**.一方,実臨床では,好中球数が500/μL未満になると感染症リスクが高くなることはよく知られており,無熱であってもG-CSF製剤が処方されることがある.その際は,患者の病態をしっかり把握したうえで投与が必要かどうかを正しく判断する必要がある.

10 予防的G-CSF製剤投与の必要性評価

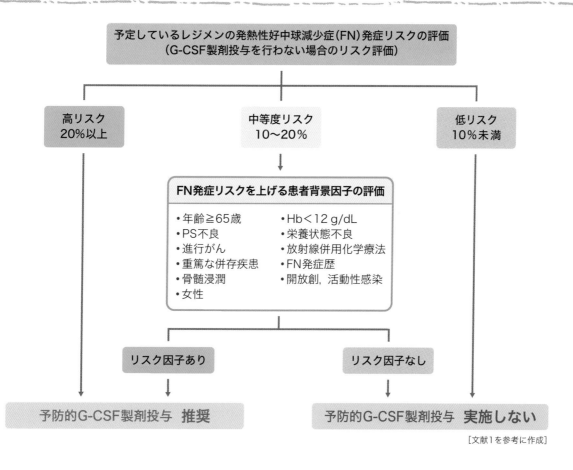

予定しているレジメンの発熱性好中球減少症(FN)発症リスクの評価
(G-CSF製剤投与を行わない場合のリスク評価)

高リスク
20%以上

中等度リスク
10〜20%

低リスク
10%未満

FN発症リスクを上げる患者背景因子の評価

・年齢≧65歳　　・Hb<12 g/dL
・PS不良　　　　・栄養状態不良
・進行がん　　　・放射線併用化学療法
・重篤な併存疾患　・FN発症歴
・骨髄浸潤　　　・開放創,活動性感染
・女性

リスク因子あり　　　　リスク因子なし

予防的G-CSF製剤投与　**推奨**　　　　予防的G-CSF製剤投与　**実施しない**

[文献1を参考に作成]

予防的G-CSF製剤投与の必要性はレジメンの発熱性好中球減少症(FN)発症リスクに応じて評価する. 通常は,好中球減少症を予防するためのG-CSF製剤の投与は行わないことが原則である. しかし,FNの発現率が20%以上のレジメンで化学療法を行う際には,G-CSF製剤の予防投与によって,発熱期間,入院期間などを短縮できることが知られている. 一方で,FNの発現率が10〜20%(中等度リスク)のレジメンを使用する場合は,患者背景を考慮

したうえでG-CSF製剤の投与を検討する. たとえば,65歳以上,パフォーマンスステータス(PS)不良,進行がんなどの要因をもつ場合には,FNを発症した際の重症化が予見されるため,G-CSF製剤の予防投与を行うケースもある.

使用するレジメンによる**FNの発現率が10%未満(低リスク)にあたる場合は,G-CSF製剤の予防投与は行わない**. 血液腫瘍以外のレジメンでは,FNの発現率が20%を超えるレジメンは少ない.

ただし,低リスクの患者に対しても,発熱時の対応として,抗菌薬の服用方法や医療機関への連絡などは十分に説明しておく必要がある. 化学療法施行患者ではないが,造血幹細胞移植のドナーにG-CSF製剤を投与したのちに,二次的な急性白血病をきたした症例も報告されている[4]. そのため,G-CSF製剤による有害事象にも留意し,G-CSF製剤の必要性を患者ごとに慎重に検討することが重要である.

11 血小板減少症の発現時期と対応

血小板減少症に備えた化学療法時の対応の原則

- レジメンごとの血小板減少症の発現リスクを把握しておく
- 血小板は抗がん薬投与後10〜14日に最も減少しやすいため要注意！
- 出血傾向を早期発見することで重篤化を回避する
- 薬剤による出血症状の予防や対処は難しい
- 出血症状が現れた場合は抗がん薬の休薬・減量を提案する

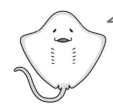

抗がん薬による骨髄抑制時で生じた血小板減少は出血リスクを高めます．出血傾向の早期発見のために，事前に患者への情報提供・指導を行い，重篤な出血症状を引き起こす前に対処できるように備えましょう

皮下出血や鼻血など，出血症状を早期に発見できるかが大事なポイント！

血小板は，骨髄の巨核球より産生される．一般的には，末梢血中に15〜30万/μLの血小板が存在する．また，体内にある血小板の30%は脾臓内に貯蔵されており，採血での検査によって測定された数値は，体内にある血小板数の70%を示している．

血小板は止血に重要な役割をもつ．止血機構の機能低下は，生命を脅かす大出血を招くこともあるため，**血小板数の減少を見逃さない**ようにする．循環血液中の血小板の寿命は約7〜10日前後であり，抗がん薬投与後10〜14日後にnadir（最低値）となりやすい．

濃厚血小板製剤とは

血小板の補充には，濃厚血小板製剤（PC）が使用される．国内で販売されているPCは，すべて保存前に白血球が除去されたPC（LR-PC）である．

PC 10単位には，2×10^{11}個以上3×10^{11}個未満の血小板が含まれる．また，PC 1単位は，全血200 mLに含まれる血小板数に相当する．PC投与後に予測される血小板数の増加量は，（投与血小板数×2/3）/（循環血液量〔mL〕×1,000）で計算できる．

薬剤師が直接，血小板輸血に関わることは少ないが，PCについての理解を深めておくことは大切である．

血小板減少症のリスク管理

血小板減少症は，発熱性好中球減少症（FN）のようにリスク評価をすることができない．そのため，化学療法の各レジメンごとに血小板減少症の発現頻度を文献などで確認しておく．血小板減少症の発現頻度を把握したうえで，外来受診ごとの検査などで血小板数の減少に注意するとともに，患者面談時に出血症状がないかを確認する．出血傾向の初期症状は，皮下出血や鼻血，歯みがき後の歯肉出血の有無などでモニタリングできる．また，これらの初期症状については，患者にも十分に説明し，セルフチェックしてもらうことが早期発見のポイントとなる．

薬剤で血小板減少を予防することはできないため，血小板数の減少や回復の遅延，出血症状を確認したら，**抗がん薬の減量を慎重に検討する**必要がある．

略語

- PC：platelet concentrate
- LR-PC：leukocytes reduced-platelet concentrate

12 血小板減少の評価基準

CTCAEによる副作用重症度分類

	Grade 1	Grade 2	Grade 3	Grade 4	Grade 5
血小板数減少 〔/mm³〕	75,000〜 LLN未満	50,000〜 75,000未満	25,000〜 50,000未満	25,000未満	死亡

LLN：各施設の基準範囲下限　　　　　　　　　　　　　　　　　　　　　　　　　　　　［文献5を参考に作成］

WHOによる出血症状の分類

Grade 0	Grade 1	Grade 2	Grade 3	Grade 4
出血なし	軽度な出血（点状出血，紫斑，尿潜血，便潜血，経血増加など）	中等度の出血，ただし赤血球輸血を必要としない（鼻出血，肉眼的血尿，吐下血など）	中等度の出血，1日1単位※以上の赤血球輸血が必要	生命を脅かす出血（出血性ショック，臓器出血，頭蓋内出血，心嚢内出血，肺出血など）

※わが国の赤血球輸血2単位に相当　　　　　　　　　　　　　　　　　　　　　　　　　［文献6を参考に作成］

化学療法による血小板減少

血小板数の減少が用量規制因子となっている抗がん薬には，白金製剤であるカルボプラチン，ネダプラチンや，核酸代謝拮抗薬のゲムシタビン，アルキル化剤のニムスチン，ラニムスチンなどがある．用量規制因子にはなっていないが，オキサリプラチンも血小板減少を起こしやすい薬剤である．

抗がん薬による血小板減少は出血の主因となりうるため，抗がん薬の投与前には必ず血小板数を確認する．とくに，有害事象共通用語規準（CTCAE）[5]のGrade 2以上の血小板減少（血小板数75,000/mm³未満）がみられた場合には，抗がん薬の休薬など，適切な対応を実施する．

血小板減少症の重症化判定

2017年に発表されたCTCAE（version 5.0）による分類では，血小板数が各施設の基準範囲下限（LLN）を下回るとGrade 1と判定される．つまり，化学療法を受けている多くの患者は，ごく軽度の血小板減少であってもGrade 1と評価されてしまう．そのため，重症度をその時点の血小板数で判定することも大切ではあるが，治療開始前と比較して，どの程度低下しているかをあわせて評価したい．たとえば，2クール開始時の血小板数が11万/μLだった場合，Grade 1と判定される．しかし，3クール開始時にもこの患者の血小板数が11万/μLであった場合は，同様にGrade 1ではあるが，以前と比べて血小板減少は進行しておらず安定していると言える．このように，1回の血小板数で血小板減少を判断するのではなく，推移をモニタリングしたうえで評価することが重要である．

出血症状の評価

出血症状が出現した際には，WHOが発表している分類で重症度を評価できる[6]．CTCAEだけでなく，WHOの分類も参考にして血小板輸血の是非を検討するが，**血小板輸血の適応は慎重に判断する**．なぜなら，血小板輸血開始の基準については，コンセンサスが得られていない．血小板数が100,000/mm³以上あれば，重篤な出血（脳出血，消化管出血）のリスクは低いとされている．

略語

- CTCAE：common terminology criteria for adverse events
- LLN：lower limit of normal
- WHO：World Health Organization

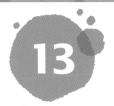

13 貧血（赤血球減少）の発現時期と対応

貧血（赤血球減少）に備えた化学療法時の対応の原則
- 貧血の発生リスクを把握しておく
- 白血球減少や血小板減少とは出現時期が異なることに注意する
- 患者に初期症状（倦怠感，息切れ，動悸など）を説明，確認しておく
- 鉄剤の補充を行う場合は，鉄過剰症への注意が必要
- 貧血が生じた際には赤血球輸血の必要性を判断する

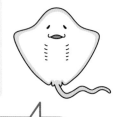

抗がん薬による骨髄抑制時に生じた赤血球減少は貧血症状を引き起こします．輸血（赤血球製剤の投与）が必要なほど赤血球減少が進行する前に対処できるよう，事前に患者への情報提供・指導を行いましょう

赤血球は，健康な成人であれば，1μL の血液中に約450万個含まれている．また，成熟赤血球内のタンパク質の97％はヘモグロビン（Hb）が占めている．赤血球は酸素と結合しやすいHbを含有することで，血流に乗って全身に酸素を運搬するはたらきをもつ．したがって，赤血球およびHbの減少により貧血が生じると，疲労感や息切れのほか，めまい，ふらつき，動悸などの症状が出現することがある．

血液中の赤血球の寿命は約120日であり，白血球や血小板と比較して，寿命が長いことが特徴である．そのため，溶血性貧血とは異なり，骨髄抑制による赤血球・Hb減少は，化学療法を数クール（数サイクル）行っているあいだに徐々に進行していく．同じ骨髄抑制によるものであっても，**好中球減少に比べ，貧血症状（Hb減少）の発現時期は遅い**．また，血小板減少と同様に，**予防薬は存在しない**．

🐟 赤血球製剤の特徴

血小板と同様に赤血球も，採血血液を利用した血液製剤として，保存前に白血球を除去した赤血球濃厚液（RBC-LR）が供給されている．また，照射赤血球液-LR（Ir-RBC-LR）とは，赤血球濃厚液に放射線照射を行ったものである．放射線照射は，赤血球濃厚液中に残存するリンパ球の活動を抑制し，輸血による移植片対宿主病（GVHD）を予防するために行われている．

赤血球製剤には，全血200 mL由来のRBC-LR-1または400 mL由来のRBC-LR-2という2製剤があり，RBC-LR-2はヘマトクリット値（血液中に占める赤血球の割合）が50〜55％程度で，Hbは約20 g/dLが含まれている．また，照射赤血球液-LRの有効期間は採血後21日間であり，一般的な医薬品と比較して相当に短いことには留意しておく必要がある．

🐟 赤血球製剤投与時の注意点

赤血球製剤は，カルシウムが含まれた輸液製剤と混合すると凝固が起こり，フィブリンが析出することがある．輸液製剤は単独ルートでの投与が原則であることを認識し，輸血を行う患者のルート管理をする際には，他剤との混合を回避しなければいけない．

🐟 赤血球輸血の適応

化学療法などで生じた貧血において，赤血球輸血を実施すべき基準値は明確に定められていない．「科学的根拠に基づいた赤血球製剤の使用ガイドライン」においても，7〜8 g/dLをエビデンスの弱い推奨としている[7]．これは，現在の医療現場では，化学療法中に生じる赤血球輸血が必要になるほどの赤血球減少は回避され，十分な検証ができていないためと考えられる．つまり，赤血球輸血が必要となるまで，骨髄抑制による赤血球減少を放置しないようにすることが肝要である．

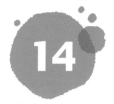

14 貧血（赤血球減少）の評価基準

> **貧血の症状**
> ・皮膚の蒼白感
> ・息切れ
> ・倦怠感，疲労感
>
> **赤血球減少と貧血症状の発現時期**
> ・ヘモグロビン（Hb）値の低下は化学療法を始めてから2〜3ヵ月後に出現

CTCAEによる副作用重症度分類

	Grade 1	Grade 2	Grade 3	Grade 4	Grade 5
ヘモグロビン値（g/dL）	10.0〜LLN未満	8.0〜10.0未満	8.0未満；輸血を要する	生命を脅かす；緊急処置を要する	死 亡

LLN：各施設の基準範囲下限　　　　　　　　　　　　　　　　　　　　　　　［文献5を参考に作成］

「最近，疲れやすくて…」などの患者さんの
ちょっとした一言を聞き逃さないようにしましょう

貧血の重症度評価

　有害事象共通用語規準（CTCAE）version 5.0 [5] によると，ヘモグロビン（Hb）値が各施設の基準範囲下限（LLN）を下回るとGrade 1と判定される．血液中の赤血球の寿命は約120日あるため，化学療法開始後1〜2クール（1〜2サイクル）で急激にHb値が低下することは，ほとんどのケースではない．しかし，6〜7クール程度の化学療法を施行した患者でHb値推移を評価すると，徐々に減少していることが多い．

　Hb値がGrade 2（10.0 g/dL未満）まで減少するケースでは，骨髄抑制以外にHb値が低下する要因がないかを検索し，他の原因が特定できれば，その対策をとる（たとえば，鉄欠乏性貧血が疑わしい場合は，鉄剤を投与する）．骨髄抑制以外の原因がない場合は抗がん薬の休薬も視野に入れ，今後の化学療法の予定を確認する．また，CTCAEの分類で赤血球輸血が必要とされるGrade 3（Hb値8.0 g/dL未満）まで，骨髄抑制による赤血球減少を放置しないようにする．

貧血の症状発現を見逃さない

　貧血の進行によりHb量が減少すると，酸素運搬能力が低下する．酸素欠乏による症状としては，頭痛，めまい，倦怠感，易疲労感などを起こしやすくなる．さらには，皮膚の蒼白感や顔色が悪くなるといった症状が出現する．これらの症状が生じていないか，十分に患者を観察するほか，息切れなどを感じていないか患者に聞き取りを行う．

略 語

- CTCAE：common terminology criteria for adverse events
- Hb：hemoglobin
- LLN：lower limit of normal

確認問題

問1 好中球減少症に関する記述のうち，**正しい**ものはどれか．**2つ選べ**．

① 好中球数の低下により，めまい，ふらつきなどが出現する

② 好中球数が1,000/μL以下に低下したら，すぐにG-CSF製剤を投与する

③ G-CSF製剤ペグフィルグラスチムは，抗がん薬の投与終了日の翌日以降に投与する

④ 発熱性好中球減少症の発症リスクが20％を超えるレジメンでは，予防的G-CSF製剤の投与が推奨される

⑤ 好中球減少に伴う易感染症が生じた場合，感染予防行動は効果がないので，推奨されない

難しいなぁと思ったときはp.46〜53を復習してみよう！

問2 血小板減少症に関する記述のうち，**正しい**ものはどれか．**2つ選べ**．

① 血小板数の低下により，めまい，ふらつきなどが出現する

② 血小板数が75,000/mm^{3}未満に低下したら，すぐに血小板製剤を輸血する

③ シスプラチンの用量規制因子は，血小板減少症である

④ 鼻出血，肉眼的血尿，吐下血は，WHOの分類ではGrade 2の出血症状となる

⑤ 化学療法を行っている患者との面談時には，皮下出血，鼻血，歯磨き後の歯肉出血の有無を確認する

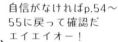
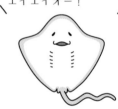

自信がなければp.54〜55に戻って確認だエイエイオー！

---

1 解答 3，4

① ×：好中球の減少時には易感染性となる．めまい，ふらつきは貧血（赤血球減少）の代表的な初期症状である（p.56）．

② ×：発熱の有無，施行レジメンの発熱性好中球減少症（FN）の発現率を評価して投与を検討する．

③ ○

④ ○

⑤ ×：好中球減少時の感染予防は有効であるため，うがい・手洗いの励行，外出時のマスク着用を指導する．

2 解答 4，5

① ×：出血が起こりやすくなる．

② ×：血小板数75,000/mm^{3}以下では，まず休薬を検討する．この時点で輸血が必要となるケースは少ない．

③ ×：血小板減少症が用量規制因子になっている抗がん薬には，カルボプラチン，ゲムシタビンなどがある．

④ ○

⑤ ○

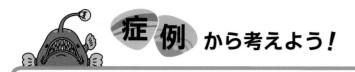

Case

54歳女性．エストロゲン受容体陽性，プロゲステロン受容体陽性，HER2陰性乳がんの初発例．術前化学療法として，外来でのドセタキセル投与後，1クール13日めに38.8℃を超える発熱が出現した．翌日に外来受診し，レボフロキサシンを処方され，数日で解熱した．他に重篤な副作用はなく，2クールめの投与日となった．

Q この患者に対する発熱性好中球減少症（FN）の予防として，提案すべき薬物療法を根拠とともに具体的に提案しましょう

回答例

　ドセタキセルは高頻度に発熱性好中球減少症（FN）を起こす抗がん薬であるため，常にFNを念頭に置き，患者フォローにあたる必要がある．

　この症例では，1クールめにFNが出現していることから，2クールめ以降にもFNが繰り返される可能性が高い．そこで，G-CSF製剤ペグフィルグラスチムの予防投与と，発熱時に服用してもらうレボフロキサシンの処方を提案する．外来通院により

化学療法を行っているため，連日投与が必要なG-CSF製剤よりも，1クール（1サイクル）に1回の投与でよい持続型G-CSF製剤のペグフィルグラスチムが適している（通院回数を増やさなくて済む）．

　レボフロキサシンの服薬指導として，服用を開始する具体的な体温（一般的に37.5℃）や，服用後も解熱しないときの対応（病院への電話連絡）などを事前に患者や患者家族にしっかり説明し，理解を得る．

　好中球減少に備えた感染予防行動については，うがい，手洗い，マスクの着用が基本である．目的や方法について，比較的に患者からの理解を得やすいが，大切なのは，実践されているかどうかである．

　定期的に感染予防行動の実施状況を確認し，不十分な場合には，繰り返し，感染予防行動の重要性を説明し，実施を促すことが肝要である．

memo

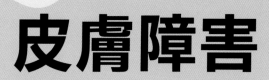

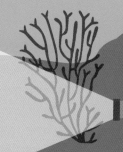

第 4 章

皮膚障害

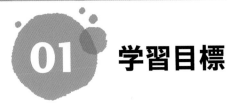

01 学習目標

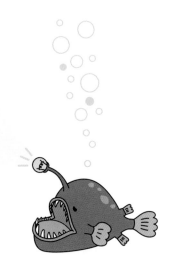

- 抗がん薬の皮膚障害として
  代表的な以下の3症状の対策を学ぶ
  ざ瘡様皮疹・手足症候群・爪囲炎
- 代表的な3薬剤による皮膚障害を学ぶ
  EGFR阻害薬・フッ化ピリミジン系
  薬・免疫チェックポイント阻害薬

🐟 抗がん薬の皮膚障害

皮膚の成長には，上皮成長因子受容体（epidermal growth factor receptor；EGFR）などの成長シグナルが必要である．また，爪や髪も皮膚と同様に，成長にはEGFRが必要な組織である．がん細胞のなかにもEGFRのシグナルによって増殖するものがあるため，近年EGFRをターゲットとした抗がん薬が多い．したがって，EGFR阻害薬では皮膚障害や爪・髪の障害が必発である．

皮膚障害は，生命に直接影響しない副作用だが，外観を損ねる可能性が高い．また，手足症候群や爪囲炎は，日常生活にも支障を生じ，QOLへの影響が大きい．

一方，EGFR阻害薬など皮膚障害を引き起こす抗がん薬は，皮膚障害の出現率が高いほど治療効果が高く，予後予測因子であることも知られている．つまり，皮膚障害を理由に抗がん薬を中止した場合のデメリットが大きい可能性がある．

🐟 薬剤師が介入できること

薬剤師が，皮膚障害対策としてできることには，皮膚外用剤の選択を医師に助言したり，適切な使用法を患者にアドバイスすることがあげられる．

また，患者指導においては，外用剤の使用アドヒアランスを向上することが重要である．アトピー性皮膚炎などの慢性皮膚疾患で，適正に皮膚外用剤を使用できている患者は，経口剤に比べて少ないことが知られている[1]．これは，皮膚外用剤のべたつきなど，使用感の悪さが原因の一つである．薬剤師は，皮膚障害の必発性や，皮膚外用剤の適正使用により皮膚障害を軽減できることを患者に理解してもらえるような患者指導を行うことが重要である．

また，皮膚障害対策は，皮膚外用剤の塗布のみでは有効に完結しない．不衛生な皮膚では症状が改善しにくいため，前日に塗布した軟膏や汚れなどをしっかり洗浄するとともに，不足した皮脂を補うための保湿が重要である．さらに，障害のある皮膚には，刺激を避けることも必要である．刺激を避けるとは，入浴時皮膚を強くこすらない，被服との接触を減らす，日焼けするような強い日光を浴びすぎないなどである．これらの皮膚対策を総合的に指導できる薬剤師を目指したい．

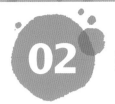

02 抗がん薬使用時の主な皮膚障害

ざ瘡様皮疹(ぶつぶつ型)

代表的な誘発薬剤：EGFR阻害薬
　　セツキシマブ，ゲフィチニブ，エルロチニブ，
　　ソラフェニブ，スニチニブ，パニツムマブ

特　徴
　　顔と胸などはニキビ様，手足は亀裂

治　療
　　保湿剤，ステロイド外用剤，ミノサイクリン内服

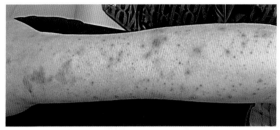

［著者撮影］

手足症候群(かさかさ型)

代表的な誘発薬剤：フッ化ピリミジン系薬
　　カペシタビン，リポソーム化ドキソルビシン，
　　ドセタキセル，分子標的薬(ソラフェニブ)

特　徴
　　通常手足のみに集中．紅斑・乾燥・
　　亀裂・落屑・水疱などが出現する

治　療
　　保湿剤，ステロイド外用剤，ビタミンB₆製剤

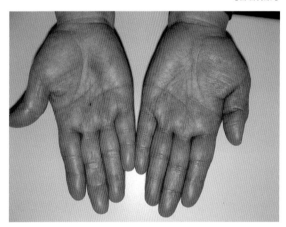

［文献2より転載］
＊この症状についてはゼローダ®の副作用である．

　抗がん薬の皮膚障害として問題となる症状は，EGFR阻害薬などで好発するざ瘡様皮疹と，フッ化ピリミジン系薬剤(カペシタビンなど)で生じる手足症候群が代表的である．両者は，患者のQOLの低下や日常生活への支障を生じる点では変わらないが，誘発薬剤や好発時期，対処法は異なるので分けて考えるとよい．

🐛 ざ瘡様皮疹

　胸や背中，頭皮，顔などに好発する．薬剤投与開始後，比較的早期(早い場合は1週間程度)から生じる．

　脂漏性のニキビ様の症状であるが，感染を伴わないためステロイド外用剤の塗布を行う．また，ミノサイクリンの経口投与が治療的に有効である．

🐛 手足症候群

　手と足に発生するグローブ・ソックス型(p.68)の皮膚症状である．薬剤投与開始から1ヵ月後くらいから生じることが多い．手足皮膚の乾燥から始まり，手の可動部や足の加重部に裂傷を生じ，疼痛を伴う．対処法は，保湿剤による予防と，症状発生後はステロイド外用剤の塗布と誘発薬剤の休薬である．ビタミンB₆製剤(ピリドキサール)も使用されるが，その手足症候群に対する有効性はないとする報告もある[3]．

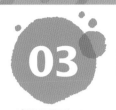

03 EGFR阻害薬による皮膚障害

ざ瘡様皮疹

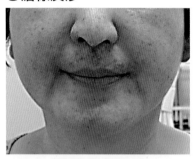

爪囲炎および爪の変形

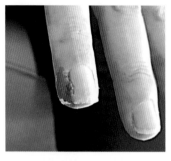

手指の皮膚の亀裂

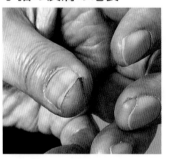

皮膚乾燥

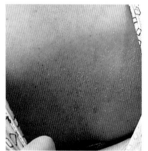

[著者撮影]

　ざ瘡様皮疹（ぶつぶつ型）を生じる抗がん薬として，**セツキシマブに代表されるように，抗体製剤にはパニツムマブ，チロシンキナーゼ阻害薬にはゲフィチニブ，エルロチニブ，アファチニブがある**．これらの薬剤による皮膚障害では，脂漏性のニキビ様のざ瘡様皮疹が顔や頭皮，胸，背中に生じることが多く，そのほかにも爪囲炎（そういえん）など多彩な皮膚障害を発現させる．顔に症状が現れると，外出を避けたりするなど社会的な影響もあるので，患者には好発時期や予防方法をあらかじめ説明しておくとよい．

　皮膚障害とEGFR阻害薬の効果は関連するとされ，症状が重篤であるほど治療効果がよいため，皮膚障害を理由にした薬剤投与中止は避けたい．たとえば，パニツムマブの皮膚障害が重篤な患者においては，それぞれ無増悪生存期間（progression free survival；PFS）と全生存期間（overall survival；OS）が有意に長かったことが示されている[4]．

🐾 爪囲炎・手指の皮膚の亀裂

　また，爪囲炎や手指の皮膚の亀裂は，進行すると疼痛を伴うことが多く，日常生活動作にも影響がある．症状が増悪してから生活動作を取り戻すまで回復するに時間がかかるため，よく観察することで重症化を避けたい副作用でもある．

🐾 皮膚乾燥

　乾燥は手足のみならず背中など体幹に生じることも多い．皮膚の乾燥は瘙痒感を伴い，不用意に擦過創をつくっている患者も多い．睡眠などのQOLにも影響する場合は抗ヒスタミン薬（経口剤）を使用する．

🐾 長睫毛症（ちょうしょうもうしょう）

　睫毛が長くなる症状である．とくにEGFR阻害薬による長睫毛症では，睫毛が伸びるだけでなく，不規則にカールすることが特徴である．そのため，睫毛が角膜を傷つける危険性があり，注意が必要である．視野への影響や角膜炎が見受けられたら，適宜トリミングを行う．

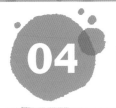

04 EGFR阻害薬による皮膚障害の発現時期

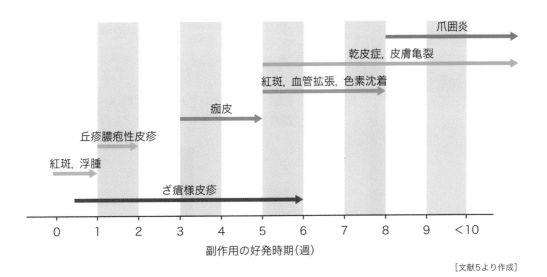

爪囲炎

乾皮症, 皮膚亀裂

紅斑, 血管拡張, 色素沈着

痂皮

丘疹膿疱性皮疹

紅斑, 浮腫

ざ瘡様皮疹

| 0 | 1 | 2 | 3 | 4 | 5 | 6 | 7 | 8 | 9 | <10 |

副作用の好発時期(週)

［文献5より作成］

EGFR阻害薬の皮膚障害の時系列を示す. **手足症候群に比べ, 比較的早期にざ瘡様皮疹が発生する.** したがって, 症状発現を待たずに治療開始前から予防を始める. ざ瘡様皮疹は予防策を行うことで症状が軽症化することが多い. ざ瘡様皮疹の発生後, **皮膚の乾燥や亀裂, 爪周囲の潰瘍, 肉芽生成が生じ始める.**

ざ瘡様皮疹

感染を伴わないことが多いため, 通常のざ瘡治療とは異なり, ステロイド外用剤を治療に用いる. 通常は, 症状発現部位にステロイド外用剤を塗布すればよいが, 顔の広範囲にざ瘡様皮疹がある場合, mediumクラスのステロイド外用剤と保湿剤を混和して, 顔全体に広範囲に塗布してもよい. 同様に, 体幹の広範囲に皮疹が出た場合, strongまたはvery strongクラスのステロイド外用剤と保湿剤を混和して身体全体に塗布する. 外用剤で改善しない場合, ステロイド経口剤であるプレドニゾロンを検討してもよい. 瘙痒が伴う場合には抗アレルギー薬を併用する.

爪囲炎

strongestクラスのステロイド外用剤を使用する. 軟膏がすぐに落ちてしまう場合, ステロイドを含有している貼付剤のフルドロキシコルチドテープ(ドレニゾン®テープ)で爪囲炎患部をおおうことも有効である. ステロイド外用剤の効果が思わしくない場合, ざ瘡治療薬であるアダパレンの使用も適している.

EGFRチロシンキナーゼ阻害薬であるゲフィチニブとエルロチニブおよび抗EGFR抗体であるセツキシマブによる爪囲炎やざ瘡様皮疹にアダパレンが有効であるという報告[6]もされている

が, まだエビデンスは少ない. アダパレンが有効な場合, 効果は開始後1週間から1ヵ月で認められる. また, すべての重症度に対してステロイドのような強度の調整が不要である. 既存のステロイド外用剤やテトラサイクリン系抗菌薬の効果が不良の場合, 使用を考慮してもよい.

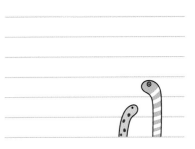

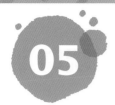

05 EGFR阻害薬使用時の予防的スキンケア

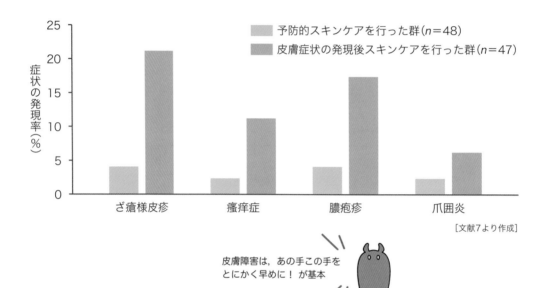

重篤な皮膚症状の発現率の比較

予防的スキンケアを行った群（n=48）
皮膚症状の発現後スキンケアを行った群（n=47）

症状の発現率（%）

ざ瘡様皮疹　　瘙痒症　　膿疱疹　　爪囲炎

［文献7より作成］

皮膚障害は，あの手この手を
とにかく早めに！ が基本

😈 予防的スキンケアの重要性

EGFR阻害薬による皮膚障害は，発生時期が早いこともあり**早期からの治療開始が望ましい**．また，早期から介入することにより**皮膚障害の発現率を低下させるだけでなく，重症化を防ぐ**ことができる．

パニツムマブ使用患者を対象に，投与開始前日より予防的スキンケア（毎朝の保湿剤，外出時の日焼け止めクリーム，就寝時のステロイド外用剤の塗布およびドキシサイクリン100 mg 1日2回の服用）を行った群と皮膚障害発生後から同様のケアを行った群での皮膚症状の発現状況を比較したSTEPP試験[7]では，予防的スキンケアの実施は，発現後のスキンケアに比べて，重篤な皮膚症状の発現率が低下することが示された．

外用剤の塗布だけでなく，ミノサイクリンの内服などを含めた包括的な治療が有効である．

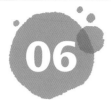

06 分子標的薬による皮膚障害への対応

症状	標準的処置
皮膚乾燥	● 保湿剤（ヘパリン類似物質） ● スキンケア〔保清（清潔）・保湿・保護〕
手指の角化	● 軽症：保湿剤＋サリチル酸ワセリン ● 重症：strongestクラスのステロイド外用剤（±密封療法）
ざ瘡様皮疹	● ステロイド外用剤：顔はstrongクラス以上，体幹や手指はvery strongクラス以上 ● ミノマイシン内服 ● 外用抗菌薬（ナジフロキサシンなど） ● プレドニゾロン（経口ステロイド薬） ● アダパレン
踵の角化	● 軽症：保湿剤＋サリチル酸ワセリン ● 中等症：上記＋亀裂部にstrongestクラスのステロイド外用剤 ● 重症：上記＋亀裂部に被覆治療剤（フルドロキシコルチドテープなど）
爪囲炎	● 洗浄＋テーピング ● ミノマイシン ● アダパレン ● クライオサージェリー＊
瘙痒	● かゆみを伴う皮疹には，strongestクラスのステロイド外用剤 ● 抗ヒスタミン薬や保湿剤（エビデンスは不足しているが，臨床的には使用される）

＊クライオサージェリー：冷凍手術．患部を液体窒素などで冷凍して冷温壊死を起こし，壊死部分を自然に除去する方法．

　分子標的薬によって生じた皮膚障害対策の代表的薬剤には**ステロイド外用剤，保湿剤，ミノサイクリン**がある．

🐛 ステロイド外用剤

　分子標的薬使用時に発現したざ瘡様皮疹の治療には，ステロイド外用剤が有効である．初期に強度の強いものを使用し，症状の鎮静化とともに強度を弱める．体幹や手指には，very strongクラス以上のものを使用する．一方，顔にはstrongクラスを使用する．障害皮膚が広範囲で，塗りきれない場合，かつ症状が強い場合には，経口のプレドニゾロン10 mg/日を2週間程度投与するのもよい．

🐛 ミノサイクリン

　ミノサイクリンは抗菌薬であるが，抗菌効果ではなく抗炎症作用がざ瘡様皮疹に有効である．通常，100〜200 mg/日で開始し，症状軽快に伴い漸減，使用期間3ヵ月を目処に中止を目指す．副作用として，服薬初期に眩暈や悪心，長期的には，肝機能障害，間質性肺炎などに注意する．

　EGFR阻害薬使用時からミノサイクリンを予防的に使用すべきかについては，賛否が分かれている[8, 9]．

　テトラサイクリン系抗菌薬が有効であるとする報告では，薬は治療に用いられており，EGFR阻害薬使用時から予防的に使用すべきかについては賛否が分かれている[8, 9]．また，海外の報告ではテトラサイクリン系抗菌薬として，ミノサイクリンではなくテトラサイクリンが用いられていることに注意が必要である．

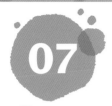
フッ化ピリミジン系薬による手足症候群

紅斑・腫脹

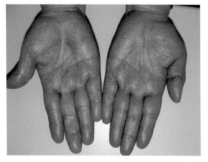

紅斑は，隆起のない皮膚の赤色病変である．腫脹は，皮膚組織内の水分が過剰な状態で貯留した状態である．

亀裂

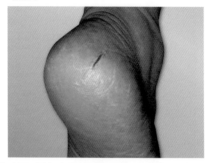

手指先や足の踵などのよく使う部位や，皮膚が比較的硬い部位，荷重のかかる部位の皮膚乾燥が進んだ後に裂けるもの．

落屑
らくさい

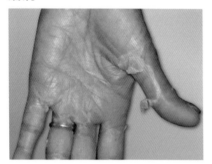

紅斑や腫脹の後に皮膚の乾燥が進み，角層が顕著に剥離する状態．皮膚がめくれる場合が多い．

水疱

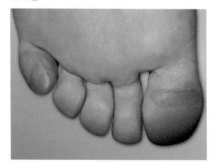

表皮内や表皮下に漿液の貯留した状態である．足裏の皮膚を中心に生じる場合がある．

［文献2より転載：これらの手足症候群については，ゼローダ®での副作用である］

　フッ化ピリミジン系薬が原因で起こる手足症候群は，「グローブ・ソックス型」といわれるように手足の皮膚にしか発生しない．初期症状は，乾燥や紅斑であり，日常生活に支障は少ない．しかし，投与量累積的に手の可動部や足の皮膚の厚い部分が潰瘍化して，日常生活動作，歩行などに支障を生じる．

カペシタビンによる好発時期

　手足症候群を誘発する代表的なフッ化ピリミジン系薬として，カペシタビンがある．投与方法により好発時期は異なるが，通常投与から30〜60日で手足症候群を発症する．なお，軽度な症状での発症は28〜59％と高頻度であるが，重度まで至る例は2〜14％程度である[2]．

その他の手足症候群を生じる薬剤

　カペシタビン以外に手足症候群を生じる薬剤として，分子標的薬のソラフェニブや配合剤のテガフール・ギメ ラシル・オテラシルカリウム（S-1）がある．また，水疱はレゴラフェニブやスニチニブなどでも生じる．これらの薬剤による皮膚障害もグローブ・ソックス型に発生するが，手足皮膚反応（hand foot skin reaction；HFSR）として区別されることも多い．

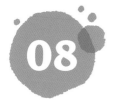

08 フッ化ピリミジン系薬による手足症候群の予防と対応

症状		対処法	
		フッ化ピリミジン系薬	手足症候群の治療
軽度	疼痛のない皮膚変化（紅斑など）	同用量で投与継続可能	● 保湿剤の塗布およびビタミンB6製剤の経口投与
中等度	機能障害のない皮膚変化（角層剥離，出血，腫脹）または疼痛	休薬し，回復したら同用量で投与再開	● ステロイド外用剤の塗布 ● 保湿剤の塗布およびビタミンB6製剤の経口投与
重度	潰瘍性皮膚炎または疼痛による機能障害のある皮膚変化	休薬し，回復したら減量して投与再開	● 保湿剤の塗布およびビタミンB6製剤の経口投与

手足症候群の予防

　手足症候群の予防には，保湿剤の塗布が重要である．保湿剤としては，尿素製剤やヘパリン類似物質含有製剤，ビタミンE含有製剤，ワセリンなどが使用される．とくに症状が生じていない時期の予防には，患者の使用感やコストを考慮して薬剤や剤形を選択する．尿素製剤は，ヘパリン類似物質含有製剤に比べ安価であり，肥厚した角質を柔らかくする作用がある．とくに，足の踵の角質は硬くなると割れることが多いが，尿素製剤を用いると，保湿とともに角質を軟化するため予防につながる．しかし，潰瘍が生じた場合，尿素製剤の刺激による疼痛が生じる場合がある．

軽度の症状への対応

　症状が疼痛のない皮膚変化（紅斑など）のみの場合，フッ化ピリミジン系薬は同用量にて継続投与可能である．手足症候群に対する薬物療法としては，保湿剤の塗布およびビタミンB6製剤の経口投与が行われる．なお，ビタミンB6製剤については，有効性について否定的な報告[3]もあり，患者の食生活などを考慮して適応を考える．

　また，足の症状がある場合，靴は柔らかい材質で足にあったものを選び，圧のかかりにくい中敷（ジェルや低反発のインソールにて土踏まずで荷重する），厚めで締め付けのない綿の靴下を使用するとよい．

中等度の症状への対応

　機能障害のない皮膚変化（角層剥離，出血，腫脹）または疼痛がある場合，フッ化ピリミジン系薬を一度休薬するが，回復したら同用量での再開が可能である．また，**strong以上の作用強度をもつステロイド外用剤を使用するとよい**．保湿剤の塗布や，場合によりビタミンB6製剤の内服は継続する．

重度の症状への対応

　潰瘍性皮膚炎または疼痛による機能障害を伴う皮膚変化が生じた場合，フッ化ピリミジン系薬を休薬し，回復したら減量して再開する．通常，1ヵ月程度の休薬により症状は回復する．

　亀裂や潰瘍に至るような重篤な皮膚障害（創傷）ケアは，従来，乾燥させて治癒を目指すドライヒーリングが勧められてきたが，患部をよく洗浄したうえで保湿し，亀裂部にはハイドロコロイド・ドレッシング材（創傷被覆材）を用いて，皮膚を湿潤環境で密封する方法が有効である．ハイドロコロイドは，浸出液を吸収し，ゲル状となり皮膚の再生を促す．

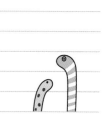

09 流涙症・結膜炎・色素沈着

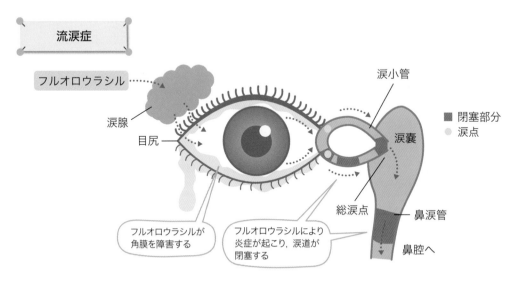

流涙症

フルオロウラシル

涙腺

目尻

涙小管

涙嚢

総涙点

鼻涙管

鼻腔へ

■ 閉塞部分
● 涙点

フルオロウラシルが角膜を障害する

フルオロウラシルにより炎症が起こり，涙道が閉塞する

- 抗がん薬は涙にも分泌する．その結果，涙管や結膜の炎症を生じ，涙があふれる．
- 代表的な薬剤は，テガフール・ギメラシル・オテラシルカリウム(S-1)やドセタキセル，シタラビン(大量療法の場合)などである．S-1の場合，半年以上の投与で出現し始める．

流涙症・結膜炎

テガフール・ギメラシル・オテラシルカリウム(S-1)は，消化器がんなどに最も多く使用されている経口抗がん薬である．その他の副作用として生じる皮膚障害には，涙液に抗がん薬が分泌されることによる**涙管の炎症，狭窄，流涙症がある**．また，ドセタキセルでも同様の症状が知られる．生命予後に影響しないため軽視しがちであるが，日常的に涙があふれ，泣いているような外観となるため患者のQOLに影響する．

予防策

人工涙液で日常的に点眼・洗眼を心がけることが予防となる．なお，ヒアルロン酸など粘性をもつ点眼剤は涙液中の抗がん薬の残留を促すため使用しない．コンタクトレンズを使用する場合には，防腐剤が添加されていない点眼薬を使用する．予防薬の投与を行っても症状が進展する場合，眼科医による涙道へのステント留置やブジー*が行われる．

また，**血液腫瘍治療におけるシタラビン大量投与でも，涙液に抗がん薬が分泌され結膜炎が生じる**．このため，点滴期間中は，生理食塩水による洗浄やステロイド薬の点眼による予防を行うことが望ましい．

色素沈着

S-1などのフルオロウラシル系薬による色素沈着は，皮膚が黒ずむことが特徴である．とくに，日光を浴びやすい顔や腕などに生じることが多いため，被服で肌をおおう，日焼け止めの塗布などが有効である．

コンタクトレンズの使用

涙管狭窄による炎症時には，コンタクトレンズの使用は望ましくない．抗がん薬による涙管狭窄には，点眼薬での洗浄が行われるが，点眼薬の多くには防腐剤としてベンザルコニウム塩化物が使われている．コンタクトレンズは，防腐剤を吸着し，角膜上皮に対して毒性をもつため，涙管狭窄が疑われるときのコンタクトレンズの使用は勧められない．

---

*：金属製，ゴム製などの細い管または棒で，狭い体管腔に挿入し，狭窄部分の拡張を図ること

10 　脱 毛

高度（脱毛が必発する）

頻 度	薬 剤
80%	タキサン系薬（パクリタキセル，ドセタキセルなど）
60～70%	アントラサイクリン系薬（アドリアシン，エピルビシンなど）
50～70%	イリノテカン，エトポシド
40～50%	一部の分子標的薬（ベムラフェニブ，ソラフェニブ，モガムリズマブ）
25～50%	アルキル化薬（シクロホスファミド，イホスファミドなど）
20～40%	ビンカアルカロイド（ビンクリスチン，ビンデシン，エリブリンなど）

中等度

頻 度	薬 剤
10～20%	分子標的薬（スニチニブ，レゴラフェニブ，ボリノスタット，ダブラフェニブ）
10%以下	白金製剤（シスプラチン，カルボプラチンなど） 代謝拮抗薬（メトトレキサート，シタラビン，フルオロウラシルなど）
5%前後	インターフェロン（特にα製剤）
5%未満	上記以外の分子標的薬

> 分子標的薬は，一部を除き脱毛の頻度が5％未満と低頻度です．しかし，髪が抜けなくても，変色や変質することが多くあります

　抗がん薬による脱毛が起こると，気持ちが落ち込んだり，ショックを受ける患者も多い．さらに，治療選択の際に治療の有効性よりも脱毛の有無を優先して考える患者も少なくない．しかし，**抗がん薬による脱毛は可逆的であり，一般的にすべての治療を終えてから数ヵ月～6ヵ月で生え始め，回復する**．また，脱毛は誘発抗がん薬開始から3～4週目から始まることが多く，事前に自分にあった対策を心得ておくことは気持ちのゆとりをもたらすため，患者指導も重要である．

　脱毛の対策としては，頭髪は清潔を保ち，刺激の強いシャンプーやドライヤーの熱を避けることも有用である．脱毛を伴う抗がん薬を投与する場合は，あらかじめ短めの髪型にするとよい．しかし，過剰な短髪は，抜けた髪が皮膚に接触し，瘙痒を招くことがあるため，髪の長さはほどほどがよい．ヘアカラーやパーマは，投与中および投与後6ヵ月間は避けることが望ましい（ただし，部分染めは可能）が，ホルモン薬については，特に制約はない．

　また，脱毛が起こった場合，日常生活でできる有効な方法として，ウイッグを使用する，帽子やバンダナをつけ

る，などの対策がある．

　脱毛の予防策として，頭皮クーリングの有効性が報告されている[7]．しかし，持続的に頭皮を保冷する機器が一般医療にまで普及するには，まだ時間が必要であろう．

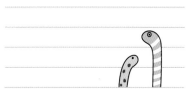

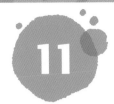

11 免疫チェックポイント阻害薬による皮膚障害

白斑	白斑	粃糠疹 (ひこう)

[著者撮影]

代表的な免疫チェックポイント阻害薬として，ニボルマブ，イプリムマブ，ペムブロリズマブがある．免疫チェックポイント阻害薬の作用機序は，腫瘍に対する免疫の賦活化である．したがって，自己免疫疾患・炎症性疾患のような副作用を免疫関連有害事象（immune-related adverse event；irAE）とよぶ（p.137）．

免疫チェックポイント阻害薬による皮疹は，**最も頻繁かつ早期に観察される副作用**である．皮膚障害の種類としては，皮疹，瘙痒，紅斑，丘疹，白斑，脱毛，乾燥などである．**ほとんどが軽症で，経過観察でよいことが多い**が，頻度は20〜30％程度と高い．重篤な

皮膚障害は1％以内であるが，まれにスティーブンス・ジョンソン症候群〔皮膚粘膜眼症候群（Stevens-Johnson syndrome；SJS）〕や中毒性表皮壊死症（toxic epidermal necrolysis；TEN）の報告がある．EGFR阻害薬に比べると，治療開始後比較的遅く発生する．

白斑や皮疹が発生したがん患者は，予後がよいと報告[11, 12]されている．しかし，白斑の発現と免疫チェックポイント阻害薬の有効性が関連するメカニズムは不明である．

白斑は，一度生じると永続するが，原則として薬剤投与を中止する必要はない．しかし，患者のQOLを判断して中止や継続を考慮する．

memo

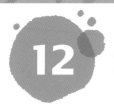

12 放射線皮膚炎の症状と治療

時 期	照射量	症 状	治療薬
照射開始後 2〜3週	20〜30Gy	●第1度皮膚炎 ●赤み・脱毛・皮膚乾燥 ⇒治療後2〜3ヵ月で回復	●乾性皮膚炎の場合 　抗炎症作用のアズレン軟膏あるいはワセリン
照射開始後 3.5〜4.5週	35〜45Gy	●第2度皮膚炎 ●著明な赤み・腫れ・痛み ⇒色素沈着・皮膚の乾燥状態が残るが， 　徐々に正常皮膚に回復	●かゆみが強く，著明な赤みがみられる場合 　ステロイド入り軟膏やスプレー剤
照射開始後 5〜6週	50〜60Gy	●第3度皮膚炎 　水泡・びらん・易出血 ⇒皮膚の萎縮，色素沈着，永久的脱毛， 　毛細血管の拡張，皮下硬結などが残る	●皮膚剥離：びらんがあり湿性皮膚炎の場合 　抗菌薬（テトラサイクリン，クロロマイセチ 　ン）入りアズレン軟膏など
—	耐用量以上 の照射	●第4度皮膚炎 ●回復不可能な皮膚潰瘍・壊死 ⇒外科的切除・皮膚移植が必要	—

　放射線治療による皮膚障害は照射量と照射部位，照射後の時間経過に応じて症状が変わる．放射線治療では，1日2Gy程度を分割照射することが多い．皮膚障害は，照射部位にもよるが，20〜30Gyから発生し始め，当初は発赤や乾燥，かゆみを伴い軽度なことが多い．しかし，根治的治療で用いる50〜60Gyとなると皮膚の萎縮（つっぱり感）が生じ，衣服との摩擦で疼痛を伴うことが多い．また，**一部の皮膚障害は長期的に持続することがある．**

日常生活の留意点

　放射線照射による皮膚障害に対して，まずは保清（清潔）が重要である．壊死組織があると感染しやすく，創傷治癒を遅らせるため，毎日微温湯（水がしみる場合は生理食塩水）と石けんを泡立ててよく洗う（痛ければ石けんは不要）．洗浄後は外用剤の塗布を行い，乾いてきたら補充塗布する．軟膏塗布後に皮膚の剥離がなければガーゼやテープなどでおおわなくてもよいが，剥離がありガーゼがはりつくような場合はスキンテア（皮膚裂傷）を防ぐために非固着性の創傷被覆材を使用する．さらに，直射日光も避ける．また，カミソリでの剃毛を避ける，照射部位を無意識にかかないよう，爪を切るなどの日常生活指導も重要である．

皮膚障害の治療薬

　放射線療法による皮膚障害には，乾燥，かゆみ，びらんなどがあり，症状の進行に伴い外用剤を使い分ける．

　乾燥対策には，ワセリンを基剤とする保護力の高い外用剤を選択し，クリームを基剤とする外用剤は刺激があるため避ける．また，かゆみにはステロイド外用剤を選択する．びらんなど炎症や感染による症状が強くなってきた場合は，抗菌薬入り外用剤を選択する．なお，亜鉛華軟膏やスルファジアジン銀クリーム（ゲーベン）などは金属を含むため，放射線療法時に使用してはならない．

　外用剤を塗布する行為に痛みが伴う場合，**ガーゼなどの被覆材に外用剤を塗ってから皮膚をおおってもよい．**また，ステロイド外用剤にはスプレータイプがあり，皮膚に触らなくても薬剤を塗ることが可能である．

　外用剤を皮膚につけたまま放射線治療を受けると，局所の線量が増加して皮膚炎を発症・悪化させる原因になる．そのため照射前には，原則として前日に塗った外用剤を洗浄するのが基本である．ふき取りが刺激になる場合は，外用剤を薄く塗っているならば，照射前に落とす必要がないとされる．

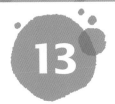

13 スキンケアの基本

保清（清潔）	● 低刺激性の石けんで，毎日よく洗浄する ● 石けんは，よく泡立てると落ちもよい（トラブルがなければ通常の石けんでもよい） ● 石けんは，よく洗い流す ● ナイロンタオルなどは避け，刺激の少ない手ぬぐいや，手（何も使わない）で身体を洗う
保湿	● 洗浄後に保湿する ● 洗浄→全体に保湿剤→患部に軟膏（ステロイド外用剤など）の順に使う
保護	● 直射日光を避ける ● 皮膚の乾燥，衣服や動作による刺激を避ける（部屋の加湿，ゆるめの衣服など） ● 「かかない，いじらない」が基本 ● 症状がない部位への化粧は問題ないが，皮膚につけるものはシンプルに

皮膚は，**通常1ヵ月程度で新陳代謝して新しい皮膚に入れ替わる**．角化した表皮が累積している爪は，皮膚より遅れて障害されることが多い．皮膚の増殖にかかわるEGFRは，がん細胞の増殖にもかかわることから，EGFRをターゲットとした抗がん薬も多い．このような抗がん薬を使用する場合，皮膚障害は高頻度に発生し，症状の重篤性と良好な治癒効果が相関することも多い．

抗がん薬の皮膚障害対策，とくに薬物療法を学ぶ前に知っておきたいスキンケアの基本は**保清（清潔），保湿，保護**である．皮膚外用剤の使用にあわせてこれらのスキンケアを行うよう，指導すべきである．

保清（清潔）

保清は，皮膚を清潔に保つことである．皮膚障害があると洗顔や入浴を怠りがちであるが，皮膚障害の重症度が高いほど，これらを励行し清潔に保つことが重要である．洗顔については，低刺激性の石けんをよく泡立て，1日1〜2回（朝晩）行うよう指導する．また，皮膚に石けんが残らないようによく洗い流すことが重要である．体幹や四肢を洗う際は，ナイロンタオルなどによる過剰な刺激を避ける．

保湿

体幹の皮膚乾燥には，まず保湿を行う．入浴時にボディソープなどで過度に皮脂を落とさないことも重要である．保湿は，入浴や洗顔で皮脂を落とし，タオルで水気をふき取った後に行う．しかし，手足などはしだいに保湿剤が落ち，乾燥気味になるため洗顔後や入浴後にこだわらず，乾燥したら定期的に保湿を行うことも重要である．通常，保湿剤を全体的に塗った後，皮膚障害がある部分にピンポイントに必要なステロイド外用剤を使用することが多い．しかし，外用剤の種類が多くなり，塗布順序を厳密に定めると，患者の使用アドヒアランスが低下する可能性があることも考慮して，柔軟に適応したい．

保護

皮膚の保護のためには，着衣のこすれなど物理的刺激のほか，日焼けによる皮膚の刺激も避けたい．帽子をかぶる，長袖の着衣を着る，これらができない部分は日焼け止めクリームを使用することなどが有効である．日焼け止めクリームは，SPF値とPA値の両者が高いものを使用する．SPFとは，短時間で肌に赤みや炎症を起こすUVB（紫外線B波）を防ぐ効果指数のことである．PAとは，UVA（紫外線A波）を防ぐ効果を表す目安である．SPF値やPA値が高くても，汗や皮脂，タオルなどによる摩擦で，その効果は少しずつ落ちていく．外出時は，約2時間おきにこまめに塗り直すことが重要である．

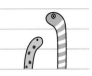

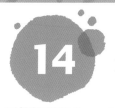

14 外用剤の至適使用量

各部位・領域ごとの使用量

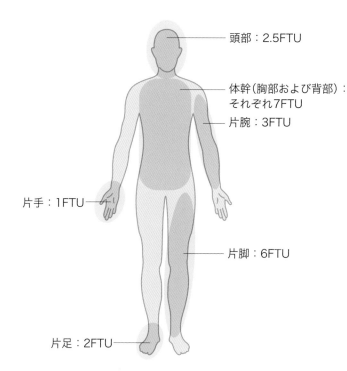

頭部：2.5FTU

体幹（胸部および背部）：
それぞれ7FTU

片腕：3FTU

片手：1FTU

片脚：6FTU

片足：2FTU

1FTUの測りかた

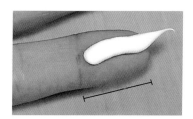

［著者撮影］

外用剤の使用量と皮膚の保護

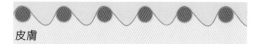

・軟膏の塗布量が少ない場合

炎症部位　　軟膏

保護できていない
部位がある!!

皮膚

・軟膏の塗布量が十分な場合

皮膚

　抗がん薬の皮膚障害対策として外用剤が塗布されるが，有効な外用剤であっても適切な量を用いなければ予防ができない．皮膚が障害されると炎症面の凹凸ができる．炎症面に外用剤を残すためには，十分な量の塗布が重要である．**外用剤の至適量には，finger tip unit（FTU）とよばれる概念がある．**

　1FTUは，人差し指の指先から第一関節まで軟膏を押し出した量（およそ0.5 g）である．1FTUは，手の両面あるいは両手のひらの広さを塗れる量とすると覚えやすい．また，ローション剤の場合，1FTUに相当する量は，1円玉程度に広がる量である．

　FTUを用いるメリットは，患者が理解しやすいことである．一方，FTUの根拠は，慢性皮膚疾患におけるステロイド外用剤の使用で検証されたものであり，がん患者の抗がん薬に起因する皮膚障害に適用される保湿剤やステロイド外用剤などの至適量のエビデンスではないことに留意する．

　とくに，予防的に使用される保湿剤については，軟膏やローションのほか，泡タイプやスプレータイプの製剤もあり，FTUの概念は適用しにくい．ただし，泡タイプやスプレータイプの保湿剤は，患者の利便性を考慮した選択肢の一つである．患者のライフスタイルや症状に応じて臨機応変に剤形を選択し，塗布量や回数を指導すべきである．

　皮膚障害の予防には，外用剤の使用アドヒアランスが重要である．アドヒアランスが低下する要因には，使用感がべたつくことや，塗布の煩雑性がある．また，使用しても症状が改善しない場合や，症状が軽快したことで使用しなくなった場合もある．アドヒアランスを向上させるためには患者の治療意欲を促す患者指導が重要である．

確認問題

問1 抗がん薬の皮膚障害に関する記述のうち，**誤っている**ものはどれか．**2つ選べ**．

① スキンケアの基本は，皮膚の保清（清潔），保湿，保護である

② セツキシマブ使用時には，手足症候群を生じる

③ 手足症候群では，ミノサイクリンの内服が有効である

④ ざ瘡様皮疹は，治療早期（治療開始から数週間）に生じることが多い

⑤ 免疫チェックポイント阻害薬の皮膚障害として白斑がある

難しいなぁと思ったときは p.64 を復習してみよう！

問2 がん治療中の皮膚障害に関する記述のうち，**正しい**ものはどれか．**1つ選べ**．

① テガフール・ギメラシル・オテラシルカリウム（S-1）による涙管の炎症には，ヒアルロン酸を含む保湿点眼液を用いる

② 放射線照射による皮膚炎は，照射線量が 20～30Gy から，発赤，乾燥として発生しはじめる

③ カペシタビンの手足症候群により潰瘍が生じた場合，ステロイド外用剤を使用しながら投与継続を行う

④ 抗がん薬による脱毛は，不可逆的である

⑤ EGFR 阻害薬による爪囲炎は，ざ瘡様皮疹より早期に発生することが多い

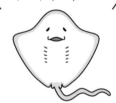

自信がなければ p.73 に戻って確認だエイエイオー！

---

1 解答 **2, 3**

① ○

② ×：セツキシマブでは，ざ瘡様皮疹が特徴であり，手足症候群は生じない．

③ ×：ミノサイクリンの手足症候群に対する有効性は未確定である．

④ ○

⑤ ○

2 解答 **2**

① ×：ヒアルロン酸を含む点眼液は，粘性があり流涙中の抗がん薬を保持してしまうため使用は望ましくない．

② ○

③ ×：手足症候群による潰瘍や痛みを生じた場合，症状が回復するまでステロイド外用剤を使用し，カペシタビンの投与を中止する．

④ ×：一般的に可逆的で，永久脱毛はしない．

⑤ ×：ざ瘡様皮疹→皮膚乾燥→爪囲炎の順に発生する．ざ瘡様皮疹は治療早期の発生であるのに対して，爪囲炎は数ヵ月以降に発生することが多い．

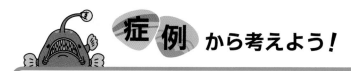

症例 から考えよう！

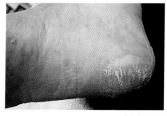

[著者撮影]

カペシタビンとオキサリプラチンを併用して投与中の進行再発大腸がんの50代女性.

写真のとおり，足の皮膚症状が進行し，可動部に疼痛を認めており，日常生活上に支障が出はじめている．治療により病勢は抑えられている進行がんであり，患者は治療継続を希望している.

Q この患者の皮膚障害に対する薬物療法を根拠とともに具体的に提案しましょう

回答例

カペシタビンにオキサリプラチンを併用する方法をXELOX (Cape OX) 療法という.

進行再発がんにXELOX療法を行う場合，皮膚障害と末梢神経障害が問題となる．このうち，皮膚障害として生活に支障をきたすような疼痛と可動障害がある場合，カペシタビンの減量や休薬が必要である．皮膚症状が重篤になるほど回復までの期間が長くなり，予後も悪化する.

皮膚症状の治療には，外用保湿剤やステロイド外用剤の塗布と保護が重要である．保湿剤として尿素軟膏を使用すると，角質を軟化させるものの，潰瘍部にはしみることがあるため，症状に応じた選択が必要である．皮膚症状が足裏に出ている場合は，ステロイド外用剤を塗布しても残存しにくいため，フルドロキシコルチドテープの使用もよいだろう.

さらに，踵への荷重を避け，土踏まずに荷重を逃がすインソールの着用なども有効である.

本症例に限らず進行再発がんの治療目的は，延命や症状緩和である．したがって，治癒を目的として，治療期間が規定され，治療強度が維持される術後補助化学療法とは戦略が異なる.

memo

_____

77

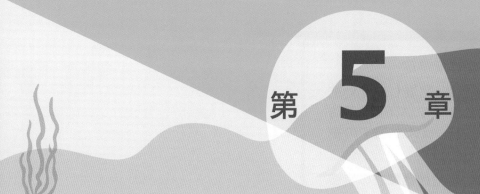

第 5 章

神経障害

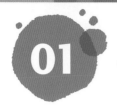

01 学習目標

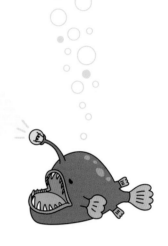

- 神経障害の分類を学ぶ
- 末梢神経障害が，発現しやすい抗がん薬，起こりやすい時期，予防対策，対症療法，リスク因子の概説を学ぶ
- 各抗がん薬の末梢神経障害の特徴を学ぶ

　がん薬物療法の際に生じる問題点として，神経障害があげられる．神経障害は，がん患者の日常生活に大きな影響を及ぼすため，早期の対応が重要になる．ここでは，抗がん薬ごとの神経障害の症状の特徴や好発時期，対応などを学ぶ．

🐡 神経障害とは

　神経障害は神経の症候学的障害（手足のしびれや痛みなど）や病理学的障害（神経細胞や軸索に生じる変性など）を伴う．とくに神経障害が原因で起こる疼痛を神経障害性疼痛といい，**神経障害性疼痛は単一の疾患ではなくさまざまな原因によって引き起こされる臨床症状の一つである**．

　国際疼痛学会は，1994年に神経障害性疼痛を，「神経の一時的障害あるいは機能異常によって生じる疼痛」と定義し，2008年には「体性感覚系に対する損傷や疾患などの直接的な要因によって生じる疼痛」と改訂している[1～3]．

🐡 神経障害性疼痛の問題点と対応

　疼痛は大きく分けて**侵害受容性疼痛と神経障害性疼痛に分類される**．侵害受容性疼痛は，身体の組織の損傷が原因で生じる．一方，末梢神経障害が原因で起こる疼痛は神経障害性疼痛に該当する．

　神経障害性疼痛は生死に関わる症状ではないが，つまずきやすい，階段を上がれない，ペットボトルや薬の包装が開けられないなど日常生活へ影響することが多く，患者のQOL（quality of life）は著しく低下する．

　神経障害性疼痛の原因はさまざまであり，複数の要因が重なり合っていることもある．神経障害の分類や末梢神経障害が発現しやすい抗がん薬，起こりやすい時期，予防対策，対症療法，リスク因子などを理解したうえで，早期発見・早期対応を行うことが重要となる．

　また，各抗がん薬における副作用症状はそれぞれ異なっているため，各抗がん薬の神経障害の特徴を理解することが求められる．

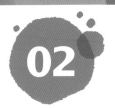

02 がん薬物療法に伴う神経障害

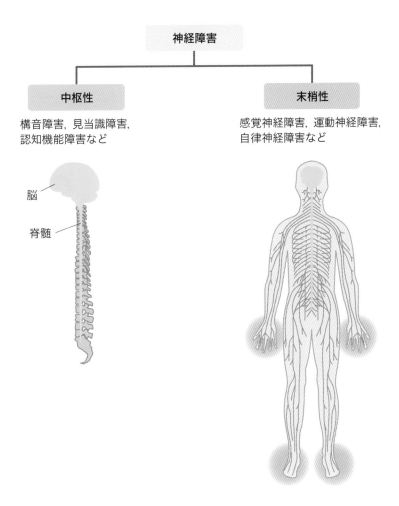

神経障害

中枢性
構音障害, 見当識障害,
認知機能障害など

末梢性
感覚神経障害, 運動神経障害,
自律神経障害など

脳

脊髄

　神経は, 脳・脊髄と末梢神経からなり, 全身に情報を伝達する神経の指令塔である中枢神経と, 身体のさまざまな器官に分布して中枢神経からの情報を取得し, 末梢からの情報を中枢神経に伝達する末梢神経に分けられる.

　がん薬物療法に伴う神経障害は, 中枢性と末梢性に分類される.

　中枢神経障害は, 呂律が回らないなどの構音障害, 日付や時間, 場所などがわからなくなるなどの見当識障害,

日常生活に困難をもたらす認知機能障害などをきたす (p.82).

　末梢神経障害は「手足がジンジン痛む」「手足がピリピリ痺れる」などの感覚神経障害, 「手足に力が入らない」「物をよく落とす」などの運動神経障害, 「立ったときにふらつく」「汗をかかない」「尿が出にくい」などの起立性低血圧, 手足の発汗障害, 膀胱直腸障害などの自律神経障害をきたし, **適切な対応をしなければ症状が進行する.**

　がん患者における末梢神経障害はがん薬物療法終了3ヵ月後の追跡調査において約60％の患者に症状が残存し, 6ヵ月以降も約30％の患者で症状が残り未回復であることが報告されている[4]. また, 神経障害が発生する割合は, 末梢性がほとんどを占めるため中枢性の神経障害が起こることはまれである. しかし, どちらの場合も治療や患者のQOLに大きく影響するため, 予防や適切な対応が重要である.

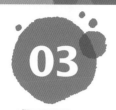 # 03 中枢神経障害の発現機序と症状

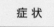 発現機序

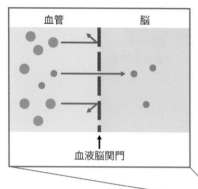

● 血液脳関門を通過しやすい薬
　メトトレキサート，
　フルオロウラシル，
　シタラビンなど

● 血液脳関門を通過しない薬

症状

・めまい　　　　・難聴
・ふらつき　　　・耳鳴り　など
・動作緩慢　など

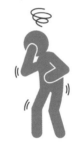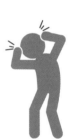

中枢神経障害の発現機序と発現しやすい薬剤

　中枢神経障害を発現しやすい抗がん薬として，代謝拮抗薬のメトトレキサート，フルオロウラシル，シタラビンなどがある．これらの薬剤は，血液脳関門を通過しやすいため，中枢神経内に移行した薬物の濃度が高くなり，中枢神経障害が起こると考えられている[5]．

中枢神経障害の症状

　中枢神経障害には，構音障害，認知機能障害，歩行障害，小脳失調症など

があり，症状としては，発音がうまくできない，めまい，歩行時のふらつき，動作緩慢など多岐にわたる．ただし，発現頻度は高くない．

フルオロウラシルによる中枢神経障害

　メカニズムはいまだ解明されていないが，フルオロウラシルは，代謝産物であるα-フルオロ-β-アラニン（FBAL）とアンモニアと二酸化炭素に分解される．さらに，FBALはフルオロ酢酸に変換される．フルオロ酢酸がクエン酸

回路を阻害し，脳神経線維の脱髄を引き起こすことで，中枢神経障害が起きると考えられている[5]．

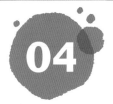

04 末梢神経障害の原因とリスク因子

	原　因
がんによるもの	腫瘍の増大による神経の圧迫（脊髄圧迫症候群，腕神経叢浸潤症候群，腰仙部神経叢浸潤症候群，悪性腸腰筋症候群）
がんの治療によるもの	抗がん薬（ビンカアルカロイド系薬，タキサン系薬，白金製剤など） 外科的治療（乳房切除術，開胸術） 放射線治療
がん・がんの治療と直接関連がないもの	帯状疱疹後神経痛，褥瘡，蜂窩織炎，外傷，糖尿病性神経障害，脊柱管狭窄症など

がん患者の末梢神経障害の原因は，「がんによるもの」「がんの治療によるもの」「がん・がんの治療と直接関連がないもの」の3つに分類される[1]．

がんによるもの

主に腫瘍の転移や浸潤，腫瘍による物理的な神経の圧迫が原因で起こる．脊髄圧迫症候群や腕神経叢浸潤症候群などによって神経が障害され，痛みや痺れが生じる[6]．

がんの治療によるもの

ビンカアルカロイド系，タキサン系，白金系などの抗がん薬や放射線治療の副作用によって起こる．また，外科的治療によって神経が障害され，痛みや痺れを認める[1]．

がん・がんの治療と直接関連がないもの

がんや，がん治療による免疫力の低下が原因で帯状疱疹を発症し，治癒後も痛みが遷延する場合がある．その他，褥瘡，蜂窩織炎，外傷などが原因の痛みもある．また，基礎疾患に糖尿病がある患者の場合，合併症に伴う痛みや痺れが起こることがある[1]．

主観的な感覚である痛みや痺れは，正確に伝えることや評価が難しいため，患者からの十分な聴取が重要となる．

リスク因子

がん患者の末梢神経障害のリスク因子として，糖尿病，アルコール依存症，非アルコール性肝障害，低栄養状態があげられる[3]．これらの基礎疾患を有する場合，抗がん薬投与後は末梢神経障害の発現により注意が必要となる．

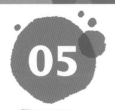

末梢神経障害の分類

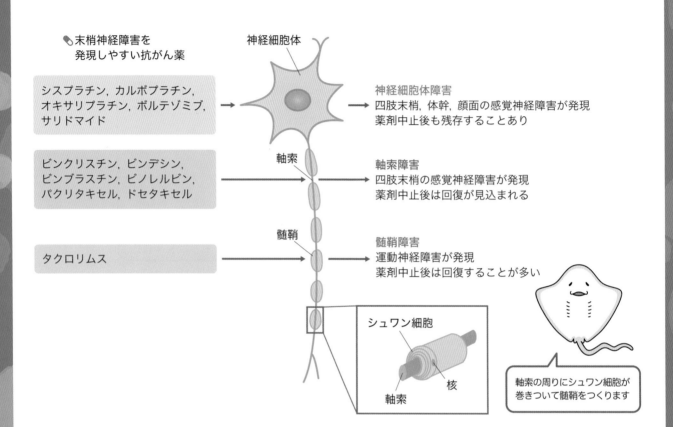

🔖末梢神経障害を
　発現しやすい抗がん薬

シスプラチン，カルボプラチン，
オキサリプラチン，ボルテゾミブ，
サリドマイド

神経細胞体

神経細胞体障害
四肢末梢，体幹，顔面の感覚神経障害が発現
薬剤中止後も残存することあり

ビンクリスチン，ビンデシン，
ビンブラスチン，ビノレルビン，
パクリタキセル，ドセタキセル

軸索

軸索障害
四肢末梢の感覚神経障害が発現
薬剤中止後は回復が見込まれる

タクロリムス

髄鞘

髄鞘障害
運動神経障害が発現
薬剤中止後は回復することが多い

シュワン細胞

核

軸索

軸索の周りにシュワン細胞が
巻きついて髄鞘をつくります

末梢神経障害の病理学的な障害部位は，神経細胞体障害，軸索障害，髄鞘障害の3つに分類される．

神経細胞体障害

神経細胞体障害は，末梢神経の神経細胞体が障害を受けることで起こり，二次的に軸索や髄鞘も障害を受ける[3, 7, 8]．障害を受けた神経細胞体は消滅してしまうこともあり，その場合は抗がん薬の中止後も症状が残存することがある．また，軸索の長短にかかわらず障害されるため，感覚神経障害は四肢末梢以外に軸索が短い神経細胞が分布する体幹や顔面にも生じる．シスプラチンなどの白金製剤で発現しやすい．

軸索障害[3, 7, 8]

軸索障害は，神経の軸索が抗がん薬の影響を受けることで起こる．一般的に軸索が太く長い末梢神経に症状が出やすいため，四肢末梢に感覚神経障害を生じる．末梢神経障害のなかで最も多くみられる神経障害である．二次的に髄鞘が障害される場合もあるが，神経細胞体は比較的障害されにくく，抗がん薬の中止後は症状の回復が見込まれると考えられている．抗がん薬の一種である微小管阻害薬は，軸索に存在する微小管を阻害して軸索障害をきたす．そのため微小管障害作用を有するビンカアルカロイド系やタキサン系薬

で発現しやすい．

髄鞘障害

髄鞘障害は髄鞘の構成要素であるシュワン細胞が脱落することで起こる[3, 7, 8]．運動神経障害を生じることが多い．神経細胞体や軸索は障害されにくく，早期に原因薬剤の使用を中止すれば，多くの場合で症状は回復する．タクロリムスなどで発現しやすい．

抗がん薬中止後の末梢神経障害の回復については，病理学的所見のほか，前治療歴，抗がん薬の投与量，投与期間，中止時期などの条件によって変わるため，**個人差が大きい．**

06 末梢神経障害の症状と原因となる主な薬剤

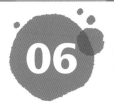

分 類			一般名
細胞障害性抗がん薬	微小管阻害薬	ビンカアルカロイド系	ビンクリスチン，ビンデシン，ビンブラスチン，ビノレルビン
		タキサン系	パクリタキセル，ドセタキセル
	白金製剤		シスプラチン，オキサリプラチン，カルボプラチン
分子標的薬	プロテアソーム阻害薬		ボルテゾミブ
	免疫調節薬		サリドマイド

感覚神経障害
手足の痛み，痺れなど

運動神経障害
手足に力が入らない，
物をよく落とす，
箸が持てない，
よくつまずくなど

自立神経障害
手足の皮膚が冷たい，
汗をかかない，
便秘，排尿困難など

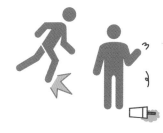

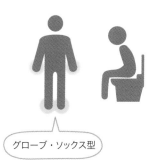

グローブ・ソックス型

末梢神経障害の症状 [3, 7, 8]

末梢神経障害を症候学的に分けると，感覚神経障害，運動神経障害，自律神経障害の3つに分類される．

感覚神経障害は，四肢末梢にグローブ・ソックスを装着しているときのような感覚鈍麻や異常感覚を生じる（この症状をグローブ・ソックス型の感覚神経障害とよぶ）．

運動神経障害は，感覚神経障害に加えて，四肢末梢の筋力低下，筋萎縮，筋肉を動かすことができない弛緩性麻痺などを生じる．そのほか，深部腱反射の減弱を招く．

自律神経障害は，血圧や腸管運動に関連する，自分の意志では動かすことができない不随意筋などに障害が生じ，起立性低血圧，便秘，麻痺性イレウス，排尿障害，発汗障害などを生じる．

末梢神経障害の原因となる主な薬剤

末梢神経障害を発現しやすい主な抗がん薬として，細胞障害性抗がん薬と分子標的薬がある．

細胞障害性抗がん薬では，微小管阻害薬のビンカアルカロイド系であるビンクリスチン，タキサン系であるパクリタキセルなどが代表的な薬剤である．

分子標的薬では，プロテアソーム阻害薬のボルテゾミブや免疫調節薬のサリドマイドなどで末梢神経障害が発現することが知られている．

薬剤により末梢神経障害の発現機序が異なり，例えば同じ白金製剤でもシスプラチンとオキサリプラチンでは，特徴的な末梢神経障害の症状は異なる（p.88）．

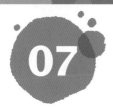

07 末梢神経障害の評価

症状名	Grade 1	Grade 2	Grade 3	Grade 4	Grade 5
末梢性感覚ニューロパチー	・症状がない	・中等度の症状がある ・身の回り以外の日常生活動作の制限	・高度の症状がある ・身の回りの日常生活動作の制限	・生命を脅かす ・緊急処置を要する	死 亡
末梢性運動ニューロパチー	・症状がない ・臨床所見・検査所見のみ	・中等度の症状がある ・身の回り以外の日常生活動作の制限	・高度の症状がある ・身の回りの日常生活動作の制限 ・補助具を要する	・生命を脅かす ・緊急処置を要する	―

［有害事象共通用語規準v5.0日本語訳JCOG版］

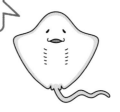

Grade3以上の末梢神経障害では，
抗がん薬の減量・中止を検討します

🐙 CTCAEのGrade評価

CTCAE (common terminology criteria for adverse events) はがん治療における種々の有害事象を重症度に応じてGrade分類する評価基準であり，「1：軽症」から「5：死亡」の5段階に分けて評価する．

末梢神経障害の評価方法は多数あるが，**CTCAEを用いた評価方法が最も一般的**で，「末梢性感覚ニューロパチー（神経障害）」「末梢性運動ニューロパチー（神経障害）」などを客観的に評価する基準として用いられる．

Grade 3以上の末梢神経障害が発現した場合は，抗がん薬の減量・中止を検討することが多い[3]．しかし，がん薬物療法の中止は，抗腫瘍効果の減弱を意味するため，抗がん薬の治療効果，末梢神経障害の程度，患者の価値観などを考慮したうえで，判断する必要がある．

🐙 日常生活動作（ADL）への影響

身の回りの日常生活動作の制限とは，食事，更衣，排泄，入浴など生活を営むうえで不可欠な基本的行動に制限を受ける状態を指す．

身の回り以外の日常生活動作の制限とは，炊事，洗濯などの家事活動や，買い物，交通機関を利用した外出などの家庭生活を維持するのに必要な活動に制限を受ける状態を指す．

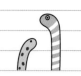

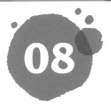

08 微小管阻害薬の特徴

分類（主な薬剤）	初期症状	進行後の症状	
ビンカアルカロイド系（ビンクリスチン，ビンデシンなど）	感覚神経障害：手指の痺れ，グローブ・ソックス型の感覚異常（ピリピリ感），深部腱反射の減弱など	自律神経障害：便秘，麻痺性イレウス，排尿困難，起立性低血圧など	
		運動神経障害：運動後の下肢の筋痙攣，手の動かしにくさ	
タキサン系（パクリタキセル，ドセタキセルなど）	感覚神経障害：四肢末梢のグローブ・ソックス型の感覚異常・痺れなど	感覚神経障害：四肢末端の灼熱感など	
		自律神経障害：徐脈性不整脈など	
		運動神経障害：腱反射消失など	

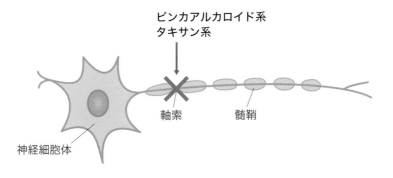

ビンカアルカロイド系
タキサン系

軸索　　　　髄鞘

神経細胞体

微小管阻害薬は細胞障害性抗がん薬に分類される．いずれの薬剤も注射剤である．

末梢神経障害の発現機序[8]

微小管は，末梢神経の軸索に存在し，神経細胞内の物質の輸送を担っている．微小管阻害薬が微小管の主成分であるタンパク質のチュブリンに結合し，微小管の重合を阻害することで，軸索障害が起こる．

一方で，ビンクリスチン・ビノレルビンは血液脳関門を通過しないため，中枢障害は生じないと考えられている．

ビンカアルカロイド系による末梢神経障害

感覚・運動・自律の混合性の神経障害をきたし，症状が両側性に出現する[9]．初期症状としては，手指の痺れ，グローブ・ソックス型の感覚異常などが発現する[7,8]．感覚神経障害，運動神経障害のどちらも，下肢よりも上肢に症状が出現し，程度が強い．

運動神経障害が進行すると，運動後の下肢の筋痙攣，手の動かしにくさなどが現れる．また，自律神経障害が進行すると，便秘，排尿困難などが現れる[7,8]．

末梢神経障害の発現頻度や程度は，ほかのビンカアルカロイド系の薬剤と比較してビンクリスチンが最も高い[3]．

タキサン系による末梢神経障害

タキサン系に起因する最も一般的な末梢神経障害は四肢の感覚神経障害である．

初期症状として，四肢末梢にグローブ・ソックス型の感覚異常や痺れを認め，進行すると四肢末端の灼熱感，腱反射消失のほか，徐脈性不整脈などが発現する[10]．一方で筋力低下などの運動神経障害は軽度である[8]．パクリタキセル投与後1～3日以内に発現し，多くの場合1週間以内に消失する筋肉痛や関節痛は，急性の神経障害である可能性が示唆されている[11]．

投与量にもよるが，タキサン系を中止することでほとんどの患者は症状が回復する[11]．

投与量の調整

微小管阻害薬は，1回投与量と累積投与量が末梢神経障害の発現頻度と相関する[12]．

ビンクリスチンでは，1回投与量2 mg以上で高頻度に末梢神経障害をきたすため，1回の最大投与量は2 mgに制限されている．総投与量が5～6 mgで末梢神経障害を認め，15～20 mgで異常感覚が起こる[8]．投与中止後も症状が長期間持続することが多い．

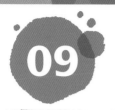

09 白金製剤の特徴

	初期症状	総投与量の増加後
シスプラチン	グローブ・ソックス型の感覚異常	体幹・顔面の痛み，感覚異常，腱反射の低下
オキサリプラチン	四肢末梢や口唇周囲の感覚異常	四肢末梢の痺れ感，感覚異常

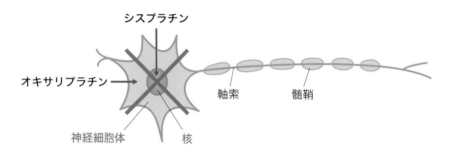

白金製剤は，細胞障害性抗がん薬に分類される注射剤である．

末梢神経障害の発現機序

第一世代のシスプラチンは末梢の神経細胞体と結合し，DNA合成を阻害することで脊髄後根神経節細胞のアポトーシスを引き起こし，神経細胞体障害をきたす．

第二世代のオキサリプラチンは，生体内で抗腫瘍効果を示す白金含有の1，2-ジアミノシクロヘキサンとオキサレートに変換される[8]．オキサレートとカルシウムイオンが細胞内でキレートを形成するために，神経細胞内へのナトリウムイオンの流入が阻害されることで急性の末梢神経障害が発現すると考えられている[13]．慢性の末梢神経障害では，神経細胞内に蓄積したオキサリプラチンが神経節細胞を障害する[13]．

末梢神経障害の症状

シスプラチンによる末梢神経障害は，初期症状として，四肢末梢にグローブ・ソックス型の痺れ感が発現する．総投与量の増加に伴い，痛みや感覚異常が体幹・顔面に広がる[8]．また，ほかの抗がん薬との併用で末梢神経障害が起こりやすくなるほか，多くの場合に不可逆性である．シスプラチンの投与中止後も症状が長期間持続，あるいは数週間は進行性に悪化することがある[3]．

オキサリプラチンによる末梢神経障害は，投与開始直後から数日から1週間以内に出現する急性の障害と，総投与量の増加に伴う慢性の障害に分類される[11]．

急性の末梢神経障害では，寒冷刺激によって増悪する四肢末梢や口唇周囲の異常感覚が発現する．また，喉が締め付けられるような咽頭・喉頭の絞扼感，感覚異常を生じることもある[3]．急性の症状はほとんどが一過性で，数日以内に症状は消失する．

慢性の末梢神経障害は用量依存性で，総投与量が800 mg/m²を超える

と，シスプラチンと同様に四肢末梢の痺れ感，感覚異常などのグローブ・ソックス型の感覚神経障害の発現頻度が高くなる[14]．

白金製剤の投与量

末梢神経障害が生じた際には，減量を検討する．

シスプラチンの1回投与量が50〜75 mg/m²，総投与量が300 mg/m²を超えると，腱反射が消失し，深部感覚が高度に障害されるが，運動機能は障害を受けないと考えられている[8, 13]．

また，第二世代のカルボプラチンを高用量で使用した場合，シスプラチンと同様の末梢神経障害が発現するが，通常量では発現頻度が低い[3]．

オキサリプラチンの場合，投与量にもよるが，投与を中止することで80%の症例で症状の一部改善がみられ，6〜8ヵ月後には40%の症例で完全に回復すると考えられている．一方で症状の改善には数ヵ月から数年を要する場合もある．

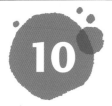

10 プロテアソーム阻害薬の特徴

症 状	傾 向
グローブ・ソックス型の痺れ感，痛み	用量依存性，総投与量依存性

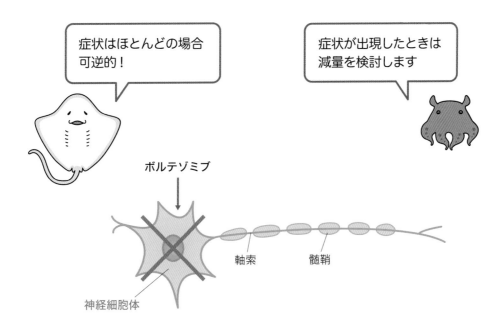

症状はほとんどの場合可逆的！

症状が出現したときは減量を検討します

ボルテゾミブ

軸索　　髄鞘

神経細胞体

分子標的薬のボルテゾミブは，プロテアソーム阻害薬に分類される注射剤である．

末梢神経障害の発現機序

ボルテゾミブによる末梢神経障害の発現機序は諸説あるが，ミトコンドリアを介した機能障害[15]や後根神経節細胞へボルテゾミブが蓄積することで代謝障害が起こり，神経細胞体障害をきたすと考えられている[7]．

ボルテゾミブによる末梢神経障害

ボルテゾミブの末梢神経障害は，白金製剤と同様に四肢末梢にグローブ・ソックス型の痺れ感，痛みなどが発現することが多い[7,8]．深部感覚障害や腱反射の消失などの感覚神経障害と運動神経障害が混在する場合や，尿閉や起立性低血圧などの自律神経障害をきたすこともある[7,8]．

ボルテゾミブの末梢神経障害は用量依存性に発現するが，ボルテゾミブの総投与量が30 mg/m²程度（約5サイクル）での発現例が多い[7]．

症状は，多くの場合可逆的である

が，重症化すると不可逆的となることもあるため，疼痛を伴うGrade 1またはGrade 2 (p.86) の症状発現時には投与量を減量する[16]．

ボルテゾミブは，静脈注射と皮下注射での投与が可能である．どちらの投与方法でも有効性に差は認められない．しかし，重度の末梢神経障害の発現頻度は，皮下投与の場合6％であるのに対し，静脈内投与の場合では16％である．

11 末梢神経障害の予防薬と治療薬

ASCOガイドライン[11]

予防薬	治療薬
推奨されない（害＞利益） ・アセチル-L-カルニチン	推奨されない（臨床試験として行う） ・三環系抗うつ薬　　・ガバペンチン　　・プレガバリン ・バクロフェン　　・アミトリプチリン ・ケタミン含有局所ゲル　など
推奨されない（臨床試験として行う） ・アミトリプチン　　・カルシウム　　・マグネシウム　　・ガバペンチン ・プレガバリン　　・グルタチオン（PTX＋CBDCA療法に対する） ・ビタミンB/E　　・ベンラファキシン　・N-アセチルシステイン ・カルバマゼピン　　・グルタミン酸　　・牛車腎気丸　など	使用を試みてよい（推奨度：中等度） ・デュロキセチン（保険適応外）

神経障害性疼痛薬物治療ガイドライン（改訂第2版）

第一選択薬	・プレガバリン　　・ガバペンチン　　・デュロキセチン ・アミトリプチリン　　・ノルトリプチリン　　・イミプラミン
第二選択薬	・ノイロトロピン（商品名）　　・トラマドール
第三選択薬	・オピオイド鎮痛薬（フェンタニル，モルヒネ，オキシコドン，ブプレノルフィンなど）

👺 予防薬

　がん薬物療法における末梢神経障害の予防薬として，これまでにカルシウム，マグネシウム，牛車腎気丸など多くの薬剤が検討されてきたが，**確立された予防薬はない**[3, 11]．

👺 米国臨床腫瘍学会（ASCO）ガイドライン[11]

　ASCOの末梢神経障害の予防と管理に関するガイドラインでは，末梢神経障害の痺れ，痛み症状への治療薬として選択的**セロトニン・ノルアドレナリン再取り込み阻害薬（SNRI）のデュロキセチンが推奨されている**[17, 18]．その治療効果はタキサン系よりも白金製剤が原因となる末梢神経障害に対して有効と考えられている[17]．

　また，帯状疱疹後の神経痛への効果や抗がん薬による神経障害性疼痛に対して有用との症例報告がある三環系抗うつ薬，抗てんかん薬のガバペンチン，疼痛治療薬のプレガバリンなどは，ASCOガイドラインではエビデンスとして不十分だが，補助薬として使用してよいとされている[11]．適応外使用が多いため，補助薬として使用する際は，各薬剤の効果，副作用，費用を患者に説明する．

　SNRIのベンラファキシンはパクリタキセルやオキサリプラチンによる急性の末梢神経障害に対して効果を示すことが報告されているが[19, 20]，ASCOガイドラインでは推奨されていない．

👺 神経障害性疼痛薬物療法ガイドライン（改訂第2版）[21]

　日本ペインクリニック学会による神経障害性疼痛薬物療法ガイドラインでは，神経障害性疼痛への第一選択薬として，複数の神経障害性疼痛をきたしている病態に有効性を認めるプレガバリン，デュロキセチン，三環系抗うつ薬のアミトリプチリンなどの投与が推奨されている．第二選択薬として，帯状疱疹後の神経痛に有効性を認めるノイロトロピン，がん関連の神経障害性疼痛に効果を認めるトラマドールの投与が推奨される．複数の神経障害性疼痛に有効であるが，長期間の使用による安全性への懸念があるオピオイド鎮痛薬は第三選択薬となっている．

　本ガイドラインは，がん薬物療法に伴う神経障害性疼痛の症状緩和に限定した報告ではないことに留意し，**適応外使用となる場合が多く，エビデンスも十分ではないため，漫然と継続しないことが望ましい**．

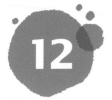

12 日常生活上の工夫

運動，散歩，症状のある部位の屈伸

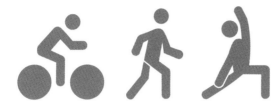

入浴時の患部マッサージ

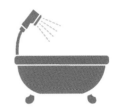

歩きやすい履物を使用

OK　　　　NG

厚手の手袋や靴下を履く

階段や段差での転倒注意

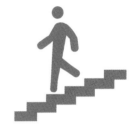

　末梢神経障害を有する患者に限定した報告は少ないが，がん患者における運動療法の有用性は次に述べるように数多く報告されている[3]．運動療法は痛みのほか，睡眠障害，抑うつ，倦怠感の改善に有用と考えられている[22]．

　エビデンスに基づくものではないが，末梢神経障害の改善を期待した日常生活上の工夫として，**運動や散歩などのほか，入浴時の患部のマッサージや，症状のある手足の屈伸運動，厚手の手袋や靴下を履く**など，血流循環をよくすることによって抗がん薬の代謝産物の蓄積を抑え，末梢神経障害の悪化を防ぐ方法がある[3]．そのほか，オキサリプラチンを投与する際は，寒冷刺激によって増悪する場合もあるため，冷たい物を飲む，冷たい物に触る行為は避け，冬の外出時は手袋装着などにより予防する[23]．

　また，末梢神経障害では感覚神経や運動神経が障害を受けているため**火傷や転倒に注意**し，外出時は階段や段差に気を付け，**歩きやすい履物を使用す**るなどの注意点を患者に説明する[3]．

確認問題

問1 抗がん薬の神経障害に関する記述のうち，**誤っている**ものはどれか．**2つ選べ**.

① メトトレキサート，フルオロウラシル，シタラビンなどは中枢神経障害を発現しやすい

② 手足の痛みや痺れは運動神経障害の症状である

③ 糖尿病は，末梢神経障害のリスク因子となる

④ ビンクリスチンと比較して，ビノレルビンの方が末梢神経障害の発現頻度が高い

⑤ パクリタキセルによる末梢神経障害は，休薬・中止により回復することが多い

難しいなぁと思ったときはp.85を復習してみよう！

問2 抗がん薬の神経障害に関する記述のうち，**誤っている**ものはどれか．**2つ選べ**.

① シスプラチンの末梢神経障害は，四肢末梢のほか，体幹や顔面にも生じやすい

② オキサリプラチンの急性の末梢神経障害は，寒冷刺激によって悪化する

③ ボルテゾミブによる末梢神経障害として，尿閉や起立性低血圧を生じることがある

④ 末梢神経障害の予防薬として，牛車腎気丸が推奨される

⑤ 末梢神経障害の治療薬として，ベンラファキシンが推奨される

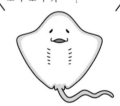

自信がなければp.90に戻って確認だエイエイオー！

---

1 解答 2, 4

① ○

② ×：運動神経障害→感覚神経障害

③ ○

④ ×：ビノレルビンは，発現頻度・程度ともにビンクリスチンと比較して低い．

⑤ ○

2 解答 4, 5

① ○

② ○

③ ○

④ ×：末梢神経障害の予防薬として推奨される薬剤は，ないのが現状である．

⑤ ×：ベンラファキシン→デュロキセチン

症例から考えよう！

47歳男性，会社員．ステージⅡの結腸と診断される．術後補助化学療法として，XELOX（CapeOX）療法が開始となる．CapeOX療法10コース開始後より四肢末梢の痺れ感やピリピリした痛みを訴えている．基礎疾患に糖尿病がある．

【CapeOX療法】
- カペシタビン　　2,000mg/m²/day　経口(day 1-14)
- オキサリプラチン　130mg/m²/day　点滴静注(day 1)
（1サイクル：21日間）

Q この症例の神経障害に対する対症療法を根拠とともに具体的に提案しましょう

回答例

　この症例は，末梢神経障害のリスク因子である糖尿病を基礎疾患に有しており，末梢神経障害の発現リスクが上昇することが予想される．また，オキサリプラチンの特徴として，総投与量の増加に伴い末梢神経障害が発現し，投与回数10回前後で末梢神経障害が発症することが報告されている[24]．本症例は，XELOX療法10コース開始後より，四肢末梢の痺れ感やピリピリした痛みの訴えがあり，報告と一致する．

　末梢神経障害への対症療法として，ASCOのガイドラインにて推奨されているデュロキセチンの処方提案を行うのが妥当であると考える．一方，デュロキセチンはCYP1A2，CYP2D6阻害作用を有し，血漿タンパク結合率が高いため，薬物相互作用に留意する必要がある．

　デュロキセチンは，1日1回20mgより開始し，副作用の有無を確認しながら，1週間以上の間隔を空けて1日用量として20mgずつ，鎮痛効果が得られる至適用量まで増量する（1日最大投与量は60mg）．デュロキセチンによる頻度の高い副作用として，眠気，倦怠感，悪心があげられる．デュロキセチンの副作用である消化器症状は投与開始1〜2週間で起こることが多く，その後は軽減すると考えられている．

memo

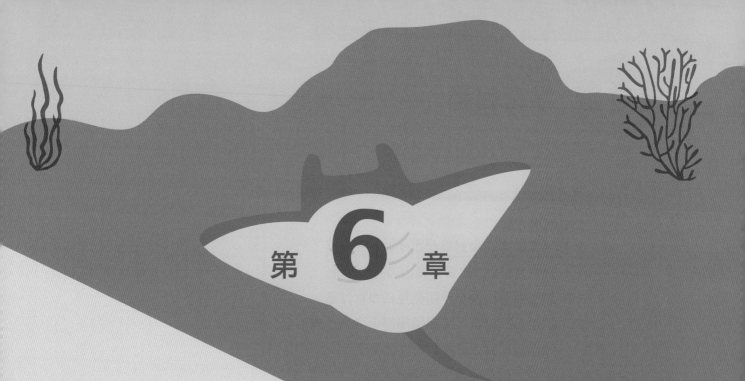

第**6**章

血管外漏出

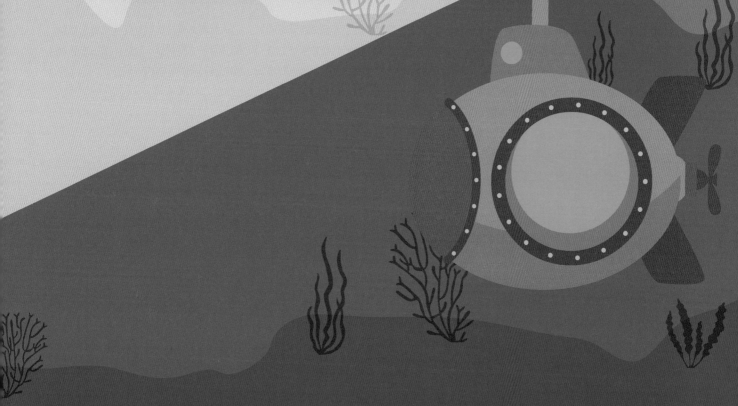

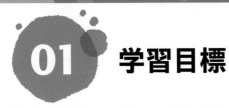

01 学習目標

血管外漏出は,
早期発見と適切な対処がポイント

- 最終目標は,血管外漏出の完全防止
- 患者指導により早期発見につなげる
- 抗がん薬によって組織障害の強さが異なる
- 発見時には迅速な対応が必要
- 類似症状との鑑別を実施する

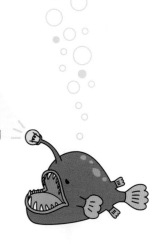

血管外漏出は医原性の副作用！？
（けっかんがいろうしゅつ）

抗がん薬を注射で投与する際,静脈にカテーテルを留置し点滴で行う.

抗がん薬の血管外漏出は,抗がん薬を投与するための**カテーテルの留置が不安定なことなどが原因**となり,血管外に抗がん薬が漏れ出ることで生じる.血管外漏出は医原性の副作用と言っても過言ではない.血管外漏出を起こしやすいリスク因子を有する患者では,カテーテル留置の際に細心の注意を払う必要がある（p.100）.

患者本人からの申告は大切な情報

血管外漏出を最初に自覚するのは患者である.投与開始直後や投与中に,カテーテル留置部位付近に違和感をもつことが多い.薬剤師をはじめとする医療スタッフは,抗がん薬の点滴を開始する前に,異常を感じたらすぐにスタッフに伝えるように患者指導を行うことで抗がん薬の血管外漏出を早期に発見することができる.このことより血管外漏出を早期に発見するための患者指導や漏出後の対処法を理解する必要がある.

抗がん薬による組織障害のリスクを把握する

抗がん薬は,組織障害程度により,壊死性,炎症性,非炎症性の3つに分けられる.患者に投与する抗がん薬が壊死性か否かを把握するとともに,医療スタッフにも患者が壊死性の抗がん薬を投与していることがわかるような工夫や環境の整備について理解する.同時に,血管外漏出と似た症状を有する静脈炎なども理解し,血管外漏出を評価する鑑別手法を身に付ける.

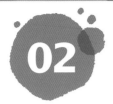

02 抗がん薬の血管外漏出とは？

- カテーテルから漏出すると抗がん薬の影響により，皮下組織で炎症や壊死が起こる
- 漏出部位に潰瘍を形成する（漏出後数時間〜数日）
- ケロイドの形成または瘢痕が残存することがある

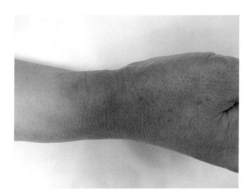

炎症（漏出直後）

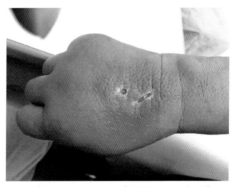

瘢痕またはケロイド（漏出後14日経過）

［著者撮影］

血管外漏出（けっかんがいろうしゅつ）とは血管外（皮下）に抗がん薬が漏れる現象である．抗がん薬の投与経路の一つにカテーテルを用いた静脈注射がある．この際，抗がん薬が血管外（皮下）に漏出すると，皮下組織の炎症や潰瘍を惹起する．

初期症状としては，カテーテル挿入部位付近の痛みや違和感，皮膚の腫脹，発赤が認められる．軽症であれば時間経過とともに症状の悪化がみられ，その後に組織が再生する．しかし，ケロイドを形成するなど，漏出前と同様の皮膚までには完全に治癒できないケースも散見される．

このような副作用が起こらないようにするためには，抗がん薬が漏出しないようにカテーテルを留置できるかにかかっている．

抗がん薬の漏出による皮膚壊死が起きた際の対策についてもさまざまな検討や研究が行われているが，劇的に皮膚障害を改善させることができる治療法は存在しない．そのため，抗がん薬の血管外漏出を考えるうえで最も大切なことは，**万全な予防を目指す**ことである．カテーテルの留置に最適な血管を選び，漏出するリスクがある血管（p.98）を避けることが必要である．

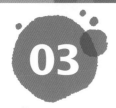

03 血管外漏出のリスク因子

血管外漏出のリスクとなる要因

患者側の要因

- 高齢者（血管の弾力性や血流量の低下）
- 血管が細くて脆い患者
- 化学療法を繰り返している患者
- 栄養不良患者
- 糖尿病や皮膚結合織疾患などの罹患患者
- 肥満患者（血管をみつけにくい）
- 多剤併用療法中の患者

投与経路・手技上の要因

- 輸液などですでに使用しているルートの再利用
- 抗がん薬の反復投与に使われている血管
- 同一血管に対する穿刺のやり直し
- 24時間以内に注射した部位より遠位側

カテーテルをきちんと留置できれば，
漏出は防げます！

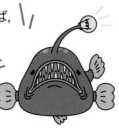

　血管外漏出を起こしやすいリスク因子のすべてに共通していることは，**血管の弾力性の喪失・硬化などがあり，血管のコンディションが悪いこと**である．高齢者は，老化により血管の弾性が失われていることが多い．また，肥満患者では，血管をみつけにくいためにカテーテルの留置が難しいという問題点に加え，コレステロールなどの影響による動脈硬化を生じていることが多く，血管外漏出のリスクが高くなる．化学療法歴が長い患者，複数の抗がん薬を併用している患者，繰り返し抗がん薬を投与された血管の使用なども漏出のリスクが高くなる．

　血管外漏出のリスクが複数ある患者では，血管外漏出を確実に予防するために中心静脈ポート（p.107）の設置を考慮する必要がある．

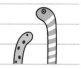

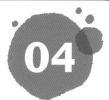

04 抗がん薬による組織障害：リスクによる分類

分　類	特　徴	主な薬剤
壊死性抗がん薬（vesicant drugs）	• 少量の漏出でも水疱性皮膚壊死を生じ，難治性潰瘍を起こす薬剤	• アントラサイクリン系 • タキサン・ビンカアルカロイド系 • 抗腫瘍性抗生物質
炎症性抗がん薬（irritant drugs）	• 潰瘍形成には至らないが，局所炎症を起こす薬剤 • 大量に漏出した場合は壊死性抗がん薬と同じ対応が必要	• 白金製剤 • トポイソメラーゼ阻害薬 • アルキル化薬 • 代謝拮抗薬 • 抗腫瘍性抗生物質
非炎症性抗がん薬（non-vesicant drugs）	• 多少漏出しても炎症や壊死を起こしにくい薬剤	• 代謝拮抗薬 • 酵素製剤 • サイトカイン • 分子標的薬 • 抗腫瘍性抗生物質

抗がん薬ごとに血管外漏出時の組織障害のリスクを把握しよう！

血管外漏出の対応を考えるうえで，組織障害のリスクを把握することが最も大切である．

非炎症性抗がん薬は，漏出したとしても問題にならないことが多いことに加え（通常は静脈から投与するが），代謝拮抗薬のシタラビンは皮下投与することが可能である．つまり，非炎症性抗がん薬は，漏出時に組織障害が生じることはない．

一方で，壊死性抗がん薬は，ほんのわずかな量が漏出するだけでも重度の組織障害を惹起する．アントラサイクリン系薬，タキサン系薬，ビンカアル

カロイド系薬を投与するときは，壊死性抗がん薬であることを認識する．これらの薬剤を使用する際は，血管外漏出に備え，即座に適切な対応ができる準備を整えておかなければならない（p.101）．

炎症性抗がん薬の血管外漏出時の対応は，漏出した量により異なる．漏出量が少量の場合は，ルートの差し替えなどの対症療法を行い，その後の経過を観察する．しかし，漏出量が多量の場合には，組織障害を起こす可能性があるので，壊死性抗がん薬に準じた対応を行う．

抗がん薬ごとの組織障害リスクを確実に把握するとともに，血管外漏出時に確実な対応が実施できるように漏出時の対策マニュアルを準備しておくことが必要である．対策マニュアルを作成する際には，皮膚科医とも相談のうえで作成すると，各施設の現状に即した的確なマニュアルが作成できる．また，マニュアルに取り入れた予防薬などは，抗がん薬を投与する外来化学療法室，病棟ナースステーションなどに常備しておく．

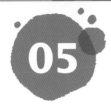

05 抗がん薬投与時の注意点 （局所障害の予防）

- 投与ルートとなる血管を慎重に選ぶ
  ➡ 化学療法により，静脈が脆くなり，還流が悪くなることが多く，血管外漏出が起こりやすい状況にある
- 投与開始時に漏れのないことを確認する
  ➡ 開始後の15分は頻回にモニタリングする
- 固定部が観察しやすい透明なテープを使用する
- 「点滴中あるいは終了後に少しでも灼熱感のような痛みを感じたら，知らせるように」と事前に説明する

穿刺針を留置する
適切な血管を選択！

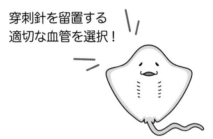

　抗がん薬による血管外漏出を予防する最大のポイントは，適切な血管を投与ルートとして選ぶことである．正しい位置に穿刺針（カテーテル）が留置されていれば，血管外漏出は避けられる.

　血管を選択するときは，①太く弾力のある血管を選ぶこと，②カテーテルを固定しやすい部位を選ぶことが重要である．手首付近は，点滴投与中に患者が手を動かしたときに，大きく動く可能性がある．つまり，投与開始時には適切にカテーテルが留置されていたとしても，点滴中に腕を動かしカテーテルが抜けかけるなどして，血管

外に抗がん薬が漏出する可能性が高くなると推測できる．ポイントにあげた2点をしっかりと確認して血管を確保することが，抗がん薬の血管外漏出を回避するうえで重要である．薬剤師が血管の選択をすることはほとんどないが，看護師や医師に説明できるようにこれらをしっかりと理解しておく.

　投与開始後は点滴の状況を確認し，漏出の有無を慎重にチェックする．また，患者への指導をしっかりと行い，患者本人にも漏出の有無をチェックしてもらう.

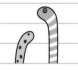

06 血管外漏出時の対応

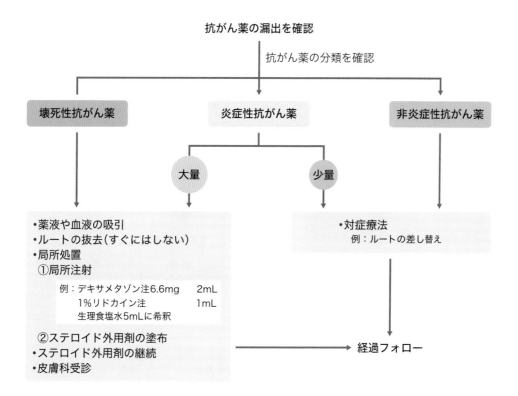

抗がん薬の漏出を確認

抗がん薬の分類を確認

| 壊死性抗がん薬 | 炎症性抗がん薬 | 非炎症性抗がん薬 |

大量　　　　　少量

・薬液や血液の吸引
・ルートの抜去(すぐにはしない)
・局所処置
　①局所注射

　　　例：デキサメタゾン注6.6mg　　2mL
　　　　　1%リドカイン注　　　　　1mL
　　　　　生理食塩水5mLに希釈

　②ステロイド外用剤の塗布
・ステロイド外用剤の継続
・皮膚科受診

・対症療法
　例：ルートの差し替え

経過フォロー

👿 血管外漏出を確認したときの初期対応

患者からの申し出などにより壊死性抗がん薬や炎症性抗がん薬(大量)の血管外漏出を発見したときには，速やかに点滴を中断する．その後，すぐにルートを抜去せず，可能であれば，血液を数mLシリンジで吸引して少しでも漏出した抗がん薬を回収する．血液の吸引が終わったあとで，カテーテルを抜去する．少量の炎症性抗がん薬や非炎症性抗がん薬の場合は，ルートの差し替えなどの対処を行う．

👿 ルート抜去後の局所処置

漏出部位近辺の発赤の範囲や疼痛の有無を確認する．併せて，いつ頃から違和感や痛みなどを感じたかを患者から聞き取る．漏出部位の外縁をマーキングし，薬剤の組織障害性，漏出量に応じて速やかに対処を始めることが重要である．

局所処置として，ステロイド薬の局所注射を実施する．この局所処置では何回も皮下注射を実施することになるため，かなりの痛みが生じる．患者には，事前に痛みのある処置を行うことを説明しておく必要がある．発赤の範囲や疼痛の有無に応じて，strongestクラスのステロイド外用剤(クロベタゾールプロピオン酸エステル軟膏な

ど)の塗布を行う．

👿 薬剤師の対応

血管外漏出が起きたとき，薬剤師はこれらの対応を医師や看護師に迅速に説明することが求められる．

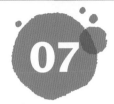

07 血管外漏出時に投与できる薬剤：デクスラゾキサン

デクスラゾキサン（サビーン®）とは

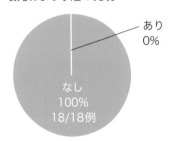

- **アントラサイクリン系薬の血管外漏出時のみ** に投与できる薬剤

- 血管外漏出後 **6時間以内** に，可能な限り速やかに静脈内投与

- デクスラゾキサン投与後の壊死および水疱の発現

あり
0%

なし
100%
18/18例

- 主な副作用

すべての副作用	71.3%
悪 心	27.5%
発 熱	13.8%
注射部位疼痛	13.8%
嘔 吐	12.5%

［文献2より引用］

デクスラゾキサンとは？

デクスラゾキサン（サビーン®）は，日本で初めて血管外漏出に対する治療薬として承認を得た薬剤である．デクスラゾキサンが臨床で使えるようになるまでは，抗がん薬の血管外漏出時に使用する主な薬剤はステロイド薬（局所注射または外用）のみであった．しかし，アントラサイクリン系薬の血管外漏出に対しては，ステロイド薬に加えてデクスラゾキサンが対処法の一つとして使えるようになった．

アントラサイクリン系薬は壊死性抗がん薬であり，漏出時には外科的処置を要する皮膚潰瘍をきたすことがある．デクスラゾキサンを適切に使用することで，重篤な皮膚潰瘍を避けられる可能性がある．

デクスラゾキサンの投与方法

デクスラゾキサンは，1日1回3日間投与する．投与量は投与日で異なり，1〜2日目は1,000 mg/m²，3日目は500 mg/m²を1〜2時間かけて静脈内投与する．デクスラゾキサン投与時の注意点は，**血管外漏出後6時間以内**に速やかに投与を開始することである．なお，クレアチニンクリアランス40 mL/分未満の患者では，投与量を50%とすることで，腎機能正常者に通常用量を投与したときと同じAUCを得られることが示されている[2]．

デクスラゾキサンの副作用

臨床試験でのデクスラゾキサンの副作用発現率は71.3%であることが報告されている[2]．悪心，嘔吐，白血球減少，好中球減少などの骨髄抑制，肝障害，腎障害の発現頻度が高い．特に症状が重い（Grade 4）好中球減少の発現頻度は19.3%であり，発熱性好中球減少症が生じる可能性がある．

抗がん薬の血管外漏出による皮膚障害の対応に集中しやすいが，デクスラゾキサンによる副作用にも十分注意を払う必要がある．

08 血管外漏出の実例：壊死性抗がん薬による皮膚潰瘍

ビノレルビン投与終了直後

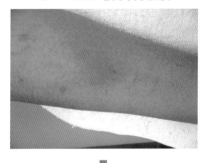

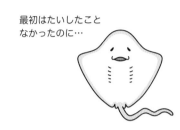

最初はたいしたこと
なかったのに…

漏出7日後

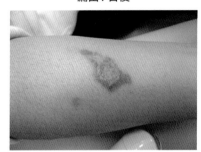

漏出21日後

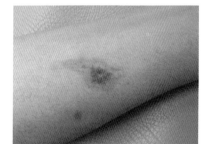

［著者撮影］

　上の写真にビノレルビン漏出後の時間経過による潰瘍の形成，回復の過程を示す．ビンカアルカロイド系微小管阻害薬であるビノレルビンは壊死性抗がん薬であり（p.99），漏出時には高い確率で皮膚潰瘍を誘発する．漏出時，通常であれば，ステロイド薬の皮下注射やステロイド外用剤の塗布が行われる．

　本症例では，投与終了直後は軽い発赤がみられただけで，患者から違和感や疼痛の訴えはなかったため経過観察を行った．しかし，漏出7日後に患者を再診した際には潰瘍を形成していた．

この時点でかなりの痛みの訴えがあり，皮膚科を受診したがすでに薬剤による対処ができる時期が過ぎていた．その後，2週間かけて改善したが痂皮化した皮膚が改善することはなかった．

迅速な初期対応が大切！

　この症例での経過では，初期対応に大きな誤りがあった．壊死性抗がん薬が漏出した可能性があったものの，患者から痛みの訴えはなく，腫れもごく軽度だったため経過観察とした．しかし，結果的には潰瘍を形成するに至った．やはり，壊死性抗がん薬の漏出が疑われる際には，ステロイド薬の皮下

注射，ステロイド外用剤の塗布などを行い，数日内に再診するようなマネジメントを行うべきであったと考えられる．迅速な初期対応は，症状の軽減・治癒期間の短縮に繋がる．

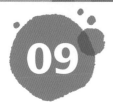

09 血管外漏出に似ている症状

静脈炎

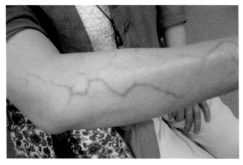

フレア反応

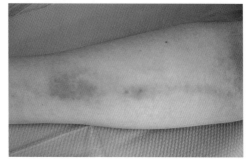

［著者撮影］

特にフレア反応は，
血管外漏出との鑑別が難しいです

　抗がん薬による治療を行っている際には，血管外漏出と類似した症状として，血管痛，静脈炎，フレア反応，リコール現象などが生じる．

血管痛
　血管痛は，抗がん薬を投与している間に，主にカテーテル挿入部位付近から上腕にかけて痛みが生じるものである．

静脈炎
　静脈炎は，抗がん薬の血管内皮細胞障害により，血管に沿った色素沈着や凹み，腕を動かしたときにひっかかる感じがするなどの症状がみられる．

フレア反応
　フレア反応は，局所の痛みを伴わないアレルギー反応で，血管に沿って紅斑や赤い線状の蕁麻疹が生じる．治療をしなくても，発現後30分以内に消失することが特徴であり，潰瘍や腫脹は通常みられない．そのため，漏出時の発赤と見分けることが非常に難しいが，痛みの有無や発赤の発現時期などを患者から慎重に聞き取り，抗がん薬の漏出かフレア反応かを判断する．

リコール現象
　さらに，リコール現象による炎症の再燃もある．リコール現象とは，過去に血管外漏出を起こした既往のある患者に対して，抗がん薬（アントラサイクリン系やタキサン系など）を漏出が生じた部位とは違う部位から投与した際に，過去に漏出が生じた部位に発赤等が再燃することである（左腕で血管外漏出を起こしたことがある患者に，右腕から抗がん薬を投与したときに，左腕の過去の漏出部位に炎症が生じる）．患者からの問診やカルテなどから過去の情報を収集することで，リコール現象か否かを判断することが可能である．

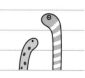

10 血管痛・静脈炎の原因

- 血管内皮の損傷→血管痛・静脈炎を引き起こす！
  ➡ 一般に，<u>pH 8以上・pH 4以下・浸透圧比2以上</u>で，静脈炎の原因となる血管内皮の損傷が生じる
  ➡ 一度生じた静脈炎は，<u>pH 6以下</u>の点滴でも悪化する

血管痛を起こしやすい抗がん薬：ゲムシタビン

- 1,000mg/m²/生理食塩液100mL（ジェムザール® 添付文書より）で**pH3**，**浸透圧比3**
  ➡ 海外臨床試験では，血管痛の発生率**1.4%**
- より希釈して緩徐な投与条件を模索したいが，30分以上の投与では血液毒性の増大が危惧される．

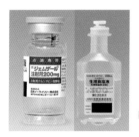

[画像提供：日本イーライリリー株式会社, 光製薬株式会社]

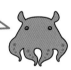

軽微な血管痛でも，放置すると医療者—患者間の信頼関係を壊してしまいます！

静脈炎を起こしやすい抗がん薬：エピルビシン（ファルモルビシン®RTU）

- 調剤上便利なRTU製剤*は，成分安定性向上のため pH 2.5〜3.5と凍結乾燥製剤（pH 4.5〜6）と比較して低く設定されている．

  ＊：“RTU”は“ready to use”の略．既に溶解してあり，溶かす手間が省ける製剤のこと．(p.108参照)

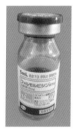

[画像提供：ファイザー株式会社]

　抗がん薬の血管内投与（点滴投与）では，投与された高濃度の抗がん薬が血管内皮細胞と接触する．そのため，抗がん薬の点滴投与中や投与後にズキズキとした痛み（血管痛）や血管に沿った色素沈着，腕を動かしたときの引きつれ感（静脈炎）が生じる．

　血管痛・静脈炎の原因は十分に明らかとなってはいないが，**投与液のpHや浸透圧は原因の一つとなる**．抗がん薬の多くは基本的に酸性であることが多い．血管痛を起こしやすい代表的な抗がん薬はゲムシタビンとオキサリプラチンであり，静脈炎はエピルビシンやビノレルビンで起こりやすいことが報告されている．

　オキサリプラチンによる血管痛では，投与液にデキサメタゾンを混合することで，血管痛が軽減することが示唆されている．平均的な体表面積で計算された投与量のオキサリプラチン溶液のpHは4.2である．デキサメタゾンを混合することで，pHが約7.0に上昇する．このことから，オキサリプラチンによる血管痛にpHが関与することが考えられるが，デキサメタゾンを添加してもまったく血管痛が軽減しない例もあり，その発現機序は明らかとなっていないのが現状である．

11 静脈炎の発現率と投与時間

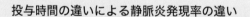

投与時間の違いによる静脈炎発現率の違い

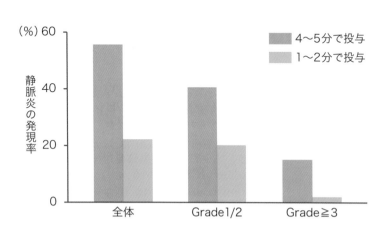

凡例:
- 4〜5分で投与
- 1〜2分で投与

(%) 静脈炎の発現率 縦軸: 0, 20, 40, 60
横軸: 全体, Grade1/2, Grade≧3

旧レジメン
エピルビシン（100 mg/m²）
5%ブドウ糖液（100 mL）
4〜5分で投与

新レジメン
エピルビシン（100 mg/m²）
生食（50 mL）
1〜2分で投与
上記に加え
補液200 mLでフラッシュ

▶静脈炎の発現頻度が有意に低下

静脈炎の予防のポイントは
①投与時間の短縮
②フラッシュの追加
③太い血管からの投与 です

［文献3より引用］

🦑 ステロイド薬の添加

エピルビシンやビノレルビンの静脈炎に対してもステロイド薬の添加が有効である．これには，ステロイド薬の抗炎症作用よりも，pHを上昇させることが有効かもしれない．特に，エピルビシンの凍結乾燥品に比べ液状製剤（Ready to use製剤）は，pHが低いので使用上の利便性が高いが，pHが低いことは認識しておくべきである．

🦑 投与時間の関連

エピルビシンを輸液ポンプを使用せずに自然滴下全開で投与する際に，輸液量を変更（100 mL→50 mL）し，投与時間を短縮（4〜5分→1〜2分）することに加え，投与終了後に補液200 mLを追加した結果，静脈炎の発現頻度が20％まで低下することが報告されている[3]．さらに，カテーテルは手背・手首の血管よりも太い前腕の静脈に留置することで，静脈炎の発現頻度が低下する．これらのことより，pHが低く炎症性が高いエピルビシンのような抗がん薬による静脈炎を予防する際のポイントは，「投与時間の短縮，フラッシュの追加，太い血管からの投与」であるといえる．

🦑 静脈炎は予防が大切

静脈炎は，即座に生命の危機をきたすような有害事象ではない．しかし，静脈炎が生じた患部（前腕）などを周囲の目線から隠すために，夏でも暑さを我慢して長袖のシャツを着用する患者がいるなど，QOLを低下させる有害事象である．そのため，静脈炎の特性を理解し，適切な対策を施すことが必要である．静脈炎の予防は，血管外漏出の予防にも繋がる点で重要である．

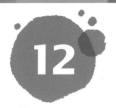

12 静脈炎を予防・軽減するための投与法

- 確実な血管確保, 太い血管の選択
- 極力希釈する
- ステロイド薬と同時投与
- 投与後の十分なフラッシュ（ステロイド薬＋200mL）
- 投与中, 注射部位を温める（温庵法）
- 冷たい輸液は, 人肌に温める
- 投与前, 水分を多めに摂るよう患者指導

▶ステロイド薬と同時投与

別の輸液セットを接続し, 2種類以上の輸液を並行して行う側管点滴（ピギーバック法）で投与する.

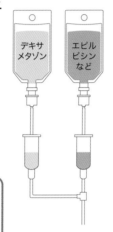

 デキサメタゾンは, 制吐薬・静脈炎対策・フラッシュの三役を兼ねています！

▶中心静脈からの投与

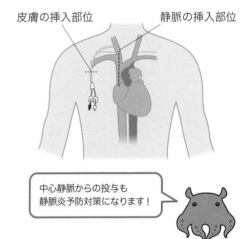

皮膚の挿入部位　　静脈の挿入部位

中心静脈からの投与も静脈炎予防対策になります！

😈 静脈炎の予防対策・軽減

抗がん薬を末梢静脈から投与した際に生じる静脈炎の原因として, 投与液のpH, 高濃度の抗がん薬と血管内皮細胞との接触時間などが推測されている. そこで投与液のpHを上昇させることを目的として, ステロイド薬のデキサメタゾンを抗がん薬のエピルビシン液体製剤の投与液と混合することがある. この結果, エピルビシンによる静脈炎の予防効果が高まるとする報告がある[4]. また, ビンカアルカロイド系微小管阻害薬ビノレルビンによる静脈炎を予防するための方法として, ビノレルビンの投与を10分以内とすること, ビノレルビンの投与終了後に補液でルート内および血管をフラッシュする（薬液を押し流す）ことが添付文書にも記載されている. これにより静脈炎の予防・軽減ができる.

😈 中心静脈投与への変更

注射薬の投与ルートは末梢静脈に限らず, 上大静脈や下大静脈（中心静脈）にカテーテルを留置し, そこから注射薬を投与する方法がある. 中心静脈は血流量が多いため, 高浸透圧, 高濃度の注射薬をすぐに希釈することができる. そのため, 血管障害を起こしにくくなる, すなわち, 静脈炎を予防することが可能となる. なお, 中心静脈投与を行う際には, カテーテル留置時の気胸のほか, 長期間カテーテルを留置することによる感染症, 血栓症に注意を払う必要がある.

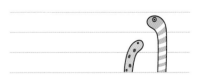

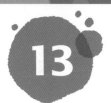

13 静脈炎軽減のためのpH調整

薬 剤	pH	輸液添加量	デキサメタゾン (pH7.0〜7.8) 添加量	混合後 pH
ファルモルビシン®RTU 注射液 10 mg			4 mg	4.0
ファルモルビシン®RTU 注射液 50 mg	3.0	生理食塩液 50 mL	4 mg	4.7
			6 mg	5.3
			8 mg	5.5

[各薬剤のインタビューフォームより作成]

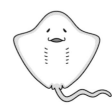

デキサメタゾンの静脈炎に対する効果は，抗炎症作用よりpH上昇作用によるものかも…！？

　エピルビシン（ファルモルビシン®など）には凍結乾燥製剤と液体製剤の2種類の製剤が販売されている．

　凍結乾燥製剤では，注射用生理食塩水に溶解することが必要なため調整に時間を要する．

　一方，液体製剤のファルモルビシン®RTUは，調製時の曝露防止や作業時間の短縮を目的として，既に溶解してある．しかし，このファルモルビシン®RTUは，生理食塩液や5％ブドウ糖液と混合してもエピルビシン溶液のpHは約3.0と酸性が強く，静脈炎が高頻度に出現した．

　このエピルビシン溶液にデキサメタゾン（pH 7.0〜7.8）を混合することで，pHが上昇する．pHの上昇は，混合するデキサメタゾンに依存して上昇する（たとえば，デキサメタゾンを8 mg混合すると，pH3.0→5.5に上昇する）．pHを上昇させたエピルビシン溶液を使用することで，静脈炎の発現頻度が低下することが期待される．

　なお，エピルビシンはpH6.9以上で沈殿が析出する．そのため，炭酸水素ナトリウム注射液（メイロン®など）と混合する際は注意が必要である．

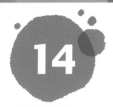

14 ガラス・ゴム片と輸液フィルターによる静脈炎発生頻度

表1　ガラスアンプルカット時のガラス片発生数

ガラス片の粒径	ガラス片数（$n = 30$の平均）
2μm以上	22.6
5μm以上	9.9
10μm以上	4.0
25μm以上	0.4

［文献5より引用］

表2　バイアル穿刺時のコアリング発生頻度

	コアリング発生頻度
18Gの鋭い金属針	9件/250バイアル（4.2%）
鈍いプラスチック針	102件/250バイアル（40.8%）

［文献6より引用］

表3　ラインフィルターの有無による静脈炎の発生頻度

フィルター（0.22μm）	72時間点滴静脈施行時の発生頻度（%）
あり	25.3
なし	62.0

［文献7より引用］

ガラスアンプルカット時

注射薬を混合調製する際のアンプルカット時には，2μmの破片が高頻度に発生することが明らかとなっている．ガラス片は生体にとっての異物であり，ガラス片が混ざった注射薬を投与した場合には，ガラス片による血管内皮の損傷や微小血管の閉塞が生じる．実際のデータとして，30回のアンプルカットを繰り返したとき，平均22回で粒径2μmのガラス片が発生している．さらには，10μm以上のガラス片も4回発生している（表1）[5]．

バイアル穿刺時

混合調製の操作が曖昧であると，コアリング（ゴム栓が欠けてバイアル内に入ること）により薬液内にゴム栓の破片が発生する（表2）[6]．

輸液フィルターの使用

輸液フィルターは不溶性の異物の除去だけでなく，ガラス片などの異物の除去にも有用である．さらに，0.22μmの輸液フィルターの有無による静脈炎の発現頻度を比較したところ，輸液フィルター使用群で静脈炎の発現頻度が低下している（表3）[7]．この結果は，混合調製時に混入した異物により静脈炎が誘発される可能性があること，輸液フィルターの使用（異物の除去）により静脈炎を予防できると考えられる．さらにフィルターの孔径についても検討されており，0.8μmのシリンジフィルターでもガラス片の除去が可能であることが示されている．正確な混合調製の手技やフィルターの使用により，静脈炎の予防が可能であると考えられる．

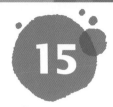

15 輸液フィルターの使用が好ましくない薬剤

分　類	薬剤例
①輸液フィルター孔径 (0.2μm) より粒子が大きい薬剤	● 乳化剤：ダイズ油注，アルプロスタジル，フルルビプロフェンアキセチル ● エマルジョン系薬剤：<u>アムホテリシンB</u> ● 血液製剤：アルブミン製剤，グロブリン製剤 ● その他：<u>エノシタビン</u>
②フィルター・輸液ボトルに吸着する薬剤	● インスリン製剤 ● ニトログリセリン ● ジアゼパム ● <u>ビンクリスチン</u> ● ジゴキシン ● <u>アクチノマイシンD</u>
③フィルター自体を変性させる薬剤	● <u>エトポシド</u>
④投与量が少ない薬剤	● G-CSF ＊輸液中の薬剤濃度が5μg/mL以下あるいは，1日の総投与量が5mg以下の場合などは，フィルターの通過の可否が確認できてから使用する

―――：抗がん薬　　　　　　　　　　　　　　　　　　　　　　　　[文献8より著者作成]

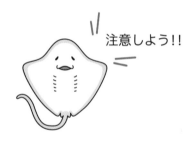

注意しよう!!

　中心静脈ラインから化学療法を施行されている状況下では，薬剤配合変化による沈殿物の除去を目的としたフィルターの使用は有効であるといわれている（FDA, ASPENガイドライン）．

　中心静脈ラインには，通常，孔径が0.22 μmの輸液フィルターが使用される．輸液フィルターはすべての薬剤で使用できるわけではなく，①輸液フィルターの孔径より粒子が大きい薬剤，②輸液フィルター・輸液ボトルに吸着する薬剤，③輸液フィルター自体を変性させる薬剤，④投与量が少ない薬剤には，使用できない．

　①〜④の特徴をもつ薬剤を投与する際は，輸液フィルターの下流から投与するなどのルート設計を考える．ガラスアンプルで保管されていた薬剤を輸液フィルターを介さずに投与するケースでは，シリンジフィルター（孔径0.45 μmや0.8 μm）を注射薬の混合調製時に使用することが望ましい．

　抗がん薬には，**タキサン系抗がん薬のように水に難溶性なものもあり，輸液で希釈した場合，過飽和状態となり結晶化し析出することがある．このような不溶性異物の除去においても輸液フィルターは有効である**．フィルターの

特性を理解し，適切なルート設計を行うことで，異物による不要な有害事象から患者を守ることが可能であり，その責務は薬剤師が担うべきものである．

略　語

● FDA：Food and Drug Administration（米国食品医薬品局）

● ASPEN：American Society for Parenteral and Enteral Nutrition（米国静脈経腸学会）

確認問題

問1 抗がん薬の血管外漏出に関する記述のうち，**誤っている**ものはどれか．**2つ選べ**．

① 抗がん薬の血管外漏出後は，潰瘍が形成されてから対応を開始する

② タキサン系やビンカアルカロイド系の抗がん薬は，組織障害を起こしにくい薬剤である

③ アントラサイクリン系薬が血管外に漏出した際の治療薬として，デクスラゾキサンがある

④ 血管外漏出と類似した症状として，静脈炎とフレア反応がある

⑤ 抗がん薬の血管外漏出に気づいた際は，速やかに抗がん薬の注入を停止する

難しいなぁと思ったときは p.99，102 を復習してみよう！

問2 静脈炎に関する記述のうち，**正しい**ものはどれか．**3つ選べ**．

① 酸性薬剤は静脈炎を起こしやすいが，アルカリ性薬剤は静脈炎を起こしにくい

② 静脈炎を起こしやすい抗がん薬には，ビノレルビンやエピルビシンなどがある

③ 抗がん薬による静脈炎は，ステロイド薬を同時に投与することで悪化するため，避ける必要がある

④ 抗がん薬による静脈炎を予防するためには，投与時間をできる限り短縮する方がよい

⑤ ラインフィルターの使用により，静脈炎の発現率は低下する

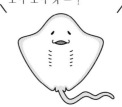

自信がなければ p.104 に戻って確認だ
エイエイオー！

---

1 解答 1，2

① ✕：できる限り速やかに対応を開始する．

② ✕：壊死性の抗がん薬であり，水疱，潰瘍を形成するリスクが高い．

③ ◯

④ ◯

⑤ ◯

2 解答 2，4，5

① ✕：高pHの薬剤も静脈炎の原因になりうる．

② ◯

③ ✕：ビノレルビンやエピルビシンによる静脈炎では，ステロイド薬を投与することで静脈炎を軽減できる．

④ ◯

⑤ ◯

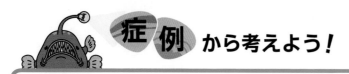

症例 から考えよう！

64歳女性，小学校の先生．乳がんの再発治療として，ビノレルビンによる化学療法を行った．ビノレルビンの投与開始時より腕に違和感を感じて，5分後には痛みを感じるようになった．

Q この患者に対する適切な対処法を説明しよう！

回答例

患者の訴えである「腕の違和感」を正確にすばやく察知することが，血管外漏出の対応を行う際でのキーポイントとなる．

ビノレルビンは壊死性の抗がん薬に分類されるため，血管外漏出を疑わせるようなことがあれば，即座に点滴を中断する．

痛みや違和感が生じている部位をよく観察し，圧痛や炎症の程度を評価する．

少量の漏出であれば，痛み，炎症ともに軽度であることが多いが，そのまま経過観察を続けると，数日後に潰瘍を形成する可能性があるため，p.101に示した対処法を実施する．

症状が軽度であっても，ステロイド薬の局所投与まで実施することが望ましい．さらに，漏出部位周辺にstrongestクラスのステロイド軟膏の塗布を継続する．

帰宅時には，痛みが強くなるようであれば，すぐに連絡または受診するように指導することが大切である．

壊死性の抗がん薬が漏出した際には，初動から皮膚科医とも連携した対応を行うことで，症状の増悪を最小限にとどめることが可能である．

memo

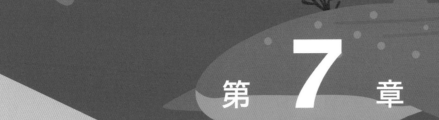

第 **7** 章

口腔粘膜炎・
口腔ケア

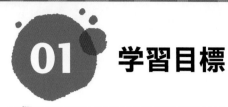

01 学習目標

- 口腔粘膜炎の病態，発現機序を理解している．
- 口腔粘膜炎が発現しやすい抗がん薬，発現しやすい時期，予防対策，対処療法，リスク因子を概説できる．
- 口腔ケアの意義や方法について理解している．

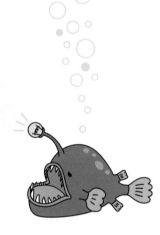

口腔粘膜上皮細胞は増殖する能力が高く，がん薬物療法や放射線療法によりの影響を受けやすい組織の一つである．がん薬物療法における口腔粘膜炎（chemotherapy induced oral mucositis）は，30〜40％と比較的高い頻度で発現する副作用である[1]．疼痛を伴い，重症な場合は食欲不振や不眠，会話困難など，日常生活（QOL）に支障をきたす．

また，口腔粘膜炎が生じると，潰瘍形成部に二次感染を引き起こし，全身感染症の契機となりかねない．口腔粘膜炎の重篤度が高いほど感染症の発症率は高く，口腔粘膜炎は好中球減少症（p.118）と同等に感染のリスクとなることが報告されている[2]．

一方で口腔ケアは，口腔粘膜炎，発熱性好中球減少症を減少させることが明らかとなっている[3]．したがって，患者のQOLを低下を防ぐために感染性微生物の侵入門戸となりうる口腔のケアと口腔粘膜炎の適切な管理が重要となる．

口腔粘膜炎が発生した場合，口腔ケアチーム，栄養サポートチームとの連携を図り対応する．

02 口腔粘膜炎の病態と発現時期

| 正常口腔粘膜 | 〔第Ⅰ期〕開始期 | 〔第Ⅱ/Ⅲ期〕シグナル伝達期・増幅期 | 〔第Ⅳ期〕潰瘍形成期 | 〔第Ⅴ期〕治癒期 |

フリーラジカルの
発生基底細胞への
ダメージ

☢放射線療法

サイトカインなど組織
障害因子の増幅によ
り上皮が剥落してゆく

潰瘍形成，感染が成
立しやすい．患者の
痛みが一番強い

粘膜上皮の再生

上皮粘膜

基底細胞

粘膜下組織

血管

🏷化学療法

　口腔粘膜炎の病態は，①正常期，②開始期，③シグナル伝達期・増幅期，④潰瘍形成期，⑤治癒期の5つの段階に分けられる[4〜6]．

　開始期では，がん薬物療法や放射線療法によって口腔の粘膜細胞が直接障害を受け，フリーラジカルが産生されると考えられている．シグナル伝達期・増幅期では，腫瘍壊死因子-α（TNFα）やインターロイキン-1β（IL-1β），インターロイキン-6（IL-6）などの炎症性サイトカインが誘導される．その結果，口腔粘膜下層の粘膜基底細胞に炎症反応が生じ，粘膜上皮細胞が徐々に脱落し，口腔粘膜炎が生じると考えられている．痛みが生じる潰瘍形成期は，患者が感じる疼痛が最も強い時期である．また，潰瘍形成部は，口腔内の常在菌などによる局所感染のリスクが高くなる．

　治癒期では，がん薬物療法や放射線療法後の時間の経過とともに粘膜上皮細胞が再生され口腔粘膜炎は回復する．がん薬物療法も放射線療法も口腔粘膜炎の病態は同じと考えられている．

tumor necrosis factor-1α；TNFα
interleukin-1β；IL-1β
interleukin-6；IL-6

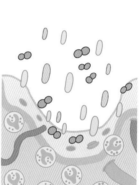
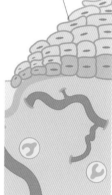

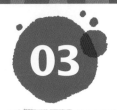

03 口腔内障害の好発部位と発現時期

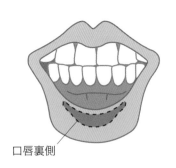

口唇裏側

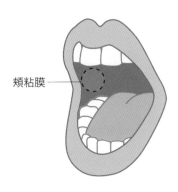

頬粘膜

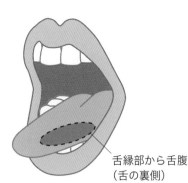

舌縁部から舌腹
（舌の裏側）

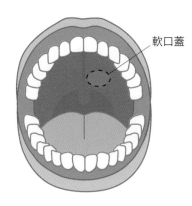

軟口蓋

口唇，頬，軟口蓋，口腔底，舌下面，咽頭などの粘膜は軟らかく可動性のある角質層を持たない非角化粘膜である．一方，歯肉，顎堤，舌背部などの粘膜は，上皮に厚みがある角化粘膜で機械的刺激に耐えられる構造となっている．

細胞障害性抗がん薬による口腔粘膜炎は，口唇裏側，頬粘膜，舌縁部，舌腹（舌の裏側），軟口蓋などの軟らかく可動性がある非角化粘膜に好発すると考えられている[6]．また，分子標的薬による口腔粘膜炎も，細胞障害性抗がん薬と同様に可動性がある粘膜に好発し，頑丈な角化粘膜にはほとんど発現しない[6]．放射線療法による口腔粘膜炎は，放射線を照射している部位に発現する．

口腔粘膜炎の発現時期は，細胞障害性抗がん薬の場合，投与後5～7日頃から発現する[6]．口腔粘膜の上皮細胞はターンオーバーが約10日と速いため，通常は2週間程度で症状が改善し，一般的に予後は良好である[1]．分子標的薬の場合，投与後3～5日頃から発現し，1週間程度で症状が改善し始める．分子標的薬による口腔粘膜炎も一般的に予後は良好で，細胞障害性抗がん薬より早期に出現し早期に治癒する傾向がある[6]．一方，放射線療法の場合，照射している部位への照射線量に比例して重篤度が増し，治療開始後3～4週目ごろから発赤，びらん，潰瘍などの症状が発現する．しかし，治療終了後は10日程度で症状が改善し始め，1ヵ月程度で治癒することが多い[6]．

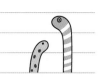

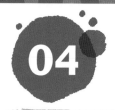

04 口腔粘膜炎の重症度評価

CTCAEによる重症度分類

	Grade 1	Grade 2	Grade 3	Grade 4	Grade 5
CTCAE ver 5.0	症状がない，または軽度の症状：治療を要さない	経口摂取に支障がない中等度の疼痛または潰瘍：食事の変更を要する	高度の疼痛：経口摂取に支障がある	生命を脅かす：緊急処置を要する	死亡
診察所見 CTCAE ver 3.0 （2007年）	粘膜の紅斑	斑状潰瘍または偽膜	融合した潰瘍または偽膜：わずかな外傷で出血	組織の壊死または顕著な自然出血：生命を脅かす	死亡
機能/症状 CTCAE ver 3.0 （2007年）	わずかな症状で摂食に影響なし	症状があるが食べやすく加工した食事を摂取し嚥下することはできる	症状があり，十分な栄養や水分の経口摂取ができない	生命を脅かす症状がある	死亡

WHOによる重症度分類

	Grade 0	Grade 1	Grade 2	Grade 3	Grade 4
WHO	有害事象なし	口腔内の痛み，紅斑	紅斑，潰瘍，嚥下痛	潰瘍，広範囲なびらん，嚥下困難，流動食のみ	経口摂取不可

［文献8, 9より作成］

　口腔粘膜炎は，客観的かつ機能的な観点から評価する必要がある．口腔粘膜炎の臨床的な評価は，世界共通の客観的な指標である**CTCAEの分類が使用されることが多い**．その他，世界保健機関（WHO）の分類がある．

　CTCAEは，がん薬物療法における種々の有害事象を，重症度に応じてGrade分類する評価基準であり，「1：軽症」から「5：死亡」の5段階に分けて評価する[7]．ver 5.0（2017年発表）は，疼痛と経口摂取の可否を中心とした評価で，ver 3.0（2007年発表）は客観的な診察所見と自覚症状を反映する機能症状の両面から評価している．**口腔粘膜炎は診察所見と自覚症状が一致しないこともあり，評価としてver 5.0ではなくver 3.0を用いることもある**．

　WHO分類は，口腔粘膜炎の有害事象を，客観的な診察所見と機能所見の両面から重症度に応じてGrade分類する評価基準であり，「0：正常」から「4：経口摂取不可」の5段階に分けて評価する[8]．

　また，患者の口腔粘膜炎を評価する医療スタッフは，Grade分類を行うにあたって，事前に訓練を積むべきとして，トレーニングの必要性が謳われている[9]．

05 口腔粘膜炎と感染症

口腔粘膜炎と感染症との関連（各種がん患者599人，1,236サイクル）

		感染症発症
口腔粘膜炎なし（n＝778）		283（36％）
口腔粘膜炎のみ	全Grade（n＝274）	187（68％）
	Grade 3/4（n＝70）	61（87％）
消化性潰瘍のみ	全Grade（n＝274）	66（73％）
	Grade 3/4（n＝70）	15（71％）
口腔粘膜炎および消化性潰瘍どちらも発現	全Grade（n＝274）	81（87％）
	Grade 3/4（n＝70）	37（93％）

［文献2より作成］

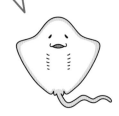

口腔粘膜炎や消化性潰瘍は好中球減少症と同等に感染症のリスク因子となる

　がん薬物療法を受けた悪性リンパ腫，悪性黒色腫，乳がん，骨肉腫，頭頸部がんなどの患者599人を対象とした調査では，37％の確率で口腔粘膜炎が発現していた[10]．また，**口腔粘膜炎がある場合の感染症の発症率は68％で，口腔粘膜炎がない場合の36％に比べ高い結果を示した**[2]．さらに，がん薬物療法による口腔粘膜炎と感染症発症との関連を解析した結果，口腔粘膜炎がある場合は2.40倍，消化性潰瘍がある場合は2.24倍，好中球減少症がある場合は1.85～2.22倍

の頻度で感染症が起こりやすく，口腔粘膜炎や消化性潰瘍は，好中球減少症と同等に感染のリスク因子となることが報告されている[2]．また，**口腔内の局所感染が全身に波及して敗血症を発症した場合，治療休止や投与量変更を余儀なくされ，治療効果に影響を及ぼす可能性がある．**

　また，造血幹細胞移植患者では，口腔粘膜炎の重症度分類のGradeが高いほど，感染症発症率が高く，中心静脈栄養法（TPN）の投与期間が長く，入院期間が延び，入院費用が高くなるこ

とが報告されている[10]．つまり，口腔粘膜炎は臨床的な症状だけでなく経済的な負担にもつながる可能性が示唆されている．

06 口腔粘膜炎のリスク因子

- がん薬物療法
- 放射線療法
- 造血幹細胞移植
- 高齢者, 女性
- 飲酒, 喫煙
- 口腔衛生不良による歯科的問題
  （齲歯, 歯肉炎, 歯周病, 舌苔が多い, 義歯不適合,
  　歯磨きや含嗽ができていない）
- 免疫能の低下
  （糖尿病, ステロイド薬使用等）
- 低栄養
- 口腔内乾燥, 唾液分泌低下, 脱水など

それぞれの因子が
関係しているんだな

[文献1, 2を参考に作成]

口腔粘膜炎のリスク因子は, 治療関連因子と患者背景因子の2つに分類される. 治療関連因子として, ①**がん薬物療法**（抗がん薬の種類, 投与量などが関与）, ②**放射線療法**（照射野が関与）, ③**造血幹細胞移植**があげられる. 患者背景因子として, ①年齢（高齢者）, ②性別（女性）, ③飲酒（有）, ④喫煙（有）, ⑤**口腔衛生不良による歯科的問題**（齲歯, 歯周病, 義歯不適合など）, ⑥免疫能の低下（糖尿病, ステロイド薬使用など）, ⑦低栄養, ⑧口腔内乾燥, 唾液分泌低下などがあげられる[1, 9]. このうち, とくに既存の歯科的な問題の有無を確認し問題がある場合は治療を行うことが重要である.

これらの因子を有する場合は, 口腔粘膜炎の発現頻度が高くなる. 喫煙や飲酒は口腔粘膜に傷害を与えることが知られており, 禁酒・禁煙の徹底などの生活指導をすることが必要である[6, 9].

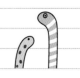

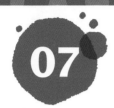

07 口腔粘膜炎が発現しやすい主な抗がん薬

細胞障害性抗がん薬

分　類		主な薬剤	
代謝拮抗薬	ピリミジン	・カペシタビン ・シタラビン	・ゲムシタビン ・フルオロウラシル
	プリン	・フルダラビン	・メルカプトプリン
	葉　酸	・ペメトレキセド	・メトトレキサート
	その他	・ヒドロキシカルバミド	
アルキル化薬	マスタード類	・イフォスファミド ・メルファラン	・シクロホスファミド
	アルキルスル ホン類	・ブスルファン	
	その他	・プロカルバジン	
アントラサイクリン系		・イダルビシン ・ダウノルビシン ・ミトキサントロン	・エピルビシン ・ドキソルビシン
抗腫瘍性抗生物質		・ブレオマイシン	・マイトマイシンC
ビンカアルカロイド類		・ビノレルビン ・ビンブラスチン	・ビンクリスチン
タキサン類		・ドセタキセル	・パクリタキセル
DNAトポイソメラーゼ阻害薬		・イリノテカン ・トポテカン	・エトポシド
白金製剤		・オキサリプラチン ・シスプラチン	・カルボプラチン

分子標的薬

分　類	主な薬剤
血管新生阻害薬， マルチキナーゼ阻害薬	・アキシチニブ ・スニチニブ ・ソラフェニブ ・パゾパニブ ・レゴラフェニブ
mTOR阻害薬	・テムシロリムス ・エベロリムス
EGFR阻害薬	・エルロチニブ ・ゲフィチニブ ・ラパチニブ
抗ヒトEGFR モノクローナル抗体	・セツキシマブ ・パニツムマブ
抗CD52 モノクローナル抗体	・アレムツズマブ
抗CD33 モノクローナル抗体	・ゲムツズマブ
抗HER2ヒト化 モノクローナル抗体	・ペルツズマブ ・トラスツズマブ

口腔粘膜炎が発現しやすい主な抗がん薬として，細胞障害性抗がん薬と分子標的薬がある．細胞障害性抗がん薬では，代謝拮抗薬であるフルオロウラシルやメトトレキサートなどが代表的な薬剤である．また，アルキル化薬では，イホスファミド，シクロホスファミド，ブスルファンなどもあげられる．分子標的薬では，血管新生阻害薬，マルチキナーゼ阻害薬のスニチニブ，ソラフェニブや，mTOR阻害薬のテムシロリムス，エベロリムスなどで発現することが知られている．

標準的ながん薬物療法時の口腔粘膜炎の発現頻度は5〜15％である．

強い骨髄抑制をきたすがん薬物療法や頭頸部放射線療法時は約50％の確率で口腔粘膜炎が発現する[11]．さらに，頭頸部の化学放射線療法や血液がんの治療で大量の抗がん薬を使用する造血幹細胞移植時は，ほぼ100％の確率で口腔粘膜炎が発現する．

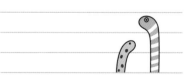

08 細胞障害性抗がん薬による口腔粘膜炎の発現機序

抗がん薬による口腔粘膜炎の発現機序

一次性

抗がん薬による
粘膜障害

互いに
相乗的に影響

二次性

免疫機能低下による
口内感染

・抗がん薬がフリーラジカル
を発生
・口腔粘膜の正常細胞に直接
作用し，粘膜の破綻や炎症を
引き起こす

・骨髄抑制時の免疫機能低下
・口腔の常在菌である細菌や
真菌による局所感染が口腔
粘膜に成立（＝口腔粘膜炎
が発現）

一次性

抗がん薬による
粘膜再生不良

・粘膜上皮細胞はターンオーバーが早く
約10日の再生サイクルが阻害を受ける

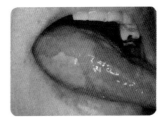

化学療法による舌炎

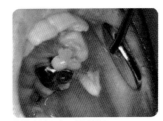

化学療法による頬粘膜炎

[文献13より転載]

細胞障害性抗がん薬

　細胞障害性抗がん薬による口腔粘膜炎の発現機序は，2つに分類される[1, 12]．1つは，抗がん薬の直接作用である．抗がん薬にはフリーラジカルを発生させて，がん細胞をアポトーシスさせる効果がある．一方，**フリーラジカルはがん細胞だけでなく，口腔粘膜の正常細胞にも直接作用し，粘膜の破綻や炎症を引き起こす**．その結果，粘膜上皮細胞の再生を阻害し，口腔粘膜炎が惹起される．

　もう1つは，好中球減少時の局所感染に伴う二次的な口腔粘膜炎があげられる．抗がん薬投与に伴う骨髄抑制時に免疫機能が低下し，口腔の常在菌である細菌や真菌による局所感染が口腔粘膜で成立すると口腔粘膜炎が発現する．好中球減少症が起こりやすい抗がん薬による治療を受けた場合や骨髄抑制期間が長い造血幹細胞移植を受けた場合に発現しやすい．

　分子標的薬による口腔粘膜炎の発現機序は，細胞障害性抗がん薬による機序とは異なると考えられており，諸説あるが十分には解明されていない．

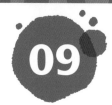 # 放射線療法による口腔粘膜炎の発現機序

放射線療法による口腔粘膜炎の発現機序

一次性
放射線照射による粘膜障害

互いに相乗的に影響

二次性
免疫力低下による口内感染

・X線，電子線，γ線などが口腔粘膜の正常細胞に直接作用しDNAを切断し破壊する

・骨髄抑制時の免疫機能低下
・口腔の常在菌である細菌や真菌による局所感染が口腔粘膜に成立（＝口腔粘膜炎として発現）

一次性
放射線照射による唾液腺障害

・唾液分泌低下による口腔内の自浄作用低下
・局所感染の合併

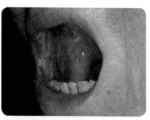

放射線療法による口角炎

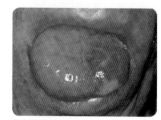

放射線療法による舌炎

[文献13より転載]

放射線療法

放射線療法によっても口腔粘膜炎は発現するが，照射範囲・放射線量によって発現程度，範囲は異なる．放射線療法による口腔粘膜炎の発現機序は，2つに分類される．1つは，放射線療法の直接作用である．放射線は，がん細胞のDNAに障害を与え，がん細胞のアポトーシスを引き起こすことで抗腫瘍効果を示す[13]．一方，細胞分裂・増殖する能力が高い口腔粘膜上皮細胞は，抗がん薬と同様に放射線の影響を受けやすいと考えられる[7, 13]．X線，電子線，γ線などによって口腔粘膜のDNAが切断され，粘膜障害が発現する．

もう1つは，局所感染に伴う口腔粘膜炎があげられる．放射線療法に伴い唾液腺組織が障害を受け，唾液の分泌が低下する[14]．その結果，口腔内の自浄作用が低下することで局所感染が起こり口腔粘膜炎が発現すると考えられている．さらに，抗がん薬と同様に，骨髄抑制時に免疫機能が低下し，口腔の常在菌である細菌や真菌による局所感染が口腔粘膜に成立すると口腔粘膜炎が発現すると考えられている．

10 がん治療に伴う粘膜障害に対する望ましい介入

望ましい介入として **推奨**

対象となる治療	方　法	目　的
頭頸部がんの放射線または化学放射線療法	ハチミツの局所塗布と投与の併用	口腔粘膜障害予防
5-FUの急速静注化学療法	口腔のクライオセラピー（30分間）	
大量メルファラン療法（造血幹細胞移植前処置）	口腔のクライオセラピー（60分間）	
造血幹細胞移植	モルヒネによる自己調節鎮痛法	口腔粘膜障害の疼痛管理

望ましい介入として **提言**

対象となる治療	方　法	目　的
あらゆるがん治療	口腔ケア	口腔粘膜障害予防
あらゆるがん治療	水，生理食塩水による含嗽	
通常量または大量化学療法	経皮的フェンタニル貼付剤	口腔の疼痛管理
頭頸部がん化学放射線療法	0.2％モルヒネによる含嗽	

[MASCC/ISOOガイドラインより作成]

　海外では，国際癌サポーティブケア学会・国際口腔腫瘍学会（MASCC/ISOO）が口腔粘膜障害に関するガイドラインを公表している．ここでは「望ましい介入」を，強いエビデンスによって効果が支持される「推奨」と，弱いエビデンスによって効果が支持される「提言」の2つに分けている．

　例えば，推奨される望ましい介入として，ハチミツの投与やクライオセラピーがある．2020年に公表されたレビューにおいて，放射線または化学放射線療法を受ける頭頸部がん患者に対して，ハチミツの局所投与と全身投与の併用は口腔粘膜炎の予防に有効であることが報告されている[15]．さらに，

ハチミツは創傷治癒の促進に効果的である[16]．加えて，ハチミツには二次感染を防止するのに有効な抗菌活性があることが報告されている[17]．その他に，半減期が短い**5-FU（5-フルオロウラシル）**やメルファランの投与を受ける患者に対する**クライオセラピーの有効性が報告されている**[18]．クライオセラピーとは，抗がん薬の投与前より氷片を口腔内に含むことで口腔粘膜を冷却し，口腔粘膜炎を予防する方法である．血管が収縮し口腔粘膜への抗がん薬の移行が減少すると考えられている．

　疼痛管理として，造血幹細胞移植を受ける患者に対するモルヒネの自己調節鎮痛法が推奨されている．

　提言されている望ましい介入として，**あらゆるがん治療患者に対する口腔ケアや，水・生理食塩水による含嗽がある**[18]．一方，これまで放射線または化学放射線治療を受ける頭頸部がん患者に対して亜鉛サプリメントの投与は口腔粘膜障害の予防に有用とされてきたが，2019年のレビューにおいて「提言」から「ガイドラインなし」へ推奨の強さが変更された[19]．

略　語

● MASCC/ISOO：Multinational Association of Supportive Care in Cancer/International Society of Oral Oncology

11 がん治療に伴う粘膜障害に対する望ましくない介入

予防・治療として行わないことを**推奨**

対象となる治療	方法	目的
化学療法，頭頸部がんの放射線または化学放射線療法	スクラルファート含嗽	口腔粘膜障害予防・治療
頭頸部がんの化学放射線療法	グルタミンの経静脈投与	口腔粘膜障害予防

予防・治療として行わないことを**提言**

対象となる治療	方法	目的
大量化学療法（造血幹細胞移植前処置），頭頸部がんの放射線または化学放射線療法	顆粒球マクロファージコロニー刺激因子咳嗽	
頭頸部がんの放射線療法	クロルヘキシジン含嗽ミソプロストール含嗽	口腔粘膜障害予防
頭頸部がん放射線療法（造血幹細胞移植前処置）	ピロカルピンの予防投与	

[MASCC/ISOOガイドラインより作成]

MASCC/ISOOが公表しているガイドラインにおいて，「介入として行わない」には，①強いエビデンスで無効であることが示唆されている「推奨」と，②弱いエビデンスで無効であることが示唆されている「提言」の2つに分けられる[6, 18]．

例えば，化学療法を受けるがん患者や放射線または化学放射線療法を受ける頭頸部がん患者に対して，**スクラルファート含嗽を行わないことが推奨されている**[6, 18]．一方，化学放射線療法を受ける頭頸部がん患者に対して，グルタミンの経口投与の有効性が報告されつつあるが，**グルタミンの経静脈投与は再発・死亡率と相関するとの報告**もあり，推奨されていない[6, 18]．

また，ピロカルピンは頭頸部放射線療法における口腔乾燥症の改善には有効である．しかし，放射線療法を受ける頭頸部がん患者，あるいは造血幹細胞移植前処置を受ける患者に対して，**口腔粘膜障害予防目的でピロカルピンの投与を行わないことが提言されている**[6]．

日常診療において行われている予防・治療が，エビデンスにより「有効」とされる場合もあれば，「無効」とされる場合もある．したがって，最新のガイドラインについて，常に情報をアップデートしながら，日常診療に活用していくことが重要である．

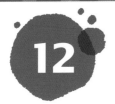

12 口腔乾燥症の原因となる主な薬剤

中枢神経または末梢神経とその受容体に作用

抗コリン薬	鎮痙薬	・アトロピン ・スコポラミン
	抗パーキンソン病	・ビペリデン ・トリヘキシフェニジル
	消化性潰瘍治療薬	・プロパンテリン
精神神経用薬	統合失調症治療薬	・フルフェナジン ・ハロペリドール ・スルピリド
	うつ病治療薬	・トラゾドン ・アミトリプチリン ・イミプラミン ・マプロチリン
	抗不安薬	・クロキサゾラム ・ジアゼパム ・トリアゾラム ・オキサゾラム ・クロルジアゼポキシド
抗ヒスタミン薬	H_1 受容体拮抗薬	・ジフェンヒドラミン ・ホモクロルシクリジン ・クロルフェニラミン
	H_2 受容体拮抗薬	・ファモチジン ・ニザチジン

電解質や水の移動に関与して唾液分泌を低下

降圧薬	利尿薬	・スピロノラクトン ・トリアムテレン ・D-マンニトール ・フロセミド
	カルシウム拮抗薬	・ニカルジピン ・ジルチアゼム ・ニフェジピン

[文献16を参考に作成]

　口腔内乾燥は，口腔粘膜炎のリスク因子となる．**口腔内乾燥を予防するために，湿潤剤，リップクリームを用いて口唇の湿潤環境を保持する**．また，こまめな飲水やスプレーなどによる保水の必要性を患者に説明する[9]．保湿剤の使用も一案となる．

　がん患者は抗がん薬以外に支持療法としてさまざまな薬剤を併用していることが多い．**抗コリン薬，抗ヒスタミン薬などの口腔乾燥症の原因となる薬剤の使用が口腔内乾燥を助長している**可能性がある．口腔乾燥症の原因となる薬剤を併用している場合には，口腔内乾燥の発現に，より注意する必要がある．

13 口腔粘膜炎の予防的対応

> **口腔ケア**

ブラッシング
- ヘッドが小さく, 毛の硬さは「普通」の歯ブラシを選択する
- ペンを持つように歯ブラシを持ち, 軽い力で小刻みに動かす
- 1日2〜4回が推奨される
- 歯間ブラシやデンタルフロスなどの併用が推奨される

含嗽(うがい)
- 1日4回以上の水または生理食塩水によるうがいが推奨される
- アルコール含有の製剤は避けることが望ましい

> **その他の口腔衛生管理**

- 治療開始前の歯科診察, 専門的な治療・ケア, 口腔衛生指導
- 禁酒・禁煙の徹底などの生活指導
- 治療開始前の栄養状態の評価, 治療期間を通した栄養サポート

[文献6, 9より作成]

口腔粘膜炎には, 予防的な対応が重要となる. この予防的対応として, 国内外のガイドライン・ガイダンスや指針では, 口腔ケアが推奨されている[6, 9]. 具体的な口腔ケアとして**ブラッシングと含嗽**などがあげられる. 日本がんサポーティブケア学会・日本がん口腔支持療法学会が, 歯ブラシの選びかたや, 1日の実施回数など, ブラッシングや含嗽における注意点を示しているため, 参考にするとよい[9].

その他の口腔ケアとして, 舌, 口蓋, 頬粘膜などの清掃にはスポンジブラシなどを使用することがあげられる. また, 義歯は細菌の付着や, カンジダ菌の増殖が起こりやすいため, 定期的に必ず取り外して義歯を清掃し, 義歯洗浄剤に浸漬することが重要となる.

齲歯や歯周病などの歯科的な問題を残した状態でがん薬物療法を受けた場合に, 歯肉部の発赤, 膿瘍形成・排膿などの感染症を発症し, がん薬物療法の継続に支障をきたすことがある. したがって, がん薬物療法の開始前に歯科受診によって感染病巣の有無を確認し, 問題がある場合は治療を行うことが重要となる. 特に頭頸部化学放射線療法や造血幹細胞移植施行患者は口腔粘膜炎の発現頻度がきわめて高いため, 口腔内の衛生管理を行う必要がある.

また, 禁酒・禁煙の徹底などの生活指導を行うことが推奨されている[9]. さらに, 多くのがん患者は摂食障害を伴っていることを念頭に, 治療開始前の栄養状態の評価や治療期間を通した栄養サポートが求められる.

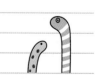

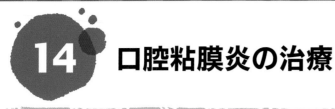

14 口腔粘膜炎の治療

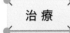
治 療

- 含嗽回数を増やすなど口腔ケアの強化
- 口腔内感染の有無を確認し，必要に応じて抗真菌薬の局所投与または全身投与
- 栄養サポートの強化（食感の調整，摂取方法，栄養強化食品など）
- 疼痛消失を目指した疼痛管理（アセトアミノフェン，NSAIDs，オピオイド）
- 半夏瀉心湯の使用を検討してもよい

特殊な口腔合併症の治療

口腔粘膜からの出血
- 含嗽（うがい）継続が望ましく，トラネキサム酸（500mg）でのうがいも考慮する

口腔乾燥症/唾液分泌低下
- 相互作用を確認し，人工唾液も考慮する
- 放射線治療に関連した口腔乾燥症にはピロカルピンの使用が可能となる

[文献6, 9より作成]

　ここでは，欧州の口腔ケアを専門とした多職種で構成されるEOCCグループ（The European Oral Care in Cancer Group）が作成した「口腔ケアガイダンス」（第1版）の日本語版と国内で作成された指針に基づいた口腔粘膜炎の治療的対応を紹介する.

　口腔粘膜炎が発現した際は，さらなる悪化を防止するために含嗽（うがい）回数を増やすなどの口腔ケアの強化が推奨される[6, 9]. また，口腔内の感染の有無を確認し，必要に応じて抗真菌薬の局所または全身投与を考慮する.

　そのほか，食事内容を見直し，粘膜への刺激となる食品を避ける必要がある.

嚥下障害，栄養状態，体重減少について評価を行い，食感を調整し，摂取方法，栄養強化食品などを検討する. 摂取状況によっては，補助飲料または経鼻栄養補給の使用も考慮する.

　さらに，**疼痛の程度を評価し，患者希望を尊重しながら，疼痛消失を目指した疼痛管理（アセトアミノフェン，NSAIDs，オピオイドの使用）を行う**ことが推奨される[6].

　加えて，臨床研究，基礎研究の両面から半夏瀉心湯の粘膜炎治療効果が報告されており，口腔粘膜炎の治療として使用を検討してよいとされている[9].

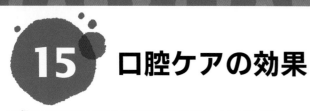

口腔粘膜炎と発熱性好中球減少症との関連

	口腔粘膜炎の発現率	発熱性好中球減少症の発現率	最大CRP*, 中央値（範囲）	最大体温, 中央値（範囲）
口腔ケア実施患者 (n = 78)	66.7%	60.3%	2.64 (0.06～27.3)	38.0 (36.5～41.2)
口腔ケア非実施患者 (n = 62)	93.5%	82.3%	7.10 (0.20～39.6)	38.3 (36.5～40.4)
P値	＜0.001	＜0.01	0.035	0.26

＊CRP：C反応性タンパク質
造血幹細胞移植患者78人

［文献3より作成］

口腔ケアは，口腔粘膜炎や発熱性好中球減少症の発現率を減少させる

　造血幹細胞移植時に，歯科医や歯科衛生士による**口腔ケアを実施していた患者は，非実施患者に比べて，口腔粘膜炎や発熱性好中球減少症の発現率が低い**ことが報告されている[3]．また，食道がん患者において，口腔ケアは**術後肺炎のリスクを軽減できる**ことが示唆されている．さらに，食道がんの術後患者が集中治療室で日常的な口腔ケアを受けた場合，口腔ケアを受けない場合に比べて，**口腔内細菌数や発熱日数が大幅に削減する**ことが報告されている[20]．

　口腔ケアは，生命に関わる重篤な有害事象の予防に寄与する非常に重要なケアとなる．かつ，口腔ケアは患者にとって侵襲がないため，可能な限り実施することが望ましい．

　なお，実施の際には口腔ケアに関する説明が医療従事者によって異なることがないように，医療従事者間の連携を密に図りながら，**口腔ケアの意義や方法について，患者にわかりやすく説明を行う**必要がある．

確認問題

問1 口腔粘膜炎に関する記述のうち，**誤っている**ものはどれか．**2つ選べ**．

① 頭頸部化学放射線療法患者は，口腔粘膜炎の発症頻度がきわめて高い

② 化学療法開始前に歯科受診は勧められない

③ 口腔ケアは，口腔粘膜炎の治療法である

④ 化学療法による口腔内の痛みに対して，オピオイド鎮痛薬の投与を考慮する

⑤ 口腔内の乾燥は，口腔粘膜炎の予防となる

難しいなぁと思ったときはp.119を復習してみよう！

問2 口腔粘膜炎に関する記述のうち，正しいものはどれか．**2つ選べ**．

① 口腔粘膜炎は，好中球減少と同等に感染のリスク因子となる

② 口腔ケアは，口腔合併症の予防にはならない

③ 喫煙は口腔粘膜に傷害を与えない

④ 口腔ケアは，医療者教育は必要だが，患者教育は必要ない

⑤ 口腔粘膜炎は，Grade 2の評価が重要である

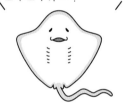

自信がなければp.126，127に戻って確認だエイエイオー！

---

1 解答 2，5

① ○：頭頸部化学放射線療法患者は，口腔粘膜炎の発症頻度がきわめて高い．

② ×：口腔の健康状態を確立し，既存または潜在的な感染源，外傷または損傷を同定，管理するために治療開始前に歯科受診を勧める．

③ ○

④ ○

⑤ ×：口腔内乾燥は，口腔粘膜炎のリスク因子となるため，口腔内乾燥の原因となる薬剤の併用にも注意する．

2 解答 1，5

① ○

② ×：口腔ケアは口腔合併症の予防・軽減を図るために重要．

③ ×：傷害を与える．

④ ×：患者自身が実施するためには患者教育が必要．

⑤ ○：含嗽（うがい）の回数を増やすなどさらなる悪化を防止するために口腔ケアをさらに強化することが重要である．

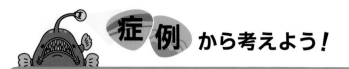

症例 から考えよう！

32歳女性，薬剤師．急性骨髄性白血病と診断され，これまでにイダルビシン/シタラビンによる寛解導入療法と，シタラビン大量療法による地固め療法を施行してきた．今後は，同種造血幹細胞移植による治療を予定している．

Q この患者に対する口腔粘膜炎の予防・対策法を根拠とともに具体的に提案してください

回答例

　この症例は，口腔粘膜炎のリスク因子の女性で，骨髄抑制の強い化学療法である同種造血幹細胞移植を実施する予定であることから，口腔粘膜炎は必発することが予想される．口腔の正確な評価，個別のケア計画，予防と治療が重要である．口腔の健康状態を確立し，既存または潜在的な感染源，外傷または損傷を同定，管理するために治療開始前に歯科受診をする必要がある．また，患者自身が実施する口腔粘膜炎の予防法として，プラークなどの汚れを取り除くための規則的なうがいによる口腔衛生，歯ブラシによるブラッシングを適切に行えるようにサポートすることが求められる．口腔粘膜炎が発現した場合，入院中であることから，うがい薬として，生理食塩水の処方提案を行う．対策法としては，さらなる重症化を防ぐために，うがいとブラッシングを推奨し，口腔の表面を清潔に，かつ湿潤を保つために，口腔内のすすぎと口腔のケアを増やすことが必要である．服薬コンプライアンスと栄養状態を確認しながら，服用・摂取困難な場合は，点滴などへのルート変更を提案する．局所および全身的な麻酔を含む，モルヒネ，フェンタニルの開始を積極的に検討し，処方提案を行う．栄養サポートチームの介入も適宜提案する．口腔ケアチームの介入状況を確認しながら，レーザー療法も検討する．

memo

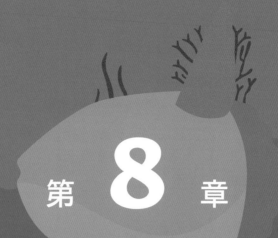

第 **8** 章

免疫チェックポイント
阻害薬特有の副作用

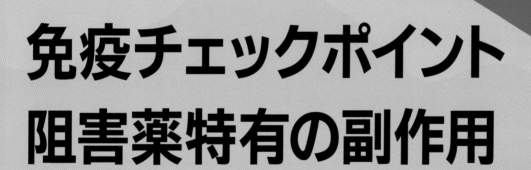

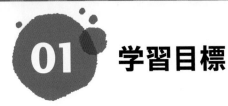

01 学習目標

> 免疫チェックポイント阻害薬に関連する
> 免疫関連有害事象(irAE)を適切に管理する
> - 免疫機序の活性化による
>   多彩な有害事象
> - 患者も含めたチームによる
>   マネジメント
> - 診療科横断的な診断と治療の必要性
> - 投与時の全身状態の評価
> - 予期できない有害事象の発見方法

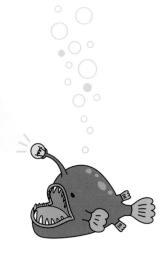

免疫チェックポイントとは

　免疫チェックポイントは，過剰なT細胞の活性化を抑制するなど，免疫を制御するシステムである．T細胞は，胸腺で抗原提示細胞（樹状細胞など）よりシグナルを受けて活性化する．免疫チェックポイント阻害薬の効果は，T細胞の活性化の抑制に関与する分子であるCTLA-4とPD-1の働きを抑制することで発揮される．

　免疫チェックポイント阻害薬のイピリムマブはCTLA-4，ニボルマブ，ペムブロリズマブはPD-1を阻害する．T細胞に発現している抑制性分子として，CTLA-4やPD-1以外にもさまざまな免疫チェックポイント分子が確認されており，医薬品開発のターゲットになっている．

診療科横断的なモニタリングと治療が必要

　免疫チェックポイント阻害薬は，自己免疫疾患に類似した有害事象を引き起こす．代表的な症状として，間質性肺炎，大腸炎，肝機能障害，1型糖尿病，神経筋疾患，下垂体機能不全，副腎不全，甲状腺障害などが出現する．これらの症状は，好発時期がわかっていないことが多く，治療開始後いつ出現するか推測できないものである．単一診療科の医師だけで，すべての症状をフォローするのは現実的に不可能であり，それぞれの臓器・疾患を専門とする医師と連携して対処することが求められる．薬剤師も医療チームの一員として，有害事象の早期発見や対処の提案を積極的に行っていく必要がある．

常に最新の情報を確認する

　ニボルマブなどの免疫チェックポイント阻害薬により，さまざまなirAEが生じる．irAEへの対応を行う際は，患者の症状をしっかりと確認し，最新のガイドラインや適正使用ガイドに従って，重篤度に応じた適切な対応を実行する．

略語

- irAE：immune-related Adverse Events
- CTLA-4：cytotoxic T-lymphocyte associated protein-4
- PD-1：programmed cell death-1

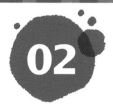

02 抗CTLA-4抗体薬

抗CTLA-4抗体薬	イピリムマブ

▶免疫によるがん細胞の排除

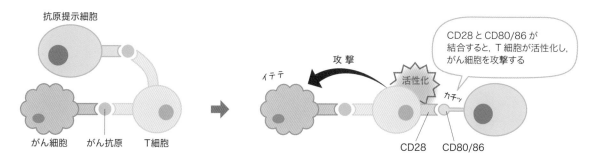

▶CD80/86による免疫の抑制

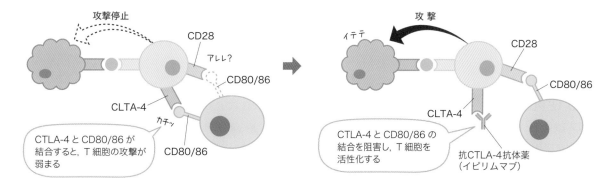

😈 CTLA-4とイピリムマブ

CTLA-4は，T細胞の活性化の抑制性分子である．T細胞の活性化には，T細胞上のCD28と抗原提示細胞上のCD80/86が結合する必要がある．CTLA-4は，CD80/86と結合して，CD28とCD80/86を介したシグナル伝達を抑制することで，T細胞の活性化を抑制する．

抗CTLA-4抗体であるイピリムマブは，CTLA-4の働きを抑制することでT細胞を活性化させる．イピリムマブ（ヤーボイ®）は，2015年に根治切除不能な悪性黒色腫に対しての効能・効果として承認された．イピリムマブは，根治切除不能な悪性黒色腫に投与する際は3 mg/kgを3週間間隔で4回，根治切除不能または転移性の腎細胞がんに投与する際は1 mg/kgを3週間間隔で4回投与する．

現在（2021年2月）は，結腸・直腸がんや非小細胞肺がんに対する承認も得られている．

😈 イピリムマブによる有害事象

イピリムマブの投与により，T細胞の活性化が維持されるが，これが過剰になると自己の正常細胞にも障害を与える．これがイピリムマブによる有害事象の発現機序である．T細胞は全身のいずれの組織にも障害を与える可能性があり，自己免疫疾患に類似した症状が出現する．イピリムマブは抗PD-1抗体と比較して，下痢や腸炎など消化器系の有害事象が起こりやすい傾向がある．

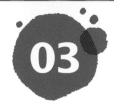

03 抗PD-1抗体薬と抗PD-L1抗体薬

抗PD-1抗体薬	ニボルマブ，ペムブロリズマブ
抗PD-L1抗体薬	デュルバルマブ，アテゾリズマブ，アベルマブ

▶PD-L1による免疫の抑制

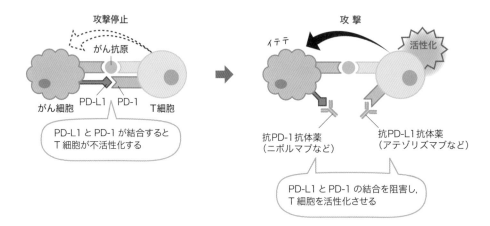

攻撃停止
がん抗原
がん細胞　PD-L1　PD-1　T細胞
PD-L1とPD-1が結合すると
T細胞が不活性化する

攻撃
イテテ
活性化
抗PD-1抗体薬
（ニボルマブなど）
抗PD-L1抗体薬
（アテゾリズマブなど）
PD-L1とPD-1の結合を阻害し，
T細胞を活性化させる

👹 PD-1とPD-L1

PD-1もCTLA-4と同様にT細胞の活性化を抑制する分子である．抗原提示細胞からのシグナルを受けてT細胞が活性化すると，T細胞表面にPD-1が発現する．一方で，がん細胞の表面にはPD-L1が発現しており，T細胞上のPD-1とPD-L1が結合することでT細胞の活性化が抑制される．このT細胞の抑制機構により，がん細胞は免疫から逃れている．

抗PD-1抗体薬として，ニボルマブ（オプジーボ®）とペムブロリズマブ（キイトルーダ®）が承認されている．ニボルマブやペムブロリズマブはPD-1とPD-L1の結合を阻害し，T細胞の活性を維持することで抗腫瘍効果を発揮する．2014年に世界に先駆けて日本で悪性黒色腫に対する治療薬として承認されたのち，ニボルマブは非小細胞肺がん，腎細胞がん，ホジキンリンパ腫，頭頸部がん，胃がんに適応が拡大されている．ペムブロリズマブも悪性黒色腫の治療薬として認可されたのち，非小細胞肺がん，ホジキンリンパ腫，尿路上皮がんに適応が拡大されている．

ニボルマブの投与方法は，適応症により少し異なるが，基本的には3 mg/kgを2週間ごとに投与する．ペムブロリズマブは，悪性黒色腫に対しては2 mg/kgを3週間ごとに投与するが，それ以外のがん種では200 mg/bodyを3週間ごとに投与する．ペムブロリズマブでは，体重や体表面積で投与量を計算するのではなく，投与量が固定されていることに留意する必要がある．とくに，体格の小さい患者では，血中濃度が高くなり，有害事象のリスクが大きくなる可能性が考えられる．臨床試験で固定投与量（200 mg/body）による安全性が確認されているとはいえ，実臨床で投与されたときにどうなるかは注視しなければならない．

👹 抗PD-1抗体と抗PD-L1抗体による有害事象

抗PD-1抗体と抗PD-L1抗体による有害事象の発現機序は，抗CTLA-4抗体と同様にT細胞による自己組織の攻撃である．p.133で述べた消化器系の有害事象以外の発現頻度は，抗PD-1抗体と抗CTLA-4抗体で大きな違いはない．T細胞の活性化により起こりうる症状を理解し，早期発見に努めることが求められる．

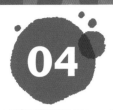

04 有効性（ニボルマブ）

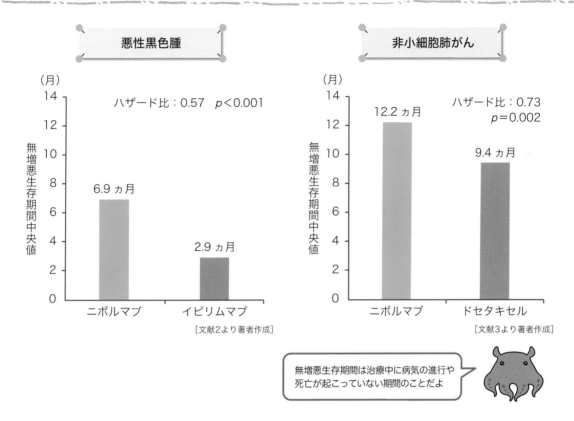

悪性黒色腫

非小細胞肺がん

[文献2より著者作成]

[文献3より著者作成]

無増悪生存期間は治療中に病気の進行や死亡が起こっていない期間のことだよ

悪性黒色腫に対するニボルマブの投与

悪性黒色腫患者に対する一次治療（初めての抗がん薬による治療）として，抗CTLA-4抗体薬イピリムマブと抗PD-1抗体薬ニボルマブの治療効果を比較した結果，ニボルマブ群では無増悪生存期間を有意に延長するという結果が得られた[1]．さらにこの試験では，ニボルマブとイピリムマブの併用による治療効果も確認されている．この2剤を併用したときの無増悪生存期間中央値は11.5ヵ月であり，単剤よりも治療効果が高いことが示されている．

非小細胞肺がんに対するニボルマブの投与

扁平上皮がんを含まない非小細胞肺がん患者の二次治療において，ニボルマブは，タキサン系微小管阻害薬ドセタキセルと比較して無増悪生存期間中央値を有意に延長した[2]．また，この試験でのサブグループ解析において，がん細胞でのPD-L1の発現率によりニボルマブの効果が異なることが示された．PD-L1発現率が高い群では，全生存期間，無増悪生存期間が良好であった．今後の研究で，PD-L1の発現率をベースとした治療選択の個別化についても明らかになっていくものと考

えられる．2020年に「肺癌診療ガイドライン」が改訂され，すでにPD-L1陽性細胞が50％以上認められるⅣ期非小細胞肺がん（*EGFR*遺伝子変異陰性および*ALK*遺伝子転座陰性）で，パフォーマンスステータス（PS）0-1症例に対する最適な一次治療として，抗PD-1抗体薬ペムブロリズマブ単剤療法を行うように推奨されている．

ニボルマブ，ペムブロリズマブともに，現在実施されている臨床試験の結果をもとに，各病期における標準治療は目まぐるしく変化することが予測されるため，常に最新の臨床試験の結果を注視していく必要がある．

05 免疫チェックポイント阻害薬の併用と有害事象発現リスク

免疫チェックポイント阻害薬 どうしの併用
薬 剤　**イピリムマブ + ニボルマブ**
がん種　悪性黒色腫, 腎細胞がん

免疫チェックポイント阻害薬 ＋分子標的薬
薬 剤　**ペムブロリズマブ + アキシチニブ**
がん種　腎細胞がん

免疫チェックポイント阻害薬 ＋細胞障害性抗がん薬
薬 剤　**ペムブロリズマブ** ＋ 白金製剤
がん種　非小細胞肺がん（非扁平上皮がん）

免疫チェックポイント阻害薬 ＋分子標的薬 ＋細胞障害性抗がん薬
薬 剤　**アテゾリズマブ + ベバシズマブ** ＋ カルボプラチン ＋ パクリタキセル
がん種　非小細胞肺がん（非扁平上皮がん）

免疫チェックポイント阻害薬どうしの併用

根治切除不能な悪性黒色腫と，化学療法未治療の根治切除不能または転移性の腎細胞がんに対して，イピリムマブとニボルマブの併用療法が保険適用で認められている．なお，イピリムマブと併用するときのニボルマブの投与量は，悪性黒色腫では80 mg/回であるのに対し，腎細胞がんでは240 mg/回と投与量が異なる点に注意が必要である．併用療法では，各単剤療法と比べ，副作用の発現率が増加する（p.139）．

免疫チェックポイント阻害薬＋分子標的薬

根治切除不能または転移性の腎細胞がんの一次治療として，ペムブロリズマブ＋アキシチニブの併用療法が行われる．ペムブロリズマブ＋アキシチニブ併用療法は，マルチキナーゼ阻害薬スニチニブ単剤と比較して死亡リスクを軽減させる[3]．一方で，有害事象の発現率は併用療法により増加する．例えば下痢の発現率は，スニチニブ単剤群で44.9％であるのに対し，併用療法では54.3％となる．

免疫チェックポイント阻害薬＋細胞障害性抗がん薬

切除不能な進行・再発の非小細胞肺がんの治療では，ペムブロリズマブ＋白金製剤の併用が行われる．白金製剤との組み合わせでは，シスプラチン＋ペメトレキセドまたはカルボプラチン＋パクリタキセルが用いられる[4, 5]．

白金製剤に免疫チェックポイント阻害薬を上乗せすることにより，有害事象の発現率も上昇するため，綿密な副作用管理が必要である．

免疫チェックポイント阻害薬＋分子標的薬＋細胞障害性抗がん薬

切除不能な進行・再発の非小細胞肺がん（非扁平上皮がん）の治療では，アテゾリズマブ＋ベバシズマブ＋カルボプラチン＋パクリタキセルの併用療法が行われる[6]．アテゾリズマブを上乗せすることで，死亡リスクを22％減少させる．一方，四剤併用群では末梢神経障害（35.9％），悪心（30.3％），全身倦怠感（22.4％）などの副作用が高率に出現する．

06 免疫関連有害事象（irAE）とは？

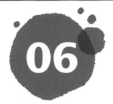

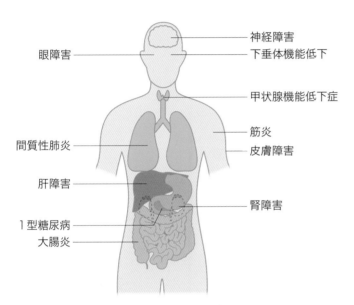

irAEでみられる症状

神経障害
下垂体機能低下
甲状腺機能低下症
筋炎
皮膚障害
腎障害

眼障害
間質性肺炎
肝障害
1型糖尿病
大腸炎

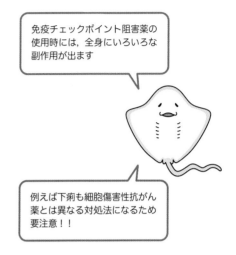

免疫チェックポイント阻害薬の使用時には，全身にいろいろな副作用が出ます

例えば下痢も細胞傷害性抗がん薬とは異なる対処法になるため要注意！！

- 皮膚障害　　　　　　　　　　　：p.141
- 肺障害　　　　　　　　　　　　：p.142, 143
- 肝障害　　　　　　　　　　　　：p.144, 145
- 大腸炎・下痢　　　　　　　　　：p.146, 147
- 神経障害・筋障害　　　　　　　：p.148
- 1型糖尿病，甲状腺機能障害：p.149

🐾 irAEの発現機序

　前述のようにCTLA-4やPD-1などの免疫チェックポイント分子は，過剰なT細胞の活性化（免疫反応）を抑制するシステムである．抗CTLA-4抗体薬や抗PD-1抗体薬を投与してこれらの働きを抑えることで，免疫による抗腫瘍効果を高めることができる．その一方で，T細胞の効果が強くなりすぎると自己細胞も障害を受ける．これが免疫チェックポイント阻害薬による免疫関連有害事象（irAE）の発現機序である．

🐾 irAEは臓器特異的ではなく全身性

　irAEでは，**さまざまな臓器で有害事象が発現する**．これまでの細胞障害性抗がん薬による治療では生じなかった，1型糖尿病や重症筋無力症のような有害事象も起こる．ほかにも，皮膚，消化器，内分泌器官の障害が出やすい．甲状腺機能の低下が認められる場合などは，甲状腺ホルモンの補充療法（レボチロキシンの投与など）が必要である．

　また，下痢は細胞障害性抗がん薬でも生じる有害事象であるが，免疫チェックポイント阻害薬の使用時に生じたものは原因が異なるため，対処方法は大きく変わってくる．免疫チェックポイント阻害薬による重篤な下痢が生じた場合は，速やかにステロイド薬の全身投与を開始し，過剰な免疫を抑制することで改善が得られる．一方，細胞障害性抗がん薬であるイリノテカンによって生じた下痢に対しては，止痢薬や喪失した水分の補給などで対応をとる（p.169）．このように，同じ症状であっても対処が異なる点には十分に留意しなければならない．

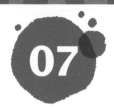

07 細胞障害性抗がん薬との有害事象の違い

- 免疫チェックポイント阻害薬の作用機序は，本来ならば免疫寛容される自己に対する免疫の賦活化である．したがって，自己免疫疾患・炎症性疾患のような有害事象が出現する
- irAEには，主にT細胞の活性化が関連するが，抗体を作るB細胞や炎症性サイトカインを放出する顆粒球も関与する
- irAEは自己免疫疾患様の副作用で，その対策は免疫抑制療法であり，そのキードラッグはステロイド薬である
- ステロイドの併用が免疫チェックポイント阻害薬の有効性に及ぼす影響は，現在のところはっきりしていない

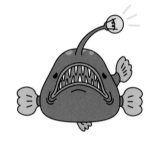

　免疫チェックポイント阻害薬による有害事象は，T細胞の活性化によって自己の細胞が障害を受けることで生じる．そのため，有害事象の症状としては，間質性肺炎，重症筋無力症，1型糖尿病，大腸炎，甲状腺機能低下症などの自己免疫疾患・炎症性疾患が出現する．白金製剤やアントラサイクリン系薬など，これまでに使われていた抗がん薬では，骨髄抑制，脱毛，下痢，口腔粘膜炎などが主な症状となることが多い．免疫チェックポイント阻害薬の有害事象では，これまでのがん薬物療法では経験することが少なかった症状に遭遇することになる．

　承認後の年月がまだ浅く，現段階では，未知の有害事象が出現することも考えられるため，いつどんな有害事象が起こるかわからないという姿勢で患者ケアにあたる必要がある．有害事象の症状が軽度である場合は休薬し，症状の改善を待って投与を再開することとなるが，重篤な有害事象が出現した場合は，ステロイド薬などの免疫抑制薬がキードラックとなる．また，有害事象の対処として推奨されている薬剤は，適応外使用となるものも含まれており，有害事象が生じた際にどのような手順でこれらの薬剤を使用するのかをよく検討しておく必要がある．

　免疫チェックポイント阻害薬の有害事象を管理する際に，単一の診療科だけで行うことは難しく，間質性肺炎などの肺障害であれば呼吸器科，劇症型1型糖尿病であれば代謝内科の専門医による診断が必要となる．そのため，診療科横断的なチーム医療が必要になる．

08 有害事象の特徴

	ニボルマブ [313人] *1		イピリムマブ [311人] *1		ニボルマブ＋イピリムマブ [313人]	
	全Grade (%)	Grade3以上*2 (%)	全Grade (%)	Grade3以上*2 (%)	全Grade (%)	Grade3以上*2 (%)
下痢	19.2	2.2	33.1	6.1	44.1	9.3
倦怠感	34.2	1.3	28.0	1.0	35.1	4.2
皮疹	25.9	0.6	32.8	1.9	40.3	4.8
瘙痒	18.8	0	35.4	0.3	33.2	1.9
ALT上昇	3.8	1.3	3.9	1.6	17.6	8.3
嘔吐	6.4	0.3	7.4	0.3	15.3	2.6
甲状腺機能低下	8.6	0	4.2	0	15.0	0.3
大腸炎	1.3	0.6	11.6	8.7	11.8	7.7
呼吸困難	4.5	0.3	4.2	0	10.2	0.6

＊1：ステージⅢ，Ⅳの悪性黒色腫患者に投与．
＊2：米国の国立がん研究所 (National Cancer Institute；NCI) が公表した Common Terminology Criteria for Adverse Events (CTCAE) でGrade3以上の症状．
[文献1，7より作成]

　ステージⅢ，Ⅳの悪性黒色腫患者に対して，ニボルマブまたはイピリムマブを投与した際の有害事象の発現頻度が調査されている．何らかの有害事象が発症した割合は，ニボルマブで99.4%，イピリムマブで99.0%であった[1]．自己免疫疾患様の有害事象としては，下痢，皮疹・瘙痒，ALT上昇，甲状腺機能低下，大腸炎などが生じている．それぞれの有害事象の発現頻度に大きな違いはみられないが，大腸炎については，イピリムマブで発現頻度が高くなる傾向がみられている．抗がん薬の副作用をCTCAE分類などに基づいて評価し，Grade 3以上の重篤な症状の発現頻度は，それほど高くないとはいえ，進行が速い，または致死的なもの

も含まれるため，定期的な検査・自覚症状の確認をするなど慎重なモニタリングが必要である．また，イピリムマブとニボルマブを併用することで，それぞれの有害事象の発現頻度が上昇する傾向にあることも報告されている[1, 7]．

　ステージⅣの非小細胞肺がん（非扁平上皮がん）患者の臨床試験からは，ドセタキセルと比較して，ニボルマブ使用時の有害事象の発現頻度は全体的に低い傾向がみられた[8]．しかし，自己免疫疾患様の症状はニボルマブ群で発現頻度が高くなっており，皮疹（ニボルマブ群 9% vs. ドセタキセル群 3%），瘙痒（8% vs. 1%），甲状腺機能低下（7% vs. 0%），ALT上昇（3% vs. 1%），肺炎（3% vs. ＜1%）が報告され

ている[8]．甲状腺機能低下については，ドセタキセル群では生じていないことから，ニボルマブなどの免疫チェックポイント阻害薬で，自己免疫疾患様の症状が出やすいことを示す結果であるといえる．

　一方で，発熱性好中球減少症（FN）はドセタキセル群のみでみられており，免疫チェックポイント阻害薬では骨髄抑制は起こりにくいことが推察される．

09 有害事象の発現時期（イピリムマブ）

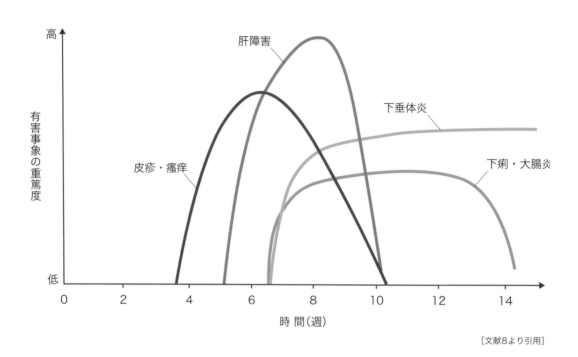

［文献8より引用］

🐻 有害事象の出現時期

　図にイピリムマブ投与後の皮疹・瘙痒，肝障害，下痢・大腸炎，下垂体炎の好発時期を示す[9]．皮疹・瘙痒が投与開始後4週前後で出現し，その後に下痢・大腸炎が出現する．これはイピリムマブを2～3回投与した時期であり，かなり早期に出現することが理解できる．

　ただし，これはあくまでもこの時期に起こりやすい傾向があるというものであり，個人差がかなり大きいことは留意すべきである．**免疫チェックポイント阻害薬による有害事象の好発時期は，明確になっていないのが現状である**．免疫チェックポイント阻害薬の有害事象を管理するためには，「いつ，どんな症状が出るかわからない」という心構えで治療に関わっていく必要がある．

🐻 irAE早期発見のためのポイント

　免疫チェックポイント阻害薬の投与は，外来化学療法として行われることが多い．そのため，副作用を一番最初に発見できるのは，患者およびその家族であり，出現する可能性がある症状をしっかりと説明し，十分な理解を得ておく必要がある．

　一方で，休日・夜間に重篤な症状が発現し，患者が病院を受診することも考慮しておかなければならない．救急を担当する医師がirAEをよく理解できていない場合，初期対応を間違えるリスクが考えられるため，**免疫チェック**ポイント阻害薬を服用中であることや，主治医や専門医への連絡先などがわかるようにする必要がある．

10 irAEにより引き起こされる皮膚障害

Grade 1	体表面積の10%以内の皮疹など
Grade 2	体表面積の10〜30%以内の皮疹など
Grade 3	体表面積の30%以上の皮疹など

発現時の対応 ● ● ● ● ●

- ステロイド外用剤の塗布
  （顔と体幹で強さを変える）
- 抗アレルギー薬，抗ヒスタミン薬の服用
- プレドニゾロンの内服
- 免疫チェックポイント阻害薬の休薬
  （回復後に再投与を検討）

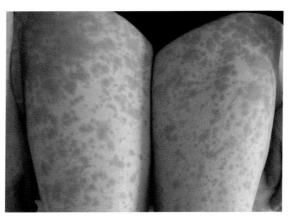

免疫チェックポイント阻害薬による紅斑.

[写真：黒川一郎先生より提供]

　irAEで生じる皮膚障害（または皮膚毒性）として，さまざまな症状が報告されている．具体的な症状としては，皮疹，発疹，皮膚炎，瘙痒感，紅斑[10]，丘疹などである．いずれの症状も，患者との面談時に聞き取りを行うことで発見は可能である．ただし，背部や太ももの内側などは，患者本人も気づかないことがあるため，これらの部位も鏡を使って観察してもらうか，家族に確認してもらうように説明することが必要である．

　ステロイド外用剤は，皮疹の重症度をCTCAE分類に基づいて評価する．軽度（目安は体表面積の10%以内の皮疹など．CTCAE分類でGrade 1）の場合は，顔にはmediumクラス，顔以外にはstrongクラス以上のものを使用する．重症化に伴い1段階ずつ，強いステロイド外用剤を使用する．Grade 2（目安は体表面積の10〜30%以内の皮疹など）では，抗アレルギー薬，抗ヒスタミン薬を投与する．Grade 3（目安は体表面積の30%以上の皮疹など）では，免疫チェックポイント阻害薬の投与を中止し，症状に応じてプレドニゾロン0.5〜1.0 mg/kg/日の投与を開始する．皮膚科医とも連携して対応することで，皮膚障害のコントロールは可能であり，免疫チェックポイント阻害薬を中止することなく投与を継続することができる．

　皮膚障害の程度と生存期間に関連があるとの報告[11]もみられることから，皮膚障害の適切なコントロールは，免疫チェックポイント阻害薬によるベネフィット（効果）を得ることにつながるといえる．

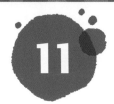

11 irAEにより引き起こされる肺障害

肺臓炎の重症度Grade*

Grade 1	・症状がない ・臨床所見または検査所見のみ ・治療を要さない
Grade 2	・症状がある ・内科的治療を要する ・身の回り以外の日常生活動作の制限
Grade 3	・高度の症状がある ・身の回りの日常生活動作の制限 ・酸素を要する
Grade 4	・生命を脅かす ・緊急処置を要する(例:気管切開／挿管)

［文献13より著者改変］

発現頻度 12) ●●●●

・悪性黒色腫:1.7%
・非小細胞肺がん:7.2%
（ニボルマブを投与された日本人での報告）

治療 ●●●●

・免疫チェックポイント阻害薬の中止
・必要に応じたステロイド薬の投与

> 肺障害は,免疫チェックポイント阻害薬の投与早期から発現する傾向があります

臨床試験において,免疫チェックポイント阻害薬の使用によって肺障害*を発現することが報告されている12, 13).**肺障害は,免疫チェックポイント阻害薬の投与開始後早期に発現**することが報告されており,初期症状としては,嗄声,息苦しさ,咳嗽,発熱などがある.無症状でも,画像検査によって発見される場合もある.医療者が**CT検査や単純X線査で肺障害をモニタリング**するとともに,患者にも事前に初期症状を説明し,症状の有無をチェックしてもらうことが大切である.症状が出現した際には,肺障害のGradeを確認し,Gradeに応じた対応を適切に行う必要がある.

治療の基本は,早期発見およびステロイド薬の投与である.これらについては,各「免疫チェックポイント阻害薬の適正使用ガイド」にまとめられている.

＊:irAEにおける「肺障害」は,CTCAE (v 4.0)では「肺臓炎」と記載されている.

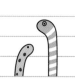

12 ニボルマブによる肺障害

肺臓炎のGrade（CTCAE v.4.0）と対処法

	対処法	フォローアップ
Grade 1	・ニボルマブの投与を休止する ・1週間ごとに症状のモニタリングを行う ・呼吸器および感染症専門医との協議を検討する	・少なくとも3週間ごとに画像診断を行う 回復した場合 ・ニボルマブの投与再開を検討する 悪化した場合 ・Grade 2 または Grade 3/4 の対処法で治療する
Grade 2	・ニボルマブの投与を休止もしくは中止する ・呼吸器および感染症専門医と協議する ・3～4日ごと症状のモニタリングを行う ・1.0～2.0 mg/kg/日の静注メチルプレドニゾロンまたはその等価量の経口剤等を投与する ・気管支鏡検査および肺生検を検討する	・1～3日ごとに画像診断を行う 症状が改善した場合 ・症状がベースライン時の状態近くまで改善した場合 ・少なくとも1ヵ月以上かけて副腎皮質ホルモン薬を漸減する. 抗菌薬の予防投与を検討する 症状が48～72時間を超えて改善しないまたは悪化した場合 ・Grade 3～4の対処法で治療する
Grade 3/4	・ニボルマブの投与を中止する ・呼吸器および感染症専門医と協議する ・入院 ・2.0～4.0 mg/kg/日の静注メチルプレドニゾロンまたはその等価量の副腎皮質ホルモン薬を静注する. その後, 症状等を観察しながら慎重に漸減する ・気管支鏡検査および肺生検を検討する	症状がベースライン時の状態に改善した場合 ・少なくとも4～6週間以上かけて副腎皮質ホルモン薬を漸減する ・日和見感染症に対する抗菌薬の予防投与を検討する 症状が48時間を超えて改善しないまたは悪化した場合 ・ステロイドパルス療法や免疫抑制薬の追加投与を検討する（インフリキシマブ*, シクロホスファミド*, 静注免疫グロブリン（IVIG）*, ミコフェノール酸モフェチル*）

＊：適応外使用.

［文献12より改変］

🐾 Grade 1の対応

　ニボルマブ投与を延期する. 1週間ごとに症状のモニタリング, 3週間ごとにCT検査などの画像診断を行い, 経過を観察する. 症状の増悪があれば, Grade 2以上の対応を継続する.

🐾 Grade 2の対応

　ニボルマブの投与を延期したうえで, 1.0 mg/kg/日のメチルプレドニゾロンの静脈注射, または等価量の経口剤を投与する. 改善した場合は, 1ヵ月以上かけてステロイド薬を漸減する. ステロイド薬の投与を1ヵ月以

上行った場合には, 日和見感染*を発症する可能性があるため, スルファメトキサゾール・トリメトプリム（ST合剤）などの抗菌薬の予防投与を検討する. 治療開始後, 2週間で改善がみられない場合は, Grade 3/4の対応に移行する.

🐾 Grade 3/4の対応

　ニボルマブの投与を即座に中止する. 2.0～4.0 mg/kg/日の静脈メチルプレドニゾロン, または, 等価量のステイロイド薬を投薬する. ステロイド薬の投与量が多いことや治療期間が

長期にわたることが予測されるため, 日和見感染症の対策も同時に行う. 48時間で改善しない場合には, インフリキシマブ, シクロホスファミド, ミコフェノール酸モフェチルの追加投与を検討する. ただし, これらは適応外使用となるため, 各施設でこれらの免疫抑制薬を免疫関連肺障害に使用する体制を構築しておく必要がある.

＊日和見感染：何らかの要因で免疫力が低下した時にかかる感染症

irAEにより引き起こされる肝障害

肝機能検査値のGrade

Grade 1	• ASTまたはALTが正常上限〜3.0倍以下 • 総ビリルビンが正常上限〜1.5倍以下
Grade 2	• ASTまたはALTが正常上限3.0倍〜5.0倍以下 • 総ビリルビンが正常上限1.5倍〜3.0倍以下
Grade 3	• ASTまたはALTが正常上限5.0倍〜20.0倍以下 • 総ビリルビンが正常上限3.0倍〜10.0倍以下
Grade 4	• ASTまたはALTが正常上限20.0倍以上 • 総ビリルビンが正常上限10.0倍以上

[文献14より著者改変]

発現頻度 [14] ●●●●●

• イピリムマブ：2.1〜3.8%
• ニボルマブ：3.4〜4.5%

治療 ●●●●●

• 免疫抑制薬（ステロイド薬など）の投与

irAEによる肝障害と，ウイルス性肝炎，感染症，薬剤性，原疾患の悪化などと鑑別することがポイントです！

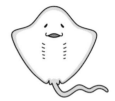

　免疫チェックポイント阻害薬の投与により，全Gradeの肝障害が約3〜5％，Grade 3以上の肝障害が約1％で発現することが示されている[14]．これらは自己免疫性の肝障害であり，免疫チェックポイント阻害薬の投与中は，血液検査でAST，ALT，総ビリルビン（T-Bil），D-Bil，γ-GTP，ALPなどを定期的にモニタリングする．この点は，細胞障害性抗がん薬による肝障害のモニタリングと同様の手順である．

　これらの検査値に異常がみられた際は，B型肝炎ウイルス，C型肝炎ウイルス関連の検査，腹部CT，腹部超音波検査などを行い，他の肝障害の原因（感染症，薬剤性，原疾患の悪化，アルコール誘発性など）を鑑別する必要がある．

　重篤な肝障害が発現した際は，その治療として，ステロイド薬を投与する．ステロイド薬でも改善しない場合は，適応外使用となるが，ミコフェノール酸モフェチルの投与（1 g×2回/日）を検討する．

　肝障害については，消化器内科の専門医との協働で治療を実施する必要がある．

14 ニボルマブによる肝障害

肝機能検査値のGrade（CTCAE v.4.0）と対処法

	対処法	フォローアップ
Grade 1	・ニボルマブの投与を継続する	・肝機能モニタリングを継続する 肝機能が悪化した場合 ・Grade 2またはGrade 3〜4の対処法で治療する
Grade 2	・ニボルマブの投与を休止する ・肝機能モニタリングを行う	肝機能がベースライン時の状態に改善した場合 ・肝機能モニタリングを慎重に行いながら，ニボルマブの投与再開を検討する 症状が5〜7日を超えて持続するまたは悪化した場合 ・0.5〜1.0 mg/kg/日の経口メチルプレドニゾロンまたはその等価量の経口剤を投与し，肝機能がベースライン時の状態またはGrade 1に回復した場合は少なくとも4週間以上かけて副腎皮質ホルモン薬を漸減する ・日和見感染症に対する抗菌薬の予防投与を検討する ・メチルプレドニゾロン10 mg/日以下まで減量できればニボルマブの投与再開を検討する
Grade 3[*1]/4	・ニボルマブの投与を中止する ・肝臓専門医との協議を行う ・肝機能モニタリングを行う ・1〜2 mg/kg/日の静注メチルプレドニゾロンまたはその等価量の副腎皮質ホルモン薬を投与する	肝機能がGrade 2に改善した場合 ・少なくとも4週間以上かけて副腎皮質ホルモン薬を漸減する ・日和見感染症に対する抗菌薬の予防投与を検討する 肝機能が3〜5日を超えて改善しない，悪化または再度悪化した場合 ・ミコフェノール酸モフェチル1 gの1日2回投与を検討する[*2] ・それでも3〜5日以内に治療への反応が認められない場合は，ガイドラインに従い他の免疫抑制薬の使用を検討する

＊1：ASTまたはALTが施設正常値の8倍以下または総ビリルビンが施設正常値の5倍以下である場合は，ニボルマブの投与を中止後，肝機能がベースライン時の状態に改善した場合，ニボルマブの投与再開を検討してもよい.

＊2：適応外使用.

[文献12より改変]

😀 Grade 1の対応

　肝機能（AST，ALT，総ビリルビン）をモニタリングしつつ，ニボルマブの投与は継続する．肝機能マーカーがGrade 2の規準を超える（改善しない）場合は，Grade 2の対応に移行する.

😀 Grade 2の対応

　ニボルマブの投与を休止する．肝機能マーカーの推移を観察し，5〜7日間マーカーの上昇が継続するか，さらなる悪化がみられた場合，0.5〜1.0 mg/kg/日のステロイド薬のメチルプレドニゾロンの経口投与を開始する．改善した場合は，1ヵ月以上かけてステロイド薬を漸減し，ニボルマブ投与再開を検討する．免疫関連肺障害と同様に，日和見感染を発症する可能性があるため，抗菌薬の予防投与を考慮する.

😀 Grade 3/4の対応

　ニボルマブの投与を中止する．1.0〜2.0 mg/kg/日のメチルプレドニゾロンまたは，等価量のステロイド薬を静注する．ステロイド薬の投与量が多いことや治療期間が長期にわたることが予測されるため，日和見感染症の対策も同時に行う．3〜5日を超えても肝機能の改善がみられない場合は，適応外使用となるが，ミコフェノール酸モフェチルの追加投与を検討する（1回1,000 mg，1日2回）．ミコフェノール酸モフェチルの追加後も3〜5日以内に改善に転じない際は，他の免疫抑制薬の使用を検討する.

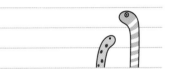

15 irAEにより引き起こされる大腸炎・下痢

大腸炎・下痢の重症度 Grade

	大腸炎	下 痢
Grade 1	・症状がない ・臨床所見または検査所見のみ ・治療を要さない	・ベースラインと比べて<4回/日の排便回数増加 ・ベースラインと比べて人工肛門からの排泄量が軽度に増加
Grade 2	・腹痛 ・粘液または血液が便に混じる	・ベースラインと比べて4〜6回/日の排便回数増加 ・ベースラインと比べて人工肛門からの排泄量が中等度増加
Grade 3	・高度の腹痛がある ・腸管運動の変化 ・内科的治療を要する ・腹膜刺激症状がある	・ベースラインと比べて7回以上/日の排便回数増加 ・便失禁 ・入院を要する ・ベースラインと比べて人工肛門からの排泄量が高度に増加 ・身の回りの日常生活動作の制限
Grade 4	・生命を脅かす ・緊急処置を要する	・生命を脅かす ・緊急処置を要する

[文献12より著者改変]

発現頻度（大腸炎）[12] ●●●●●

- イピリムマブ：8〜12％
- ニボルマブ：1〜4％

発症時期 ●●●●●

- 数日〜治療終了後数ヵ月
  ➡ いつでも起こる!!
- イピリムマブ，ニボルマブでは，Grade3以上の腸炎の好発時期は，約7〜8週とされている[12]

治療時の注意点 ●●●●●

- ロペラミドの使用には注意が必要（止瀉薬により腸炎症状がマスクされてしまい，適切な治療の開始の遅延や症状の重篤化につながる可能性があるため）

　免疫チェックポイント阻害薬による大腸炎・下痢は，全Gradeで30〜40％，Grade 3以上で約10％に生じることが報告されている[12]．前述の肺障害，肝障害と比べて，発現率が高いことに留意する．Grade 3以上の大腸炎・下痢の好発時期は，イピリムマブ，ニボルマブで投与7〜8週後，ペムブロリズマブで約6ヵ月後であることが報告されており[12]，薬剤により好発時期が異なることがわかる．一方で，治療開始から数日で出現する症例や治療終了から数ヵ月経過してから出現する症例も示されているため，免疫チェック

ポイント阻害薬の投与時は，常に大腸炎・下痢が出現する可能性を考えておくことが求められる．

　Grade 2の症状がみられた場合は，腸穿孔やイレウスなどと鑑別するために単純X線やCT検査を実施することが「がん免疫療法ガイドライン」で推奨されている[12]．また，ステロイド薬を投与する．

　免疫チェックポイント阻害薬による下痢は，従来の細胞障害性抗がん薬による下痢と対処法が異なるため注意が必要である．症状が軽度であれば，細胞障害性抗がん薬による下痢と同様に

ロペラミドのような止瀉薬での対処も可能であるが，免疫チェックポイント阻害薬によるGrade 2以上の下痢に対しては，ステロイド薬を投与することが適切な対応となる．止瀉薬の投与により適切な治療（ステロイド薬投与）の開始が遅れ，重症化を引き起こす可能性もあるため，止瀉薬の投与は慎重に判断する必要がある．

　ニボルマブによる各Gradeの大腸炎・下痢の対処法，フォローアップを次ページにまとめた．

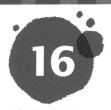

ニボルマブによる大腸炎・下痢

下痢・大腸炎の Grade（CTCAE v.4.0）と対処法

	対処法	フォローアップ
Grade 1	・ニボルマブの投与を継続する ・対症療法を行う	・症状悪化に対して綿密なモニタリングを行う ・悪化した場合，直ちに報告するよう患者に伝える **症状が悪化した場合** ・Grade 2 または Grade 3〜4 の対処法で治療する
Grade 2	・ニボルマブの投与を中止する ・消化器専門医との協議を行う ・便培養，CD toxin，ウイルス（CMV等）などの検査を行い，単純X線または腹部CT検査などを検討する ・対症療法を行う	**症状が Grade 1 まで改善した場合** ・ニボルマブの投与再開を検討する **症状が 5〜7 日間を超えて持続した場合または再発した場合** ・0.5〜1.0 mg/kg/日の経口プレドニゾロンまたはその等価量の経口剤を投与する ・症状が Grade 1 に改善した場合，少なくとも 1 ヵ月以上かけて副腎皮質ホルモン薬を漸減する ・ニボルマブの投与再開を検討する ・日和見感染症に対する抗菌薬の予防投与を検討する **症状が悪化した場合** ・Grade 3〜4 の対処法で治療する
Grade 3/4	・ニボルマブの投与を中止する ・消化器専門医との協議を行う ・便培養，CD toxin，ウイルス（CMV等）などの検査を行い，単純X線または腹部CT検査などを検討する ・1.0〜2.0 mg/kg/日の静注プレドニゾロンまたはその等価量のステロイド薬を静注する	**症状が改善した場合** ・Grade 1 に改善するまで副腎皮質ホルモン薬の使用を継続した後，少なくとも 1 ヵ月以上かけて漸減する ・日和見感染症に対する抗菌薬の予防投与を検討する **症状が 3〜5 日間を超えて持続した場合または改善後に再発した場合** ・追加の免疫抑制剤の使用を検討する

［文献15より改変］

👿 Grade 1 の対応

　1日4回程度の下痢で症状が軽い場合は，水分の経口摂取量の増加やロペラミドによる対症療法を行いながらのニボルマブ投与の継続は可能である．ただし，急激に悪化する可能性もあるため，経過は慎重にモニタリングする．悪化した場合は，症状に応じてGrade 2以上の対処を行う．

👿 Grade 2 の対応

　ニボルマブの投与を中止する．排便回数，腹痛，粘液便等の症状を観察し，5〜7日間を超えて下痢などの症状が持続した場合，またはさらなる悪化がみられた場合は0.5〜1.0 mg/kg/日のメチルプレドニゾロンの投与を開始する．改善した場合は，1ヵ月以上かけてステロイド薬を漸減し，ニボルマブ投与の再開を検討する．肺障害，肝障害と同様に日和見感染を発症する可能性があるため，抗菌薬の予防投与を考慮する．

👿 Grade 3/4 の対応

　ニボルマブ投与を中止する．1.0〜2.0 mg/kg/日の静注プレドニゾロンまたは等価量のステロイド薬を静注する．また，日和見感染症の対策も同時に行う．3〜5日を超えても改善がみられない場合や改善後に再発がみられた場合は，追加の免疫抑制剤の使用を検討する．

17 irAEにより引き起こされる 神経障害・筋障害

神経障害 ● ● ● ● ●
- 末梢性感覚性神経障害
- 末梢運動性神経障害
- 神経症，多発神経炎
- 血管炎症性神経障害
- 無菌性髄膜炎
- ギラン・バレー症候群など

筋障害 ● ● ● ● ●
- 筋肉痛
- 関節痛
- 多発性筋炎
- 重症筋無力症

- ギラン・バレー症候群，多発性筋炎，重症筋無力症は，突然の発症後に重症化・致死的となることがある
  ➡ 筋力低下，眼瞼下垂，呼吸困難，嚥下障害などを観察する
- 急速に進行する神経障害に対しては，経験的にステロイド薬の全身投与が行われる
- がん免疫療法による筋障害に対して，エビデンスが確立された治療法はない

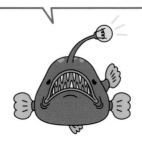

　免疫チェックポイント阻害薬による神経障害・筋障害の発現頻度は，1%以下とされている．神経障害としては，末梢性感覚性神経障害，多発神経炎，ギラン・バレー症候群などが生じる．一方，筋障害としては，筋肉痛，関節痛，重症筋無力症などが生じる．

　免疫チェックポイント阻害薬による神経障害・筋障害に対して，エビデンスが確立された治療法はない．臨床的には，感覚性神経障害や神経因性疼痛の場合は，細胞障害性抗がん薬による神経障害と同様に，デュロキセチンやプレガバリンによる症状緩和が行われる．急速に症状が進行する場合や，経過観察でも症状の改善がみられず徐々に増悪する場合などは，脳神経内科の専門医と相談のうえ，ステロイド薬を使用することがある．

　神経障害・筋障害の発現頻度は低いものの，ギラン・バレー症候群，多発性筋炎，重症筋無力症は，いきなり発症して致死的な転帰をたどることもあるため，筋力低下，眼瞼下垂，呼吸困難，嚥下障害，クレアチンキナーゼ（CK）上昇などをモニタリングし，早期発見に努める．症状出現時には神経内科の専門医にコンサルトし，各疾患の治療に準じて適切に対応する．

 18 irAEにより引き起こされる 1型糖尿病，甲状腺機能障害

1型糖尿病	甲状腺機能障害

1型糖尿病

発症時期 [15] ●●●●●
- 1週間～5ヵ月

初期症状 ●●●●●
- 倦怠感，口渇，多飲，多尿，悪心，急な体重減少，意識混濁など

ポイント ●●●●●
- 抗PD-1抗体薬で発生しやすい
- 発症時に，糖尿病性ケトアシドーシスを呈していることが多い

甲状腺機能障害

発症時期 [16] ●●●●●
- 24日～11.7ヵ月

発症頻度 ●●●●●
- イピリムマブ：約2%
- ニボルマブ：約8.3%

ポイント ●●●●●
- 甲状腺機能低下，亢進の両方がみられる
- TSH，FT$_3$，FT$_4$などをモニタリングする

 なるほど…

🦛 1型糖尿病

　糖尿病は高血糖，糖尿病性ケトアシドーシスの症状をきっかけに発見されることが多い．免疫チェックポイント阻害薬による糖尿病は，1型糖尿病であることを認識しておく必要がある．2型糖尿病の初期に行われる治療（運動療法・食事療法）で改善することはなく，これらの生活改善のみを行っていると正しい治療の開始が遅れるため，迅速に1型糖尿病に対する治療を開始する．

🦛 甲状腺機能障害

　多くの場合で，甲状腺機能低下症がみられる．無症状であることが多く，甲状腺機能障害を早期に発見するためには，甲状腺刺激ホルモン（TSH），遊離トリヨードサイロニン（FT$_3$），遊離サイロキシン（FT$_4$）を確認する．甲状腺機能低下症に対しては，レボチロキシンナトリウムなどで甲状腺ホルモンを補充する．発症時期に一定の傾向は得られておらず，免疫チェックポイント阻害薬の治療中は，常に甲状腺機能を注視する必要がある．

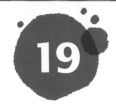

19 ステロイド不応性・難治性のirAEに対する治療

抗CTAL-4抗体薬投与後にirAEが生じた患者10%[12]

↓

ステロイド薬不応性・難治性

↓

免疫抑制薬の投与

免疫抑制薬の使用例

- インフリキシマブ(5mg/kg)
- Grade 3以上の大腸炎・下痢で高用量の
  ステロイド薬で改善がみられない,または再燃.
- 敗血症や腸穿孔がある場合は原則禁忌

- -

- ミコフェノール酸モフェチル
  (1,000mg×2回/日)
- ステロイド不応性・難治性の免疫関連肝障害.
  インフリキシマブには肝障害があり使えない.

重症のirAEに対するインフリキシマブ,ミコフェノール酸モフェチルの使用は「がん免疫療法ガイドライン」では推奨されていますが,保険適応外のため慎重な対応を要します

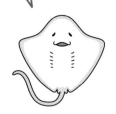

　免疫チェックポイント阻害薬による有害事象の管理で重要なことは,症状を早期に発見することに加えて,ステロイド薬を適切な時期に開始することである.ステロイド薬により症状の改善が期待できるが,ステロイド薬に不応性または難治性のirAEが発症することもある.その際は,各領域の専門医と相談のうえ,さらなる免疫抑制薬の投与を検討する.

　「オプジーボ®の適正使用ガイド」には,症状にあわせて,ステロイド薬での改善がみられなかった場合に使用する免疫抑制薬として,抗TNF-α抗体のインフリキシマブ,シクロホスファミド,静注免疫グロブリン,ミコフェノール酸モフェチルが記載されている.いずれも保険適用外の使用となるため,重篤なirAEが出ることを想定して,各施設で事前に投与手順を検討しておくことが必要である.

　なお,インフリキシマブは,敗血症や腸穿孔がある症例では禁忌となる.また,肝障害に対しては,インフリキシマブでは肝毒性の有害事象があるため,ミコフェノール酸モフェチルを投与することが「がん免疫療法ガイドライン」で推奨されている[12].

確認問題

問1 免疫チェックポイント阻害薬に関する記述のうち，**誤っているも**のはどれか．**3つ選べ**．

①ニボルマブは抗CTLA-4抗体である

②PD-1とPD-L1の結合により，T細胞が不活性化される

③免疫チェックポイント阻害薬は有害事象が少なく安全性の高い薬剤である

④免疫チェックポイント阻害薬の有害事象は，過剰な自己免疫によって生じる

⑤免疫チェックポイント阻害薬による下痢の最適な対処は，ロペラミドを投与することである

難しいなぁと思ったときはp.134，135を復習してみよう！

問2 免疫チェックポイント阻害薬に関する記述のうち，**正しいもの**はどれか．**2つ選べ**．

①主にB細胞の活性化により，さまざまな有害事象が生じる

②甲状腺機能障害は，投与開始初期に起こりやすい

③発症初期には無症状である有害事象もあるため，さまざまな臨床検査値を継続的に確認する

④Grade 3以上の有害事象が出現した際には，速やかにステロイド薬の投与を開始する

⑤有害事象は，組織横断的に治療するよりも単科で治療した方が重篤化することが少ない

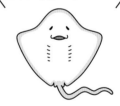

自信がなければp.137，140に戻って確認だエイエイオー！

---

1 解答　1，3，5

①×：ニボルマブは抗PD-1抗体である．

②○：T細胞を不活化する機序としては，CTLA-4とCD80/86の結合もある．

③×：T細胞の活性化による過剰な自己免疫により，自己免疫疾患と同様の多彩な有害事象が発生する．

④○

⑤×：ロペラミドは，軽症の下痢では問題ないが，下痢症状をおおい隠してしまうため，重症化の発見を遅らせてしまう可能性がある．

2 解答　3，4

①×：T細胞による自己組織の障害である．

②×：投与開始初期のみではなく，投与開始後11ヵ月が経過してから発症することが報告されている．投与中は継続してモニタリングする必要がある．

③○

④○

⑤×：単科での管理は困難であり，各臓器の専門医が連携することで，適確な対処ができるようになる．

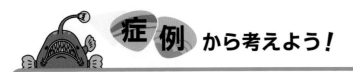

症例 から考えよう！

58歳男性．非小細胞肺がんステージIV．二次治療としてニボルマブを投与されている．ニボルマブ5クールめ投与日の診察時に，喉の渇きの訴えがあった．また，臨床検査値のデータで，甲状腺刺激ホルモン（TSH）が上昇傾向にあった．上記以外の訴えや臨床検査値の異常は認められていない．

Q この患者に起きている可能性があるニボルマブによる副作用をあげ，これらを確定するために必要な検査項目は何でしょう．また今後，ニボルマブの投与時に注意すべき点もあげましょう．

回答例

この症例では，喉の渇きの訴え，TSHの上昇の2つが生じている．

口渇は高血糖の存在を疑わせる訴えのため，ニボルマブによる1型糖尿病を考え，血糖値や尿中への糖排泄の有無を確認する．ニボルマブの投与により生じる糖尿病は1型糖尿病であることが，対処する際の重要なポイントとなる．糖尿病専門医と連携し，適切な対応を行う．

TSHの上昇がみられた場合には，遊離トリヨードサイロニン（FT$_3$）や遊離サイロキシン（FT$_4$）が低下していることが考えられるため，これらの検査値をチェックする．ニボルマブ投与患者の甲状腺機能をフォローする際に，TSH，FT$_3$，FT$_4$はすべて測定しておくほうがよい．経過観察で改善する例もあるが，改善がみられない場合は，レボチロキシンナトリウムの投与を検討する．

今後の注意点としては，糖尿病や甲状腺機能低下症以外に起こりうる可能性が高い有害事象として肺障害，肝障害，大腸炎，皮膚障害，神経症などがあり，慎重に継続してモニタリングする必要がある．

memo

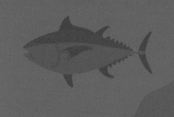

第 **9** 章

その他の
副作用

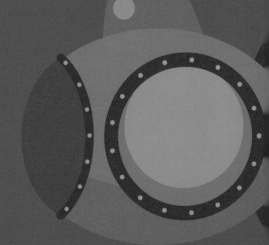

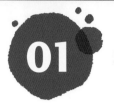

01 学習目標

抗がん薬の副作用として特徴的な下記の6つについて，好発薬剤，病態，予防方法を学ぶ

- インフュージョンリアクション
- B型肝炎ウイルスの再活性化
- 腫瘍崩壊症候群
- 出血性膀胱炎
- メトトレキサートによる腎障害
- 心毒性　　　　　　　　　　　など

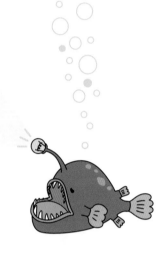

　抗がん薬の副作用には，前述の第2章〜第8章で解説したものの他に特徴的なものがある．本章ではインフュージョンリアクションや腫瘍崩壊症候群など6つの副作用を取り上げる．

　インフュージョンリアクションは，分子標的薬である抗体製剤の登場により，臨床現場では頻繁に遭遇するようになった．特にマウスキメラ抗体製剤で多く，抗体製造技術の進歩により現在の完全ヒト型抗体ではやや発症頻度は減っている．しかし，白金系抗がん薬のアレルギーと比べ頻度が高く，発症時期は投与初回であるなど特徴がまったく異なる．投与速度の遵守や前投薬で低減できる副作用であり，特徴的なバイタルサインの確認で，早期に発症がわかれば，軽症ですむ．また，

発症後の救済方法（抗ヒスタミン薬，ステロイド薬，エピネフリンの投与など）を，準備することも重要である．

　B型肝炎ウイルス（HBV）**の再活性化**は，現感染者（HBV抗原陽性）あるいは既往感染者（HBV抗原陰性・抗体陽性者）では，特に抗体産生に関わるB細胞を標的とした抗がん薬（リツキシマブ）で顕著である．さらに，がん治療で多く使用されるステロイド薬も再活性化の要因となるため注意が必要である．エンテカビルなどの抗ウイルス薬を飲み続けるリスクを考え，ステロイドフリーなども対策である．

　腫瘍崩壊症候群は，特に腫瘍量が多いがん種において，B型細胞を標的とした抗体製剤などは，補体依存性細胞障害作用（CDC）や抗体依存性細胞介在

性細胞障害作用（ADCC）により腫瘍の破壊量が大きいため，大量に発生する崩壊産物が副作用原因となる．崩壊物の一つである尿酸の排出促進に以前より知られた炭酸水素ナトリウムの投与が否定されたり，ラスブリカーゼなどの新薬が登場しており，リスクの把握と適正な薬物療法の選択にて予防ができる．

略 語
- CDC：complement-dependent cytotoxicity
- ADCC：antibody-dependent cellular cytotoxicity

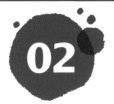

02 インフュージョンリアクション

定 義

抗体製剤の投与に関連して，投与中から投与開始後24時間以内に多く現れる，過敏症などの副作用のこと

主な症状	軽微～中等度	● 発熱 ● 悪寒 ● 悪心 ● 頭痛 ● 瘙痒	● 発疹 ● 咳 ● 倦怠感 ● 口渇
	重 篤	● 血圧低下 ● 気管支痙縮	● 血管浮腫 ● アナフィラキシー症状

インフュージョンリアクション（infusion reaction）は，抗体製剤などタンパク製剤の投与初期に生じる過敏症である．症状は注入部の皮膚反応や発熱，瘙痒感から発生し，血圧低下，気管支痙縮などアナフィラキシー様症状を特徴とする．通常，薬剤の投与初回あるいは数回めまでの初期，そして投与速度を漸増したときに多い．

発生の要因，投与時の注意点

抗体製剤によるインフュージョンリアクションの発生には，**投与速度（単位時間の投与量）**が関わる．すなわち，適切な希釈濃度を守ること，投与速度を守ることが重要である．リツキシマブでは，希釈濃度を1mg/mLとし，段階的に投与速度を増加させる．ベバシズマブやトラスツズマブでは，初回投与を90分で行い，忍容性が良好であれば，2回め以降を60分や30分で行う場合もある．

また，インフュージョンリアクショ

ンの予防にはステロイド薬や抗ヒスタミン薬，非ステロイド系抗炎症薬（NSAIDs）が有効であり，あらかじめ投与が指定されるものもある．

インフュージョンリアクションは，抗体製剤の場合，リツキシマブなどヒト型とマウスのキメラ型抗体（両者のタンパク構造をもつ抗体）での発生が多かったが，最新の抗体製剤はヒト化抗体（ベバシズマブやトラスツズマブ）や完全ヒト型抗体（パニツムマブ）となり，前投薬が不要になりつつある．ただし，完全ヒト型抗体であってもインフュージョンリアクションが発生しないわけではないため，投与初期のモニタリングを怠らないことが重要である．

インフュージョンリアクションの好発製剤や好発時期，対処方法はおおむね明らかになっている．しかし，複数回投与後や投与終了後に生じることもあり，好発時期のバイタルチェック（体温，血圧，血中酸素飽和度の確認

など）や，症状自覚時に早期に申し出るような患者指導が重要である．

頻度と予防方法

キメラ型抗体であるリツキシマブの，初回投与でのインフュージョンリアクションの発症頻度は43.7％であった[1]．対処法は，抗ヒスタミン薬，解熱鎮痛薬，ステロイド薬の前投薬を行い，インフュージョンリアクションがないことを確認しながら投与速度を漸増する．

ヒト化抗体であるトラスツズマブの，初回投与でのインフュージョンリアクションの発症頻度は36.7％であった[2]．予防としての抗ヒスタミン薬，解熱鎮痛薬，ステロイド薬の前投薬は，完全に有効ではないとされる．しかし，1回めにインフュージョンリアクションがない場合は，トラスツズマブの2回め投与から，投与時間の短縮が（90分→30分）可能である．

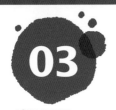

03 B型肝炎ウイルス再燃のリスク

免疫抑制		弱	中	強
		全身化学療法	リツキシマブと ステロイド薬を ステロイド薬を 含む化学療法	骨髄移植
B型肝炎ウイルス (HBV) 検査結果	HBV 抗原陽性	24〜53%		＞50%以上
	HBs 抗原陰性 抗HBc 抗体陽性 and/or 抗HBs 抗体陽性	1.0〜2.7%	12.2〜23.8%	14〜20%
	HBV 関連抗原, 抗体いずれも陰性			

早期にエンテカビルの
予防投与

HBV-DNA 検出したら
エンテカビルの予防投与

■ きわめてハイリスク
□ 高リスク
■ 低リスク

［文献3より著者作成］

過去にB型肝炎に感染している場合，化学療法あるいは付随したステロイド薬投与によるB型肝炎が再燃する危険性がある[3]．

添付文書や論文報告でB型肝炎再燃のリスクの高いとされる抗がん薬には，リツキシマブ，メトトレキサート，エベロリムス，テムシロリムス，クラドリビン，イマチニブ，フルダラビン，テモゾロミド，ゲムシタビンなどがある．特に，**HBV抗原が陽性である場合や体液性免疫を抑制しやすいリツキシマブとステロイド薬を併用するR-CHOP療法などで，リスクが高い．**B型肝炎ウイルスの既往感染者がこれらの化学療法により肝炎を再燃した場合，劇症肝炎になることが多く，その多くが死亡を含む重篤化する．例えば，

使用成績調査によるリツキシマブを投与された2,575例の解析では，2.4%（62例）がHBVのキャリアであり，このうち24%（15例）が肝炎を再燃した．

HBs抗体あるいはHBc抗体陽性かつHBs抗原陰性例のHBV再活性化では，HBV-DNAが陽性化し，肝炎が発症するまでに12〜28週（平均18.5週）を要する．すべての症例に核酸アナログの予防投与を実施するのは医療経済的にも困難である．したがってHBV-DNAをPCR法またはリアルタイムPCR法で定期的にモニタリングし，検出感度以上になった時点で直ちに核酸アナログを投与しても肝炎の重症化は予防可能と考えられている[4]．

B型肝炎再燃予防には，核酸アナログ製剤の予防投与を行う．これには，

薬剤耐性の少ないエンテカビルとテノホビルのプロドラック（テノホビル ジソプロキシルフマル酸塩，テノホビル アラフェナミドフマル酸塩）の使用が推奨されている．ラミブジンは現在使用しない．

広く使用されるエンテカビルは，食事の影響により吸収率が低下（C_{max}は44〜46%，AUCは18〜20%低下）するので，空腹時（食後2時間以降かつ次の食事の2時間以上前）に投与する．また，クレアチニンクリアランスが50 mL/分未満から投与間隔を2日に1回にするなど減量する．

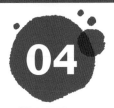

04 B型肝炎ウイルス再燃対策

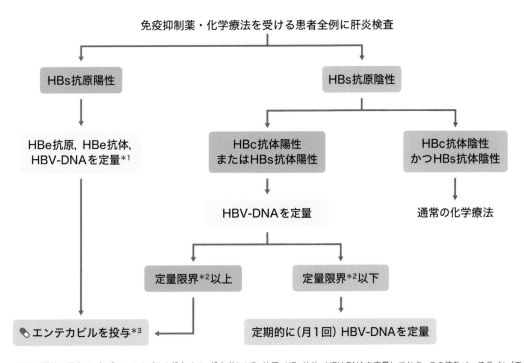

免疫抑制薬・化学療法を受ける患者全例に肝炎検査

HBs抗原陽性　　　　　　　　　　　HBs抗原陰性

HBe抗原, HBe抗体,　　　HBc抗体陽性　　　　　　HBc抗体陰性
HBV-DNAを定量*¹　　　またはHBs抗体陽性　　　かつHBs抗体陰性

　　　　　　　　　　HBV-DNAを定量　　　　　　通常の化学療法

　　　　　　定量限界*²以上　　　定量限界*²以下

エンテカビルを投与*³　　　　　　定期的に(月1回) HBV-DNAを定量

*1：HBs抗原が陽性の場合は，必ずエンテカビルを投与する．投与前にHBe抗原，HBe抗体，HBV-DNAを定量しておき，この値をベースライン（モニタリングの初期値）として用いる．*2：文献10では2.1 log copies/mL（20 IU/mL）．*3：化学療法終了後，12ヵ月継続する．

[文献5より著者作成]

　免疫抑制薬の投与や化学療法を受ける患者には，あらかじめ肝炎検査を行う．B型肝炎ウイルス（HBV）感染の初期スクリーニングは，HBs抗原の測定である．HBs抗原が陰性だった症例でのHBV再活性化では，HBV-DNAが陽性化し，肝炎が発症するまでに12～28週（平均18.5週）を要しており[6]，すべての症例に核酸アナログの予防投与を実施するのは医療経済的にも困難である．したがって，HBs抗原陰性の患者のうちHBc抗体またはHBs抗体陽性例では，HBV-DNAをリ

アルタイムPCR法で毎月モニタリングし，定量限界以上になった時点で直ちに核酸アナログを投与する．核酸アナログとしては，ラミブジンとエンテカビル予防投与の有無を比較したメタアナリシスにより，**エンテカビルの有用性**が示され[7]，その投与が推奨されている．HBc抗体陽性（93～100%），HBe抗原陽性（23～33%）のリンパ腫患者121人に対するエンテカビルとラミブジンの比較試験[8]では，エンテカビル投与患者61人において肝炎の発症はなかった（ラミブジンでは

13%）．しかし，化学療法に使用されるステロイド薬の減量や中止などの治療の変更や，エンテカビルの飲み忘れを防ぐよう十分な患者指導が行われるべきである．通常，エンテカビルの服薬は，食後2時間以後かつ次の食事の2時間前までに行うよう指導する．通常，エンテカビルの予防投与は，化学療法終了12ヵ月後までは行う．

　HBs抗原，HBcまたはHBs抗体の3つが陰性の場合のみ，通常の化学療法が施行可能である．

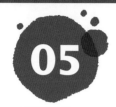

05 腫瘍崩壊症候群の発生頻度

がん種	腫瘍崩壊症候群 (TLS) の発生頻度
急性リンパ性白血病	4～26％（小児：63％）
急性骨髄性白血病	3～17％
慢性骨髄性白血病	1～9％
非ホジキンリンパ腫*¹	18～28％
ホジキンリンパ腫	2％未満
多発性骨髄腫	4％未満
固形がん*²	1～5％

＊1：バーキットリンパ腫や巨大腫瘍，骨髄浸潤のあるリンパ腫で多い．前者はB
　　細胞性リンパ腫であり，週単位で病気が進行する「高悪性度」に分類される．
　　これらは腫瘍量が多く，化学療法への反応性がよいためTLSを生じやすい．
＊2：固形がんによるTLSは，化学療法の有無によらず発症することがある．
[文献9より作成]

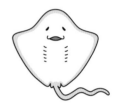

どんながん，どんな治療薬で
腫瘍崩壊症候群が起こるの？

　腫瘍崩壊症候群は，抗がん薬などによる腫瘍の崩壊により老廃物である大量の核酸，リン酸，カリウムの血中放出し，それにより致命的な電解質異常，尿酸やリン酸カルシウムの析出，そして重篤な腎不全などに至る致死的な代謝異常である．TLSには，検査学的TLSと症状的TLS（詳細はp.159）がある．TLSが発生しやすいがん種や腫瘍量を考慮してよく観察することが重要である．

典型的なTLSの症状発現経過

　まず治療開始6時間以内に高カリウム血症が生じる．血清カリウム値が7 mg/dL以上となると致死的な不整脈の危険がある．カリウム値の上昇は，腫瘍細胞からの放出が原因である．続いて24～48時間後にリン，カ

ルシウム，尿酸値が異常値となる．尿酸の過剰産生が生じると，尿酸結晶が腎尿細管で結晶として析出することとなり，急性腎不全を生じる．その結果，クレアチニン値も上昇する．

注意が必要ながん種と薬剤

　腫瘍崩壊症候群は，腫瘍量の多い白血病や巨大腫瘍のある非ホジキンリンパ腫の患者において，抗CD20モノクローナル抗体リツキシマブなどの腫瘍を急速に破壊する抗がん薬を初めて使用するときに好発しやすい．そのため，巨大腫瘍がある場合の第一コースは，リツキシマブの投与を見送る場合がある．また，腫瘍崩壊症候群による尿酸や電解質異常は，脱水状態の患者や腎機能が低下している患者に生じやすい．腫瘍崩壊症候群を起こしやすい

がん種の初回治療では，後述する腫瘍崩壊症候群予防対策とモニタリングが重要である．

略語

● TLS：tumor lysis syndrome

06 腫瘍崩壊症候群の診断基準

腫瘍崩壊症候群の検査学的評価（検査学的TLS）

☑ 血中尿酸値：男性7.8mg/dL以上
　　　　　　　　女性5.5mg/dL以上

☑ 血中カリウム値：4.8mmol/L以上

☑ 血中リン値：4.6mg/dL以上

化学療法施行開始3日前から7日後まで，上記3つのうち2つ以上があてはまる

注意が必要な
検査値，症状を確認！

腫瘍崩壊症候群の症状的評価（症状的TLS）

☑ 腎機能低下：クレアチニン値　男性1.6mg/dL以上
　　　　　　　　　　　　　　　　女性1.2mg/dL以上

☑ 不整脈，けいれん，テタニー（しびれなどの神経筋症状）

LTLSに加え，上記のいずれかの症状を伴う

［文献10より著者作成］

腫瘍細胞は，正常細胞の4倍のリンを含むとされる．抗がん薬により腫瘍細胞が破壊され，尿排泄可能量より多いリンが血中に放出されると，高リン酸血症となる．さらに，尿中リン酸濃度が高くなると，尿細管での不溶性のリン酸カルシウムの析出が起こり，急性腎不全となる．また，核酸の最終代謝産物である尿酸の排泄増加も腎不全につながる．

よって，検査学的評価は，血中の**尿酸，カリウム，リン値を観察**する．

腎不全に至る過程での高リン酸血症では，悪心・嘔吐，下痢，嗜眠，けいれんなどが誘発される．リン酸カルシウムの析出による二次的な低カルシウ

ム血症も，テタニー*，不整脈，低血圧，けいれんなどを生じる．

腫瘍崩壊症候群で誘発される悪心・嘔吐や倦怠感に似た傾眠などは，抗がん薬による一般的な副作用と似ている可能性もあるので，腫瘍量の多い患者に治療を行う場合や，腫瘍縮小効果の高い抗がん薬を使用する場合には，腫瘍崩壊症候群の可能性を考えておくことが重要である．

腫瘍崩壊症候群が重篤な場合，高サイトカイン血症による全身性炎症反応症候群（SIRS）となり，多臓器不全に陥ることもある[11]．この死亡率は40％程度と高い．

*：テタニー：四肢末梢の筋攣縮，喉頭けいれん，けいれん発作を合併する神経症状を示す．テタニー症状は，血清中の遊離カルシウム濃度が，低下（4.0mq/L以下）になると，末梢神経の興奮性が高まり，筋のけいれんを起こす症候群である．

略　語

● SIRS：systemic inflammatory response syndrome

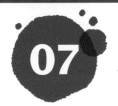

07 腫瘍崩壊症候群の予防と治療

予防

ハイドレーション（大量補液）	・生理食塩液や維持輸液
アロプリノール	・キサンチンオキシダーゼ阻害薬．化学療法開始24〜48時間前に開始する
ファブキソスタット	・キサンチンオキシダーゼ阻害薬．1日1回の服薬でよく，アロプリノールのように腎機能に応じて調節する必要がない
ラスブリカーゼ	・遺伝子組換え尿酸オキシダーゼであり，尿酸を速やかにアラントインに代謝する ・化学療法開始4〜24時間前に使用する

治療

高リン酸血症	・リン酸結合薬として炭酸カルシウムを経口投与
低カルシウム血症	・グルコン酸カルシウムを静脈内投与 ・心電図を確認しながらの投与が望ましい
高カリウム血症	・カリウム値6.0〜7.0 mmol/L：ポリスチレンスルホン酸ナトリウムを経口投与 ・カリウム値7.0 mmol/L以上：インスリン＋ブドウ糖の同時投与（GI療法） ・インスリン（0.1U/kg）とブドウ糖（0.5 g/kg）を投与する

腫瘍崩壊症候群の予防

腫瘍崩壊症候群の予防には，まずハイドレーション（大量輸液）を行う．通常，生理食塩液や維持輸液などを1日あたり約3 L/m²投与する．輸液を行っても十分な尿量が確保されない場合，フロセミドやマンニトールなどの利尿薬により尿量確保を行う．

以前は輸液に炭酸水素ナトリウムを混合する場合が多かったが，現在その有効性は否定されている．尿のアルカリ化は尿酸の析出を抑制するが，尿酸の酸解離定数（pKa）は5.4である．つまり，pH6.4でも尿酸の約90％が溶解しており，尿を必要以上にアルカリ性に保つ必要はない．pHを7.5以上にするには，通常炭酸水素ナトリウムを100 mEq/日以上投与する必要があり，血中ナトリウム濃度が上昇したり，リン酸カルシウムの析出が増すデメリットがある．

腫瘍崩壊症候群の予防的薬物療法で，これまで最も使用されてきた薬剤は**キサンチンオキシダーゼ阻害薬**のア

ロプリノールである．核酸から尿酸を生成する過程のキサンチンオキシダーゼを阻害することにより尿酸生成を抑制するが，中間生成物のキサンチンやヒポキサンチンを増加させるため，キサンチン蓄積による腎症を生じる可能性がある．また，腎障害がある場合は用量を調節する必要がある．

ファブキソスタットは，アロプリノール同様のキサンチンオキシダーゼ阻害薬であるが，腎機能に応じた用量調節の必要がないため使いやすい．

現在，腫瘍崩壊症候群を最も予防できる可能性が高い薬剤は**ラスブリカーゼ**である．これは，遺伝子組換え尿酸オキシダーゼであり，尿酸を速やかにアラントインに代謝する．アラントインは溶解性が高いので析出することはない．また，尿酸をきわめて効率的に分解し，採取血中でも尿酸を分解していくので，採取血液は冷蔵保管し，4時間以内に測定する．ラスブリカーゼは，通常化学療法開始4〜24時間前に使用する．遺伝子組換え尿酸オキ

シダーゼであるので，投与に際しては過敏症に注意する．ラスブリカーゼの投与は，通常5日間（最大7日）である．この投与で10％程度の患者に抗体ができるため[12, 13]，再投与は不可である．

腫瘍崩壊症候群の治療

腫瘍崩壊症候群の治療では，リンやカルシウム，カリウムなどの電解質の補正を行う．高リン酸血症に対しては，消化管内におけるリン酸結合薬である炭酸カルシウムの経口投与を行う．

低カルシウム血症の改善には，グルコン酸カルシウムの静脈内投与を行う．この際には，心電図の確認を行うことが望ましい．

血中カリウム値が6.0〜7.0 mmol/L程度の場合，消化管内におけるカリウム吸着薬であるポリスチレンスルホン酸ナトリウムの経口投与を行う．7.0 mmol/L以上の場合，インスリンとブドウ糖の同時投与（GI療法）を行う．カリウムをブドウ糖とともに細胞内に取り込み，カリウム値を低下させる．

08 出血性膀胱炎
―シクロホスファミドとイホスファミドによる誘発―

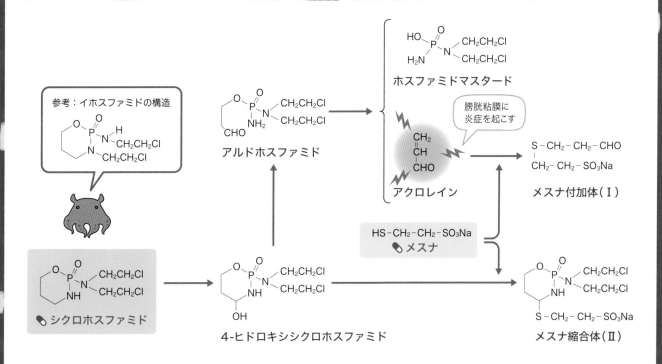

参考：イホスファミドの構造

シクロホスファミド

4-ヒドロキシシクロホスファミド

アルドホスファミド

ホスファミドマスタード

膀胱粘膜に炎症を起こす

アクロレイン

メスナ付加体（Ⅰ）

HS-CH₂-CH₂-SO₃Na メスナ

メスナ縮合体（Ⅱ）

　出血性膀胱炎は，固形がんから血液がんにまで広く用いられているシクロホスファミドとイホスファミドにより誘発される副作用として知られる．これは，代謝過程で発生する活性代謝物である．アクロレインが膀胱粘膜と接触して発現する局所障害である．

　シクロホスファミドとイホスファミドを比較的大量投与（シクロホスファミド：50〜60 mg/kg，イホスファミド：1〜3 g/m²）する場合，15〜30%程度に出血性膀胱炎を生じる．この予防にメスナを使用する．

　シクロホスファミド投与時にメスナを使用する場合，その1日投与量の40%相当量をメスナの1回投与量とし，1日3回（シクロホスファミド投与と同時，4時間後，8時間後）静脈内投与する．投与終了後24時間は150 mL/時以上の尿量を保つように，ハイドレーション（1日3L以上）を行う．十分な尿量が得られない場合，必要に応じてD-マンニトールなどの利尿薬を投与することもある．

　イホスファミド投与時には，その1日投与量の20%相当量をメスナの1回投与量とし，1日3回（イホスファミド投与と同時，4時間後，8時間後）静脈内注射する．投与終了後はシクロホスファミドと同様にハイドレーションを行うが，輸液1,000 mLあたり40 mLの7%炭酸水素ナトリウム注射液を混和し，尿のアルカリ化を図ることが望ましい．

　出血性膀胱炎が発生した場合，自覚症状として，肉眼的血尿，排尿痛，残尿感，頻尿および尿意切迫感などの膀胱刺激症状がある．

　症状が進むと，男性では膀胱のけいれん的収縮により亀頭部に放散痛を感じることもある．中等症では肉眼的血尿があるが，重症では膀胱内の凝結塊により膀胱頸部が閉塞され，尿閉となる．この場合，両側水腎症を来たし腎機能低下や出血による貧血が進行する．

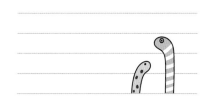

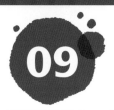

09 シスプラチンによる腎障害

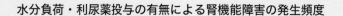

水分負荷・利尿薬投与の有無による腎機能障害の発生頻度

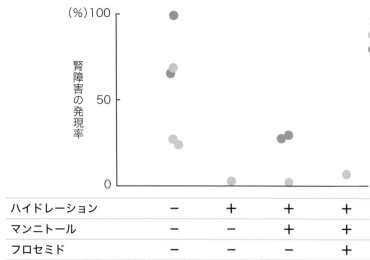

(%)100

腎障害の発現率

50

0

シスプラチン投与量
◐：50〜75mg/m²
●：100mg/m²

ハイドレーションがポイントだね

ハイドレーション	－	＋	＋	＋
マンニトール	－	－	＋	＋
フロセミド	－	－	－	＋

［文献15より引用］

シスプラチンの腎障害発現率は，最高血中濃度に相関するとされる．シスプラチンは血漿タンパクと結合しやすく，結合後は腎障害を生じにくい．したがって，投与早期に発生する非タンパク結合型のシスプラチンを，ハイドレーションでいかに早期に排泄するかが，腎障害予防に重要である．また，タンパク結合の律速時間を考慮して投与時間を遅くした方がよい（1mg/kg/時以下）．

腎障害予防のハイドレーションで重要なのは，補液量ではなく尿量確保である．100mL/時以上の尿量を得ることを目標とする．これに至らない場合，フロセミドかマンニトールを使用する．一般に，フロセミドは速効性がある．シスプラチンの聴覚障害と副作用が重複する可能性があるが，臨床的

用量では問題とならない．一方，マンニトールは，利尿効果の発現が遅いものの持続的な利尿効果が得られる．しかし両者の優劣は不明である．

腎障害予防のハイドレーションには，生理食塩液あるいは維持輸液を基本に，投与前後1,000mL，投与中それぞれ1,000mL程度の投与が規定されてきた．これらの投与方法では長時間の点滴が必要であり，シスプラチンを外来化学療法で用いる際の障壁となっていた．最近，輸液量をこの半分程度に短縮したショートハイドレーションも推められている．

シスプラチンを安全に使用するには，輸液中に10〜20mEqのマグネシウムを補充すること，非ステロイド性抗炎症薬など腎機能に影響する薬剤の併用を避けること，定期的に腎機能

を評価することが重要である．

マグネシウムは通常，腎近位尿細管のヘンレ上行脚で85％が吸収されるが，シスプラチン投与時には，再吸収が抑制される．その結果，低マグネシウム血症が生じ，代替的に尿排泄された白金の再吸収が促進される．その結果，尿細管における白金の蓄積が腎障害を促進する．

腎機能の評価には，クレアチニンあるいはそのクリアランスが活用されるが，患者にるい痩があるなど標準体型ではない場合，過小評価する可能性がある．したがって，クレアチニンによる腎機能評価では，実際の糸球体濾過率が50〜30mL/分に低下するまで血清クレアチニンは上昇しにくい．正確に腎機能評価をするには，シスタチンCなどの他のマーカーの測定も有効である．

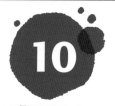

10 白金製剤による副作用の比較

	シスプラチン	カルボプラチン	オキサリプラチン
適応	胃がん・肺がん・頭頸部がん	卵巣がん・肺がん	大腸がん・胃がん
混合輸液	生理食塩水のみ	生理食塩水，ブドウ糖	ブドウ糖のみ
副作用の特徴 腎障害	高頻度 （ハイドレーション必要）	低頻度 （ハイドレーション不要）	低頻度 （ハイドレーション不要）
悪心・嘔吐	高度催吐性	中等度催吐性	中等度催吐性
神経障害	総投与量 300 mg/m² 以上で頻発する． 1回 100 mg/m² 以上では，聴覚障害も頻発	シスプラチンに比べ少ない	感覚麻痺から始まり高頻度 （冷感過敏も特徴とする）
好中球減少	カルボプラチンより頻度	シスプラチンより高度	シスプラチンより低度
血小板減少	カルボプラチンより頻度	シスプラチンより高度	シスプラチンより低度

> 他の白金製剤として，ネダプラチンがあります．
> ネダプラチンは半減期が短く，体内から早く尿排泄されます．
> ハイドレーションは 1,000 mL 程度でよく，外来向きです．
> 血液毒性は，他の白金製剤と同等～高度です

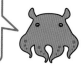

　白金製剤でよく使用されるのは，シスプラチン，カルボプラチン，オキサリプラチンである．

　カルボプラチンのクリアランスは糸球体濾過量（GFR）と相関するので，腎機能に応じた用量設定が可能である．つまり，カルボプラチン投与量（mg）＝目標 AUC×（GFR＋25）である．カルボプラチンの体内量は，患者の腎機能に応じて変わるので，投与量は目標 AUC（mg/mL・時）として規定されている．

　オキサリプラチンは，大腸がんや胃がんのキードラッグとして使用頻度が高い．ハイドレーションは不要であるが，重篤な腎機能障害の患者（CCr 30 mL/分未満）では減量が必要である．白金製剤のなかでも**オキサリプラチンは，末梢神経障害や感覚異常が生じやすい**．初期は投与部位の疼痛，冷感過敏が特徴的である．そして，投与量累積的に持続的な障害を生じる．

　その他の白金製剤として，**ネダプラチン**がある．半減期が短く，体内から早く尿排泄される白金製剤として，食道がんや婦人科がんなどで使用される．通常，ハイドレーションは投与当日のみ，かつ 1,000～1,500 mL でよいため，外来化学療法にも使用できる．中等度腎機能障害（CCr 60 mL/分未満）から減量が必要である．

　いずれの白金製剤も，投与が 6～10 回めになると過敏症を生じることが多い．また交叉性*があり，過去の白金製剤の投与歴をよく聴取することが重要である．通常，オキサリプラチン以外で過敏症が生じた場合，再投与は行わないことが多い．一方，オキサリプラチンでは，過敏症が軽度の場合，ステロイド薬の増量や抗ヒスタミン薬の使用，投与時間の延長などにより再投与できることがある．

---

*：交叉感作：類似した化学構造をもつため，一方の薬剤でアレルギー反応が生じたとき，もう一方の薬剤でもアレルギー反応が誘発される現象．

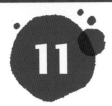

11 メトトレキサートによる腎障害

尿pH	溶解度 (mg/mL)		
	pH5.0	pH6.0	pH7.0
メトトレキサート	0.44	1.60	8.90
7-ヒドロキシメトトレキサート	0.13	0.37	1.55

[文献16より引用]

pH7.0未満ではメトトレキサート溶解度が
極端に低下します！

メトトレキサートを肉腫（骨肉腫，軟部肉腫など）の治療目的で大量投与（1回100〜300 mg/kg）する場合，腎障害に注意が必要である．腎排泄型薬剤である**メトトレキサートは，尿が酸性側に傾くと溶解度が低下し，結晶が尿細管に沈着する**おそれがある．これが，腎障害につながる．そのため，尿のアルカリ化と同時に，十分な水分の補給を行う．利尿薬の選択にあたっては，尿を酸性化する薬剤（例えば，フロセミド，エタクリン酸，チアジド系利尿薬など）の使用を避ける．なお，メトトレキサートの活性代謝物である7-ヒドロキシメトトレキサートも，尿が酸性側に傾くと溶解度が低下する．

また，非ステロイド系抗炎症薬は，腎におけるプロスタグランジン合成阻害作用による腎血流量の低下や，ナトリウム・水分貯留傾向によりメトトレキサートの排泄遅延を生じるため，投与を避けることが望ましい．

なお，メトトレキサートの解毒薬はホリナートカルシウム注射剤である．メトトレキサートは，核酸合成に必要な活性葉酸を産生させるジヒドロ葉酸還元酵素（DHFR）の働きを阻止し，チミジル酸合成およびプリン合成系を阻害して細胞増殖を抑制する．これに対して，葉酸製剤であるロイコボリン®（ホリナートカルシウム）は，細胞の葉酸プールに取り込まれ活性型葉酸となり，細胞の核酸合成を再開させる．

骨肉腫細胞などでは，大量のメトトレキサート投与によりメトトレキサートを受動的に取り込ませ，一定時間後にその解毒剤であるロイコボリン®を投与し，能動的にロイコボリン®を取り込むことのできる正常細胞を救援する．

略語
● DHFR：dihydrofolate reductase

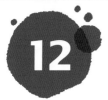

12 分子標的薬（VEGF阻害薬）による蛋白尿

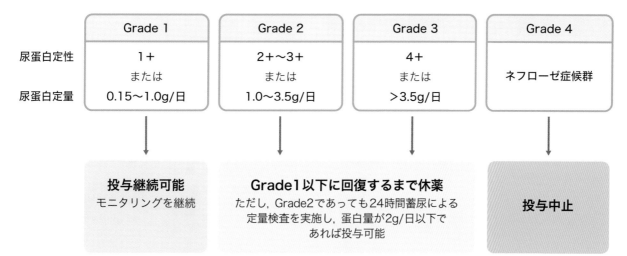

ベバシズマブを用いた国内臨床試験における蛋白尿発現時の休薬・中止基準

	Grade 1	Grade 2	Grade 3	Grade 4
尿蛋白定性	1+ または	2+〜3+ または	4+ または	ネフローゼ症候群
尿蛋白定量	0.15〜1.0g/日	1.0〜3.5g/日	>3.5g/日	

投与継続可能 モニタリングを継続	Grade1以下に回復するまで休薬 ただし，Grade2であっても24時間蓄尿による定量検査を実施し，蛋白量が2g/日以下であれば投与可能	投与中止

①まず，尿蛋白の定性検査を行う．2＋以上なら定量検査を行う．
②定量検査にあたり，24時間蓄尿できなければ，尿蛋白定量結果（mg/dL）／尿中クレアチニン濃度（mg/dL）を確認する．これは，尿蛋白排泄量（g/日）を示す．

［文献17より引用］

ベバシズマブやラムシルマブ，アキシチニブなどの血管内皮細胞増殖因子（VEGF）阻害薬は，血管新生を抑制する薬剤である．**VEGF阻害薬は腎における血管新生も抑制し，高血圧とともに蛋白尿が生じやすい**．通常，投与開始後2ヵ月以内に発生することが多いので，蛋白尿は月1回程度の尿蛋白定性検査でモニタリングし，これが軽度（Grade 1：尿蛋白定性1＋または1日尿蛋白定量値0.15〜1g/日）なら，増悪を評価しながら誘発抗がん薬の継続投与が可能である．尿蛋白の検出がこれ以上になった場合，タンパク量を定量し，精査が必要である．これは通常，24時間蓄尿で行うべきであるが，

外来患者などで困難な場合，1回の検査で同時に測定できる尿中クレアチニン濃度を用いて補正した推定尿蛋白排泄量〔g/日〕で代替的に用いて確認する．これは，単位時間当たりの排泄量が安定している尿クレアチニン濃度を用いることで，尿の量あるいは濃度の影響を補正することにより，1日量に比例した尿蛋白量を推定するものである．つまり，スポット尿における尿蛋白/クレアチニン比が0.3〜0.5の場合，尿蛋白排泄量は，1日あたり0.3〜0.5 g/日程度と推定される．
尿試験紙によるタンパク定量は，かなり広い幅をもっている．例えば，試験紙において2＋の場合，推定タンパク

濃度は，100〜299 mg/dL，3＋の場合，300〜999 mg/dLと幅があり，CTCAEにおけるGrade評価が2あるいは3の範囲となる．Grade 3の場合，休薬の判断の分かれるところであり，尿蛋白定性によるタンパク尿の判断のみ，薬剤の継続の可否を判断してはならない．

Grade 2以上（1 g/日以上）の場合，VEGF抗がん薬の休薬を検討する．一般的に，蛋白尿は可逆的な副作用であると考えられる．

しかし，回復に月単位の長期間を要するため，患者には浮腫や体重増加，尿の変化，倦怠感などの自覚症状が生じたら申し出るよう指導する．

13 分子標的薬（VEGF阻害薬）による高血圧

血圧の変化	治療方針		
		SBP：収縮期血圧	
		DBP：拡張期血圧	

一過性に20mmHg以上の
DBP上昇　→　・VEGF阻害薬：同一用量で投与継続
・高血圧：治療の必要なし

持続的な血圧上昇：
140＜SBP＜160mmHg
または
90＜DBP＜100mmHg
または
臨床的に重要な20mmHg
以上のDBP上昇
→
・VEGF阻害薬：同一用量で
投与継続
・高血圧：降圧薬を使用し，
2週間を目処に血圧コント
ロール
→
血圧コントロール可能：
VEGF阻害薬の投与継続

血圧コントロール不良：
VEGF阻害薬を休薬，降
圧薬の増量または追加
→
血圧コントロール可能：
VEGF阻害薬は減量して
投与再開

血圧コントロール不良：
VEGF阻害薬は休薬

症状あり
または
SBP≧160mmHg
または
DBP≧100mmHg
→
・VEGF阻害薬：投与を一旦
中止
・高血圧：降圧薬を2種類
以上使用するなどして血圧
コントロール
→
血圧コントロール可能：
VEGF阻害薬は減量して
投与再開

血圧コントロール不良：
VEGF阻害薬の投与中止

［文献18より著者作成］

　高血圧を生じやすい薬剤として，ベバシズマブやラムシルマブ，アキシチニブ，パゾパニブ，スニチニブなどがある．これら薬剤による高血圧は，アキシチニブでは，投与開始4日以内，パゾパニブでは，9割の患者で遅くとも18週以内に発生するとされる．また，これら高血圧の発生頻度は，日本人において高いとされる（アキシチニブの国際共同試験における発生頻度は16％であったが，国内試験では58％であった）．

　持続的な血圧上昇が収縮期血圧（SBP）で141〜159mmHg，拡張期血圧（DBP）で91〜99mm，あるいは，臨床的に重要あるいは症状を有する20mmHg以上のDBP上昇の場合，誘発抗がん薬を継続するが，降圧薬を使用する．降圧薬としては，腎保護作用が期待されるレニンアンジオテンシン系阻害薬（アンジオテンシン受容体拮抗薬など）が使用される．急激な降圧をせず，2週間程度で正常血圧となるよう用量調節することが重要である．

　症状あり，またはSBPが160mmHg以上，またはDBPが100mmHg以上となった場合，誘発抗がん薬の中止とともに降圧薬の追加で正常血圧へのコントロールを試みる．

　最近，ベバシズマブなどでは，血圧上昇が効果予測因子とされ，血圧が上昇した患者の方が予後がよいことがわかった[18]．したがって，高血圧を認めた患者は特に，家庭血圧の測定などのモニタリングと降圧薬の適正使用で副作用をコントロールするべきであろう．

14 アントラサイクリン系薬による心毒性

薬剤	限界投与量	ドキソルビシン換算	慢性心毒性（うっ血性心不全）[*1]の頻度
ドキソルビシン	450 mg/m²	—	450 mg/m²まで：低頻度 550 mg/m² [*2]：7％, 1,000 mg/m² [*2]：50％
エピルビシン (EPI)	900 mg/m²	×0.55	1,000 mg/m² [*2]以上：16〜35％
ダウノルビシン	900 mg/m²または 25 mg/kg	×0.5〜1	—
イダルビシン	120 mg/m²	×4	—
ピラルビシン	950 mg/m²	×0.5	—
ミトキサントロン	160 mg/m²	×3	—
アクラルビシン	600 mg/body	—	—
トラスツズマブ	—	—	単独投与：0.5％以下 アントラサイクリン系薬との併用：18％

*1：動悸，呼吸困難，浮腫などが自覚症状．
*2：限界投与量以上での頻度．臨床的には，限界投与量を使用するケースがある．

これまでEPIを累積450 mg/m²投与してきた患者に，さらにADMを投与する場合…
①EPIの累積投与量をADMに換算すると，450 mg/m² × 0.55 = 247 mg/m².
②ADMの限界投与量は450 mg/m²なので，ADMは450−247 = 203 mg/m²まで投与可能です！

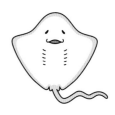

　アントラサイクリン系薬による心毒性（心筋症）は，一般的な心筋症（特発性心筋症）に比べて予後不良である（ハザード比 3.46，95％信頼区間：1.67〜7.18）[20]．一般に不可逆的であり，確立した治療薬や予防薬はない（海外では鉄キレート薬のデクスラゾキサンが心筋保護薬として承認されている）．

　心毒性は投与量累積的に生じるため，生涯にわたるアントラサイクリン系薬の投与量を管理，制限することが重要である．アントラサイクリン系薬ごとに限界投与量が決まっている．限界投与量とは，5％の患者に心毒性が発生する上限量であり，限界投与量まで安全という認識は適切ではない．さらに高齢者，胸部放射線療法，高血圧，心疾患の既往があれば，より少量でリスクが高まると考えてよい．

　投与量の管理以外に，心エコー検査で算出された左室駆出率が55％を下回ると心不全が起こりやすい．ドキソルビシンでは，累積で300 mg/m²を投与した時点から定期的に検査を行い，心収縮力の10％低下，左室駆出率50％以下で中止を考慮する．急性心毒性は，心電図異常（ST-T異常）やトロポニンT，脳ナトリウム利尿ペプチド（BNP）値でも評価できる．

　患者指導としては，うっ血性心不全の自覚症状に頻脈，労作時の呼吸苦，浮腫などがあるため，これらを定期的に聴取したり，症状自覚時に申し出るよう伝える．

　なお，アントラサイクリン系薬以外に，トラスツズマブも心毒性を誘発する抗がん薬として知られる．これらは乳がん治療において，アントラサイクリン系薬投与患者に同時あるいは逐次投与されることが多いので，注意を要する．

15 ブレオマイシンによる肺毒性

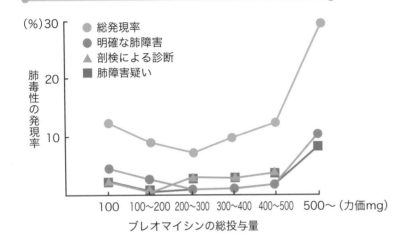

ブレオマイシンの総投与量と肺障害の発生頻度

- 総発現率
- 明確な肺障害
- 剖検による診断
- 肺障害疑い

（%）30

肺毒性の発現率

20

10

100　100～200　200～300　300～400　400～500　500～ （力価mg）

ブレオマイシンの総投与量

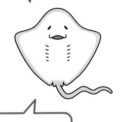

ブレオマイシンの累積投与量は，300mg程度までが望ましいことがわかります

年齢別のブレオマイシンによる肺障害の発生頻度

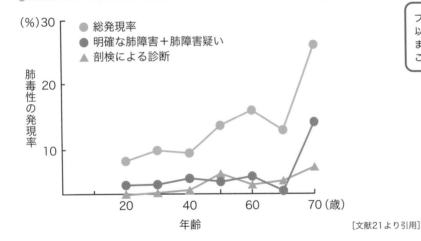

- 総発現率
- 明確な肺障害＋肺障害疑い
- 剖検による診断

（%）30

肺毒性の発現率

20

10

20　　40　　60　　70（歳）

年齢

[文献21より引用]

ブレオマイシンの肺障害は，60歳以上から増えていることがわかります．全年齢の10％に生じていることにも注意しましょう

　ブレオマイシンは，ホジキンリンパ腫や胚細胞腫瘍の標準治療（ABVdやBEP療法）においてよく使用される．**ブレオマイシンでは，投与量累積的に肺障害（間質性肺炎，肺線維症）が発生**する．ブレオマイシンの肺毒性は，累積投与量に依存する．グラフから投与量は300 mg未満が望ましい[21]．加えて，60歳以上の高齢者や肺に基礎疾患を有する患者への投与に際しては，リスクが高いとされる．さらに，胸部への放射線投与とは併用禁忌である．

　患者には，労作性呼吸困難，発熱，咳などが続く場合，申し出るよう指導する（発熱が投与後4～5時間あるいはさらに遅れて発現することがある）．医療者の観察・評価のポイントとしては，捻髪音（ラ音），胸部レントゲン異常陰影，PaO_2の異常などの初期症状に注意を払うことが重要である．

16 イリノテカンによる下痢

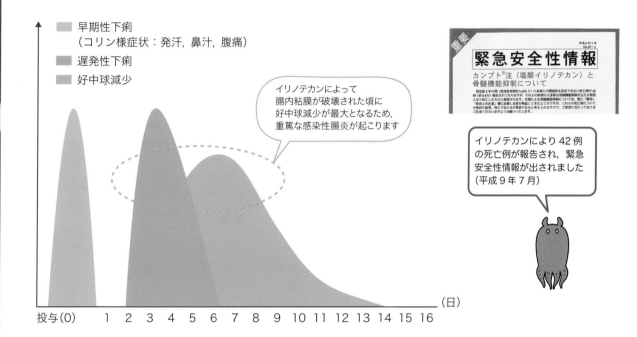

凡例：
- 早期性下痢（コリン様症状：発汗，鼻汁，腹痛）
- 遅発性下痢
- 好中球減少

イリノテカンによって腸内粘膜が破壊された頃に好中球減少が最大となるため，重篤な感染性腸炎が起こります

緊急安全性情報
カンプト®注（塩酸イリノテカン）と骨髄機能抑制について

イリノテカンにより 42 例の死亡例が報告され，緊急安全性情報が出されました（平成 9 年 7 月）

横軸：投与(0)　1　2　3　4　5　6　7　8　9　10　11　12　13　14　15　16　(日)

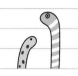

　トポイソメラーゼ阻害薬であるイリノテカンは主に肺がん，大腸がんなどの固形がんの治療薬として使用されている．

　副作用には骨髄抑制，悪心・嘔吐，下痢などがあり，なかでも用量制限毒性では，下痢が特徴的である．イリノテカンが薬価収載された1994年，骨髄抑制と下痢による死亡例が相次ぎ，緊急安全性情報が出されている．

　イリノテカン投与当日など早期には，コリン様症状の下痢や発汗，鼻汁などが生じる．しかし，この時期には重篤な下痢の危険性は少ない．一方，腸管粘膜障害に関連するイリノテカンの遅発性下痢の発現は好中球減少の好発時期と重複するため，感染性腸炎となる危険がある．

　イリノテカンは，コリンエステラーゼ阻害作用を有する．そのため，過剰となったアセチルコリンが受容体を刺激しコリン様症状を引き起こす．症状としては，発汗・鼻汁・流涎・流涙・かすみ眼・腹痛・早発性下痢などがある．症状の多くは，軽度であるが，紅潮は約30％，腹痛では約40％，発汗は60％の患者が投与中に自覚する．

　このようなイリノテカンの急性コリン様症状に対しては，0.25〜1 mgのアトロピンの静注や皮下注が有効である．閉塞隅角緑内障および前立腺肥大による排尿障害がないことを確認し，患者希望によりイリノテカンの投与前に使用する．

17 イリノテカンの代謝経路

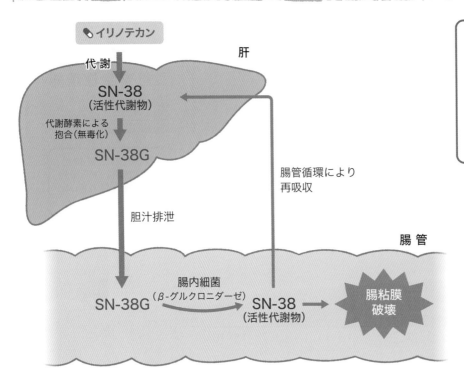

イリノテカン

代謝 ↓ 肝

SN-38
（活性代謝物）

代謝酵素による
抱合（無毒化） ↓

SN-38G

胆汁排泄 ↓

腸管循環により
再吸収

腸 管

SN-38G →（腸内細菌（β-グルクロニダーゼ））→ SN-38
（活性代謝物） → 腸粘膜破壊

予防策
・腸内アルカリ化
　➡ SN-38の化学的分解
・半夏瀉心湯
　➡ 腸粘膜の再生
・ウルソデオキシコール酸
　➡ 胆汁排泄の促進

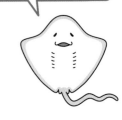

イリノテカンの下痢に対する副作用対策には，イリノテカンの代謝を踏まえていくつかの方法が有効である．まず，イリノテカンは，肝臓や各組織のカルボキシルエステラーゼにより**活性代謝物であるSN-38に代謝**される．これは，グルクロン酸転移酵素（UGT）によりグルクロン酸抱合され，胆汁を介して腸内に排泄される．腸内では，腸内細菌などのβ-グルクロニダーゼにて脱抱合され，腸管粘膜を破壊するとともに腸管循環する．

予防策として，炭酸水素ナトリウム（経口，1日2g程度）の投与は，腸内でのSN-38の化学的分解を行う．また，半夏瀉心湯（例：1日3包，毎食前）は，腸粘膜の再生を促す．さらに

ウルソデオキシコール酸による胆汁排泄の促進などがイリノテカンの副作用低減に有効である．

また，イリノテカンの代謝に重要なグルクロン酸転移酵素の遺伝子多型により，下痢と血液毒性が大きく変わることが知られる．*UGT1A1*28*または*6*のヘテロ型は，日本人の43%（副作用に注意を要する）存在し，9%程度が重篤な副作用が懸念され，減量が必要なホモ型である[22]．遺伝子多型の検査は，保険適用である．

これらの対策を行っても下痢が重篤化した場合，ロペラミドによる止痢や，アヘンチンキ，オクトレオチド（保険適用外）が用いられる．

最近，イリノテカンのリポソーム懸

濁液（オニバイド®点滴静注）が登場している．薬物動態などは，従来の非リポソーム化イリノテカンと異なるが，後述する*UGT1A1*遺伝子多型による副作用発現の特徴やコリン作動性の早発型消化器症状と投与後24時間以降に発現する主に本剤の活性代謝物（SN-38）による腸管粘膜傷害に基づく下痢の発生機序は同様であることを理解したい．

(略語)
● UGT：uridine diphosphate glucuronosyltransferase

確認問題

問1 抗がん薬の各種副作用に関する記述のうち，**正しい**ものはどれか．**1つ選べ**．

① 腫瘍崩壊症候群では，高カルシウム血症が生じる

② メトトレキセート投与時の炭酸水素ナトリウムの併用は勧められない

③ オキサリプラチン投与時もハイドレーションを行うことが勧められる

④ ドキソルビシンを限界投与量まで使用した患者には，エピルビシンが限界投与量まで投与できる

⑤ イリノテカンの主要な代謝経路は，グルクロン酸抱合による胆汁排泄である

難しいなぁと思ったときはp.169を復習してみよう！

問2 抗がん薬の各種副作用に関する記述のうち，**正しい**ものはどれか．**2つ選べ**．

① VEGF阻害薬による蛋白尿は，Grade 1（定性検査で＋1）で投与を中止する必要がある

② ブレオマイシンは，累積投与量に応じて腎毒性が生じる

③ VEGF阻害薬による高血圧は，降圧薬によるコントロールを試みる

④ HBs抗原陰性なら，以後のHBVスクリーニング検査は不要である

⑤ インフュージョンリアクションとは，抗体製剤による悪心，発熱，皮膚症状などの過敏症状を示す

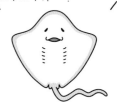

自信がなければp.155〜157に戻って確認だエイエイオー！

---

1 解答 **5**

① ✕：高カルシウム血症ではなく，低カルシウム血症が生じる．

② ✕：炭酸水素ナトリウムの併用は勧められる．

③ ✕：ハイドレーションは必要ない．

④ ✕：アントラサイクリン系薬全体の投与量になるので，通常ドキソルビシンを限界投与量まで使用した患者には，他のアントラサイクリン系薬は使用できない．

⑤ 〇

2 解答 **3，5**

① ✕：Grade 1（定性検査で＋1）では，観察を行いながら投与継続が可能である．

② ✕：腎毒性ではなく，肺毒性が生じる．

③ 〇：140/90mmHg以上より降圧薬を使用して，2週間程度での降圧を目指す．

④ ✕：HBs抗原陰性でも，HBc抗体またはHBs抗体のスクリーニングを行い，これらが陽性の場合，HBV-DNAの測定を行う．

⑤ 〇

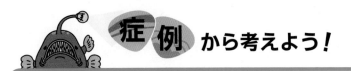

症例から考えよう！

48歳男性．巨大腫瘤をもつびまん性B細胞性悪性リンパ腫の患者が入院治療にて，リツキシマブを用いたR-CHOP療法を初めて施行することとなった．予定されるコースは，6サイクルであり，2サイクルめから外来治療を予定している．患者は，過去の手術にてB型肝炎感染の既往歴がある．

R-CHOP療法

Day	1日め	2日め	3日め	4日め	5日め	6〜21日め
リツキシマブ	●					
シクロホスファミド	●					
ドキソルビシン	●					休薬
ビンクリスチン	●					
プレドニゾロン（経口）	●	●	●	●	●	

Q この治療を行うための副作用対策について考えましょう！

回答例

びまん性B細胞性悪性リンパ腫の標準治療は，リツキシマブを用いたR-CHOP療法である．

まず，この症例はHBVキャリアかつリツキシマブおよびステロイド薬（プレドニゾロン）を用いた治療であるため，HBV罹患状況の検査を提案する．HBs抗原陽性の場合，あるいはHBs抗原陰性でもHBc抗体またはHBs抗体陽性の場合はHBV-DNA量を測定し，エンテカビルの適用を検討する．

また，巨大腫瘤がある場合，リツキシマブによる急激な縮小効果が大きいため，腫瘍崩壊症候群になる危険性が高い．そのため，初回はR-CHOP療法ではなくリツキシマブを投与しないCHOP療法を行う場合もある．腫瘍崩壊症候群の対策としては，ハイドレーションやラスブリカーゼ（遺伝子組換え）投与の提案を行いたい．

なお，この症例は初発治療であるため，ドキソルビシンの限界投与量以内で治療を完遂できると考えられるが，事前にベースラインの左室駆出率を測定しておくことが重要である．

memo

第10章

抗がん薬の曝露防止対策

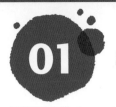

01 学習目標

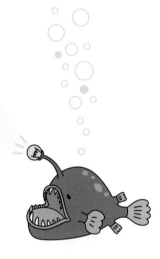

- 医療者における抗がん薬曝露の危険性(発がん性, 生殖毒性など)を理解する
- 個人防御具および生物学的安全キャビネット, 閉鎖式薬物輸送システムなどの曝露対策を理解する
- 曝露対策の順序, ヒエラルキーコントロールを理解する

　抗がん薬の調製業務は，特に病院薬剤師にとって日常的な業務の一つとなっている．ただし，抗がん薬の調製は，万が一過誤が生じると患者への影響が甚大であるため特に注意を要する．

　また，調剤業務の際など曝露対策にも特に注意を払う必要がある．曝露対策を行わない抗がん薬の取り扱いは，医療従事者の健康被害を生じる可能性が指摘されている．長期的には発がん性，生殖毒性のおそれがあるほか，短期的には発疹などの急性症状がある．

　ヒエラルキーコントロールは，労働者に影響を与えるすべての労働環境下において，労働災害，病気，死亡を予防・回避するためのリスクマネジメントの概念である．つまり，インシデントを回避し，安全衛生のリスクを最小限に抑えるか，または排除する方法をもっとも効果が高いとされることから低いとする階層で示したものである．ヒエラルキーにおいて，現段階ではもっとも効果が高いとする抗がん薬を除去や置換する方法（抗がん薬治療に変わる治療）は存在しない．階層のうちマスクやグローブ，ガウンの着用などが曝露防止に重要であるが，これらよりも教育やマニュアル整備が特に重要である．曝露の危険性を学び，個人防御具や生物学的安全キャビネット（以下 安全キャビネット），閉鎖式薬物輸送システムなどの取り扱いを学ぶことは，ヒエラルキーコントロールの観点でも重要である．

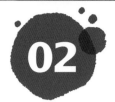

02 曝露を避けるべき薬剤 (hazardous drugs)

hazardous drugs(HD)の定義

- **米国国立労働安全衛生研究所(NIOSH)**
  発がん性，催奇形性，生殖毒性，低用量での臓器毒性，遺伝毒性(染色体異常，変異原性)のいずれかがある薬剤および類縁化合物

- **米国病院薬剤師会(ASHP)**
  国際がん研究機関(International Agency for Research on Cancer；IARC)で，動物や患者での発がん性，催奇形性，生殖毒性，臓器毒性，遺伝毒性のいずれか1つでもあると判断された化合物

hazardous drugsの例

細胞障害性抗がん薬		ほぼすべての薬剤
分子標的薬	注射剤	ゲムツズマブオゾガマイシン，テムシロリムス，トラスツズマブ，ペルツズマブ，ボルテゾミブなど
	経口剤	アキシチニブ，イマチニブ，エベロリムス，エルロチニブ，エンザルタミド，スニチニブなど
抗ホルモン薬		アナストロゾール，エキセメスタン，タモキシフェン，ビカルタミド，リュープロレリンなど
その他の抗がん薬		サリドマイド，レナリミド，トレチノイン，ポマリドミド

抗がん薬以外では，シクロスポリンなどの免疫抑制薬やステロイド薬，抗ウイルス薬，抗精神病薬などがHDに該当します

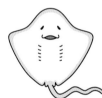

われわれ医療従事者が抗がん薬の取り扱いをとくに注意すべき理由は，少量でも長期曝露により発がん性，催奇形性，生殖毒性，臓器毒性，遺伝毒性(染色体異常，変異原性)の可能性が否定できないからである．例えば，米国国立労働安全衛生研究所(NIOSH)では，これらの毒性が1つでもあればhazardous drugs (HD) と定義している．しかし，かつて日本ではHDの定義が明確ではなく，該当する概念があるとすれば毒薬や劇薬，ハイリスク薬

など，主に患者への毒性でとらえられていたかもしれない．

しかし，2015年に「がん薬物療法における曝露対策合同ガイドライン」が策定され(最新版は「がん薬物療法における職業性曝露対策ガイドライン2019年版　第2版」)，「抗がん薬はHDである」という認識が医療現場に普及しつつある．

抗がん薬は，細胞障害性抗がん薬をはじめ，ほぼすべてがHDに該当する．また，これまで比較的安全と考えられ

てきた分子標的薬やホルモン薬もHDに含まれている点は着目すべきである[1].

略語

- NIOSH：National Institute of Occupational Safety and Health

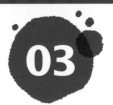

03 hazardous drugsによる健康被害

抗がん薬の曝露がもたらす影響		
急性症状		皮疹，脱毛，喘息，めまい，頭痛，悪心・嘔吐，月経異常
長期的な影響	発がん	白血病，膀胱がん，リンパ腫など
	生殖毒性	月経異常，流産，早産，死産，低体重出産，子どもの学習障害

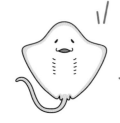

急性症状は，比較的軽症または曝露を避ければ可逆的に回復するものです

発がん，生殖毒性は長期的な影響で，重篤または不可逆なものです．曝露後，時間を経て発症します

急性症状

急性症状には，皮疹や脱毛など，曝露を避ければ可逆的に回復するものが多いのが特徴である．例えば，セルビアの看護師263人を対象とした研究において，抗がん薬を取り扱う看護師の抜け毛，皮疹，頭痛の症状は，取り扱わない看護師に比べそれぞれ7.1倍，4.7倍，4.3倍の頻度であったが，症状は，平日に比べ週末に消失したことなどが報告されている[2]．

長期的な影響

長期的な症状には，発がん（白血病，膀胱がん，リンパ腫など）や生殖毒性（流産，早産，死産，低体重出産，子どもの学習障害）がある．これらは年単位の長期的曝露で報告されている．症状も重篤かつ不可逆的であり，曝露対策の本質は，ここにあると言っても過言ではない．

例えば，アメリカの看護師1,458人を対象にした研究では，抗がん薬を取り扱う看護師の月経異常は，取り扱わない看護師の1.6倍多いことが報告されている[3]．

発がんには，いくつかの報告がある．デンマークの看護師1,040人の調査（1973～1988年）では，全がんのリスク比は1.2倍であったが，リンパ腫や血液腫瘍については5.37倍であることが報告されている[4]．一方，デンマークの調剤技術者8,499人の調査（1970～1990年）では，全がんのリスク比は1.0倍（0.8～1.1：有意差なし），リンパ腫・血液がん1.3倍，皮膚がん1.5倍など，がん種や調査対象によって結論が分かれる．これらの調査は，いずれも国民の健康情報が国家で管理されている北欧諸国の調査であり信頼性が高いと考えらえるが，発がんには，HD（hazardous drugs）の曝露以外にその医療者の喫煙や飲酒など生活習慣や遺伝的なものなど多くのリスク因子がある．また，曝露対策技術が未熟な30～40年前の報告であることも留意すべきであろう．現在の曝露対策下での健康被害は，これらより少ないと考えられる．しかし，医療従事者の尿中から抗がん薬が検出されたとする報告は多く，曝露量と発がんの関連性（安全閾値）は，いまだに明確ではないことを考えると，曝露対策は重要である．

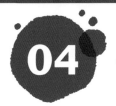

04 抗がん薬による発がんリスク

ヒトに対する 発がん性	薬　剤		身近な化合物
認められる (carcinogenic) 〔Group 1〕	・アザチオプリン ・シクロホスファミド ・メルファラン	・ブスルファン ・シクロスポリン ・タモキシフェン	・アスベスト　・ベンゼン ・ホルマリン　・ダイオキシン ・たばこ
おそらくある (probably) 疑われる (possibly) 〔Group 2A，2B〕	・ドキソルビシン ・クロラムフェニコール ・エトポシド ・ブレオマイシン ・ダカルバジン ・マイトマイシン ・フェノバルビタール	・アザシチジン ・シスプラチン ・プロカルバジン ・ダウノマイシン ・メルファラン ・メトロニダゾール ・フェニトイン	・紫外線 ・ディーゼル排気ガス ・カビ（アフラトキシン）

［文献5より著者作成］

シクロホスファミドのように乳がんや血液がんの治療に
よく用いる薬剤は，扱い慣れて毒性を軽視しないよう注意!!

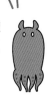

発がん性を有する抗がん薬としては，シクロホスファミドが有名である．世界保健機関（WHO）の外部組織である国際がん研究機関（IARC）では，シクロホスファミドを「ヒトに対する発がん性が確実（Group 1）」群に分類しており，かつ，この同類にある化学物質として，アスベストやダイオキシンをあげている．また，「発がん性がおそらくある（probably）あるいは疑われる（possibly）（Group 2A，2B）」の分類にドキソルビシンやシスプラチンなどがあげられている．ほとんどの細胞障害性抗がん薬はGroup1もしくは2のカテゴリーに分類されている．

特筆すべきは，アスベストなどの法的に取り扱いが規制され厳重な曝露管理がされている化学物質と，われわれ医療従事者が日々取り扱う抗がん薬が同じGroup 1に分類されていることである．マスクやガウンなど一定の曝露対策は行うものの毎日抗がん薬を扱うことに慣れると，しだいに感覚が麻痺して毒性を軽視してしまう．これが長期曝露につながり危険である．

略 語
● IARC：International Agency for Research on Cancer

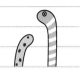

05 抗がん薬の曝露によるリスク

- フィンランドの看護師650人を8年間追跡した調査.
  妊娠初期に抗がん薬曝露があった場合, 流産のリスクが2.3倍上がる.
  (95%信頼区間：1.20-4.39)相関のある抗がん薬はシクロホスファミド,
  アドリアシン, ビンクリスチンであった[6].

- フランスの4つの病院の看護師466人を1年間インタビューした調査.
  流産の頻度は, 職業的曝露がなかった看護師では12〜15%であったのに
  対して, 職業的曝露があった看護師では26%(オッズ比：1.7-2.1, 95%
  信頼区間：1.2-3.4)であった[7].

- アメリカの医療従事者(父親または母親)2,976人の調査.
  抗がん薬を取り扱っていた群は, 扱っていなかった群に比べて流産のリ
  スクが1.5倍(95%信頼区間：1.2-1.8)であった. 父親のみが曝露した場合
  は, 有意差はないが増加傾向を認めた[8].

> 男性が曝露しても, パートナー
> の流産が増加する可能性がある

抗がん薬曝露の影響として, 流産が多く報告されている. これには, 胎児が薬剤の影響を受けやすいということ, 曝露の影響が生殖出産年齢(20〜30代)という若年者でみられること, 死産という結果は影響が明確なことなどがある.

疫学調査は, 母集団の大きさや背景の均一性が重要である. したがって, メタアナリシス(統合解析)による報告が, より高い信頼性をもつエビデンスとなりうるかもしれない. 1985〜1999年に発表された5論文のメタアナリシスでは, 流産のオッズ比は1.46(95%CI：1.11〜1.92)であり, HD曝露による影響ありと結論されている[9].

一方, より新しい報告を含む1985〜2007年の6論文のメタアナリシスでは, オッズ比1.21(0.80〜1.83)であり, 影響なしと結論されている[10].

これらをまとめると, 流産に対するHDの影響は否定できないが, 出産年齢の女性医療従事者が妊娠初期まで抗がん薬を取り扱わないようにするかは, 未解決の問題である.

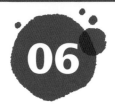

06 どのような経路から曝露するか

調製時の抗がん薬曝露の経路

経 路	曝露例	個人防御具（PPE）
経気道	・気化した抗がん薬の吸入	マスク
経口	・抗がん薬により汚染された場所での食品摂取	—
皮膚	・抗がん薬の皮膚への付着 ・注射の針刺し事故	ガウン，グローブ，ゴーグル

調剤・薬液調製時以外の，抗がん薬曝露の機会

- 薬剤の取り揃えの際に，薬剤外包装やパッケージに触れるとき
- 粉砕調剤や投与介助の際に，経口抗がん薬をパッケージから取り出すとき
- 抗がん薬を投与された患者の排泄物や体液，使用後のリネン類を取り扱うとき
- 抗がん薬を投与された患者の尿や便，唾液，汗，血液，乳汁など，すべての排泄物や体液を取り扱うとき
- 調製や投与の過程で生じる抗がん薬廃棄物を取り扱うときや運搬廃棄作業のとき
- 汚染されたPPEを取り外すとき
- 抗がん薬取り扱いエリア内での飲食（飴やガム，お茶の摂取）や化粧

これまでに環境的に抗がん薬の汚染が報告されている場所は，安全キャビネット内部のみならず，周囲の床やベッド，テーブル，いすの肘掛け，病室のカウンターから調製場所の電話やエアコンフィルターまであらゆる場所に至る．つまり，投与や調製に関連した飛散のみではなく，汚染した調製者の行動範囲，さらには抗がん薬が患者の汗や尿など体液にも含まれるため，これらの飛散するあらゆる場所に汚染する可能性がある．そのため，汚染された場所で食品を摂取することは，抗がん薬の経口からの曝露につながる可能性がある．

また，一部の抗がん薬は，皮膚に付着すると皮膚からの曝露につながる可能性がある．さらに，一部の抗がん薬は気化することが知られている．汚染された廃棄物（調製器具や投与ルートなど）が放置され，そこが換気の悪い環境である場合，気化した抗がん薬を吸入して曝露する可能性がある．

これらをふまえると，抗がん薬調製時の皮膚吸収の防止には，ガウン，グローブ，ゴーグルの着用，吸入防止にはマスクの着用が重要である．これらを個人防御具（PPE）という．さらに，抗がん薬が調製や投与される環境と非汚染環境を区別し，汚染環境からの物品の持ち出しを防ぐこと，移動のあとには，手洗いとうがいを励行することが重要である．

略語
- PPE：personal protective equipment

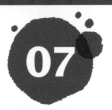

07 ヒエラルキーコントロール

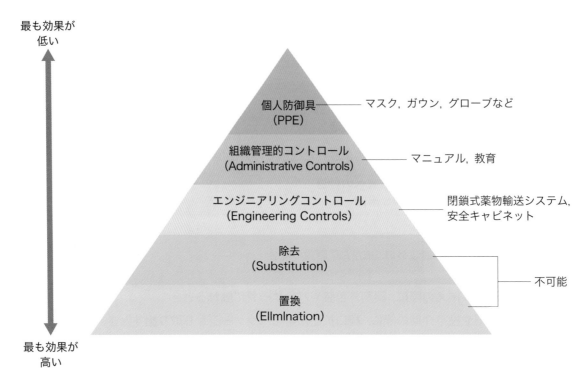

最も効果が
低い

個人防御具
（PPE）————— マスク，ガウン，グローブなど

組織管理的コントロール
（Administrative Controls）———— マニュアル，教育

エンジニアリングコントロール
（Engineering Controls）———— 閉鎖式薬物輸送システム，
安全キャビネット

除去
（Substitution）

置換
（EllmInation）

————— 不可能

最も効果が
高い

[文献1より改変]

　ヒエラルキーコントロールという，曝露防止効果の順に対策法を階層化したリスクマネジメントの概念が重要である．

　抗がん薬の曝露対策には，防御器具の使用が重要であるが，それ以上に調製者全員が正しい手技をとるなどの教育やマニュアルの整備といった，組織管理的コントロールが重要である．有効な個人防御具であっても，適切な使用方法で用いない調製者が存在することにより，汚染は目に見えないかたちで拡散するためである．さらに，抗がん薬を使わない（除去・置換）ことは，

対策上は最も効果的である．しかし医療現場では，これに代わる技術がない．したがって，汚染原因を拡散しないよう封じ込めるエンジニアリングコントロールが重要である．これには，閉鎖式薬物輸送システムや安全キャビネットの使用がある．

　閉鎖式薬物輸送システムは，現在最も有効性の高い方法である．しかし，調製ごとのコストが高いほか，例えば，粘性のきわめて高い薬剤，少量の薬剤，皮下注射で投与する場合など，すべての抗がん薬に器具が適用できるかといった問題もある．また，安全

キャビネットは，現在普及しているクラスⅡB型を使用する限り，エアバリアによる拡散防止であるので，完全とは言いがたい（p.185）．グローブボックス型のキャビネットは，より高い拡散防止が可能である．

　今後期待される技術として，ロボットによる抗がん薬調製が試みられている．しかし，ロボットが高価であることや調製スピードなどの点で，まだまだ普及には時間がかかるであろう．

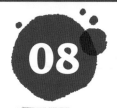

08　個人防御具の使用基準

状　況	グローブ	ガウン	マスク	ゴーグル
注射剤調製	◎	◎	◎*	○
注射剤投与	◎	◎	◎*	○
錠剤投与	○	×	×	×
錠剤簡易懸濁	○	×	×	×
散剤調剤	◎	◎	◎	○
散剤投与	◎	◎	◎	○
薬剤運搬	○	×	○	×
排泄物, 吐物の直接取扱い	○	○	○	○
排泄物や吐物の付着したリネンの取り扱い	○	○	○	○
抗がん薬投与中の患者が入院している病室でのリネンの取り扱い	○	×	○	×
薬液飛散時の清掃	◎	◎	◎	○
廃棄物運搬	○	×	○	×
抗がん薬を扱っている環境の清掃	○	×	○	×

グローブ：◎二重，○一重
ガ ウ ン：◎ケモガウン，○アイソレーションガウン，×不要
マ ス ク：◎N95マスク，○サージカルマスク，×不要
ゴーグル：○必要，×不要
＊：閉鎖式薬物輸送システムを使用すれば，サージカルマスクも許容される．

［文献1より著者作成］

　個人防御具（PPE）は作業内容にあわせて使用する．注射剤の調製時や抗がん薬の投与時，抗がん薬取り扱い環境の清掃時などは，化学療法専用グローブの着用が必要である．さらに，抗がん薬の調製時や投与時，飛散した際の清掃時など，明らかに抗がん薬に触れる機会がある場合は二重着用が望ましい．抗がん薬バイアルの外包装にも抗がん薬が付着しているとされ，取り揃え調剤時にもグローブの着用が望まれる．

　ガウンは，抗がん薬に対する耐透過性がある化学療法専門ガウン（ケモガウン）が推奨される場面もあるが，排泄物，吐物の取り扱い時など一時的な使用に限りアイソレーションガウンでも構わない．

　マスクについては，空気中のHD粒子（エアロゾル）を吸入するリスクがある場合にはN95マスクを使用する．サージカルマスクは，小滴の口や鼻周囲への付着を防止できるが，吸入の防止はできない．

　ゴーグルは化学療法専用のものを着用する．排泄物などの飛散も懸念される場合には，顔面への付着を防ぐためフェイスシールドの着用も有用である．

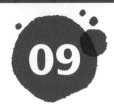
個人防御具①：化学療法専用グローブ

手術用グローブ

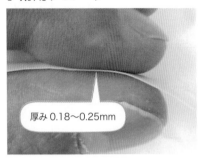

厚み 0.18～0.25mm

化学療法専用グローブ

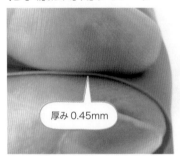

厚み 0.45mm

化学療法専用グローブの
厚さは手術用グローブの
倍以上あるんだね！

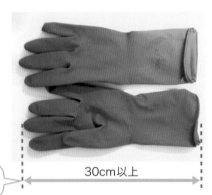

長さは 30cm 以上あり，
袖を覆うことができる！

30cm以上

[著者撮影，日科ミクロン株式会社：ケモプラス™グローブ ラテックス製]

　抗がん薬の調製には，**化学療法専用グローブを使用する**．通常の医療用，例えば手術用グローブと比べて厚みがあり，抗がん薬の耐透過性について試験されているのが特徴である．また，袖を覆うことができるような長めのグローブであることも特徴である．

　素材はラテックス，ニトリル，ネオプレンなど各種あるが，抗がん薬の種類によって，透過性には一長一短がある．すべての抗がん薬に対して透過性が優れる材質はない．なお，塩化ビニル性のグローブは，耐透過性がほとんど期待できないので通常使用しない．いずれのグローブも，使用時間の経過に伴い抗がん薬が透過するので定期的な交換が必要で，ディスポーザブルが原則である．つまり，外側のグローブが汚染されたり，30～60分着用したりしたら定期的に交換する．

　グローブには，**ピンホールがある可能性もあるので，二重に着用する必要がある**．内側の手袋と外側の手袋でピンホールの位置が重なることがないことが，二重着用の理由の一つである．

10 個人防御具②：ケモガウン

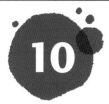

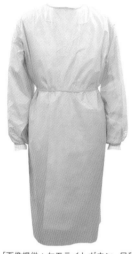

[画像提供：ケモライトガウン，日科ミクロン株式会社]

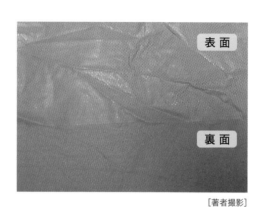

表 面

裏 面

[著者撮影]

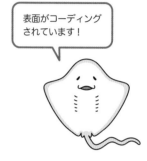

表面がコーディングされています！

薬 剤	接触濃度	4時間	8時間
ドキソルビシン	2 mg/mL	透過なし	透過なし
パクリタキセル	6 mg/mL	透過なし	透過なし
カルボプラチン	10 mg/mL	透過なし	透過なし
イホスファミド	50 mg/mL	5サンプル中1サンプルに透過あり （半日毎交換の根拠）	

[文献11より著者作成]

　ケモガウンは化学療法専用で，薬剤に対して耐透過性をもち，背開きが原則である．表面は，ポリエチレンなどでコーティングされている．袖口は上から手袋を被せられるものとなっており，すぼまっているのが特徴である．素材は，繊維の脱落がなくホコリがでないもの（リントフリーのもの）が使用され，感染症対策に使用する不織布で作られたアイソレーションガウンとは素材も構造も違う．汚染時にすぐ交換できるよう，ディスポーザブル（使い捨て可能）なものを選択する．グローブと同じく，ガウンも薬剤によっては素材を透過するので，4時間～半日を目安に定期交換する．

11 その他の個人防御具

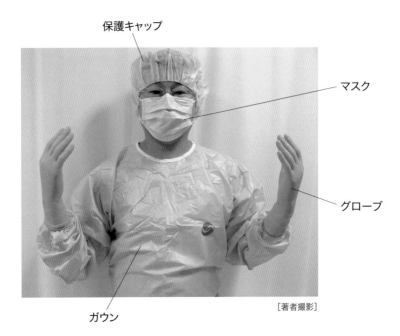

保護キャップ

マスク

グローブ

ガウン

[著者撮影]

　グローブ，ガウン以外の個人防御具（PPE）として保護めがね，保護キャップ，マスクがある．保護めがねは，薬液の突発的な飛沫が眼に付着しないことを目的としている．保護キャップも同様に，飛沫の頭髪・頭皮への付着を防ぐものである．

　マスクについては，N95タイプの使用が推奨される場合と通常のプリーツ型マスクでよい場合がある．いずれも，細菌濾過効率（BFE）*1が95％以上および微粒子濾過効率（PFE）*2が95％以上の性能を有したマスクを使用する．

　PPE交換時は，まず二重手袋をして

いる場合，外側の手袋を脱ぎ，チャック付き密封袋に捨てる．次にガウンを汚染されている表面を内側にするよう脱ぎコンパクトにまとめる．そして，密封袋に入れる．マスク，キャップなどを外し，最後に手袋を捨てる．密封袋は，さらに非貫通の医療廃棄物に入れて廃棄する．このように，汚染したPPEの脱着する際にも手順を守り，廃棄にも二重に密封するなど配慮が必要である．

　これらの個人防御具はいずれもディスポーザブルである．定期的に交換し，廃棄する（p.188）．医療へのコスト意識も必要であるが，健康被害を予防するための必要コストと考え，適正使用を励行したい．

＊1：細菌を含む粒子（平均粒子径4.0～5.0μm）が除去された割合．
＊2：試験粒子（0.1μmのラテックス球形粒子）が除去された割合．

略語

● BFE：bacterial filtration efficiency
● PFE：particle filtration efficiency

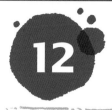

12 安全キャビネット

クリーンベンチ

中心静脈栄養（TPN）調製などの薬剤の無菌操作を行う

安全キャビネット

空気の流れが外側から内側へ向かう．さらに，外部空気が内部入り口で吸い込まれるため，抗がん薬の調製では操作者の被曝防止と内部環境の無菌化が同時に得られるクラスⅡ以上が必要とされる．

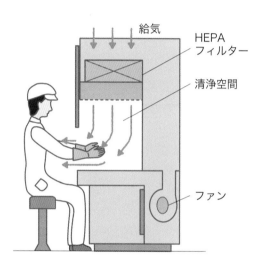

給気
HEPA
フィルター
清浄空間
ファン

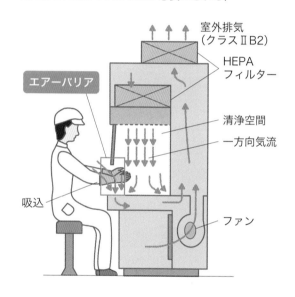

室外排気
（クラスⅡB2）
HEPA
フィルター
エアーバリア
清浄空間
一方向気流
吸込
ファン

[文献12より著者作成]

　抗がん薬は，調製時に飛沫やバイアルからのエアロゾル（液体または個体の微粒子と気体が混合されたもの）が発生する．これらの流出を防ぐには，**安全キャビネットの使用が重要**である．

　安全キャビネットは，HEPAフィルターで濾過された空気が内部で循環し，室内外に排気されることが特徴である．気流が調製者の一方向に流出するクリーンベンチとは，使用目的も構造も違う．

　クリーンベンチは検体を清浄空間で扱うことが第一目的であるのに対して，

安全キャビネットは，作業者の安全を図るのが第一目的で，かつ検体を清浄空間で扱うことを目的としている．

　ただし，安全キャビネットと調製者はガラス面で隔てるものの，腕を入れる部分はエアバリアのみに委ねられている．気流によるバリアなので，乱れると一部の内部空気が流出する．したがって，完全排気型の安全キャビネットを使用していても，ガウンを着用する必要がある．また，キャビネットの配置は陰圧室など他のフロアで隔てる必要がある．

　安全キャビネットは，内気循環の程度によりクラスⅠ～Ⅲに分類される．最近はグローブボックスタイプのクラスⅢが使用されることもあるが，現在の臨床での主流は，エアバリアで隔てられたクラスⅡタイプである．クラスⅡはさらに，内気の循環率によりクラスⅡAまたはⅡB1（部分換気，それぞれ70％または50％）とクラスⅡB2（完全換気）に分けられる．現在主流のクラスⅡB2は，内気が室外（施設外）に完全に排気されるのが特徴である．

13 抗がん薬の気化を証明した実験

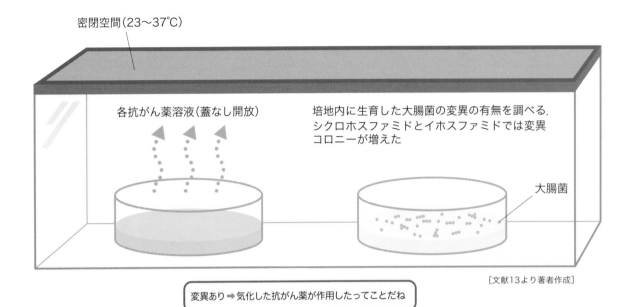

密閉空間（23〜37℃）

各抗がん薬溶液（蓋なし開放）

培地内に生育した大腸菌の変異の有無を調べる.
シクロホスファミドとイホスファミドでは変異
コロニーが増えた

大腸菌

[文献13より著者作成]

変異あり➡気化した抗がん薬が作用したってことだね

抗がん薬がどのような形態で身体に吸入されているのかは，よくわかっていない．バイアルからのスプラッシュ[*1]後のように，ミストとして飛散しているか，気化している可能性もある．ミストとは，工場排煙などとして飛んでくるように空気中を舞うような分子（1nm程度）〜花粉（100μm程度）の大きさの粒子のことである．粒子径によってはマスクが無効であるので，後述する安全キャビネットや閉鎖式薬物輸送システムによる気化した抗がん薬の制御が必要になる.

＊1：バイアルからシリンジで薬剤を吸い取る際，
注射剤の周囲から薬液がしぶきとなって飛び散ること.

抗がん薬の気化は，図のような古典的な実験で証明されている[13]．気密容器にシクロホスファミドなど各種抗がん薬水溶液を入れて，少し離した場所に大腸菌の培地を一緒に置いておく．もし，抗がん薬が気化して大腸菌が曝露した場合，大腸菌の性質の変異を生じるという試験である.

この試験で室温（23℃）での気化が証明された薬剤は，シクロホスファミドとカルムスチンである．温度が上がるとイホスファミドで同様の現象が生じる．こうして抗がん薬は気化し，曝露原因になると考えられている.

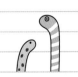

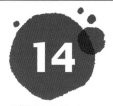

14 閉鎖式薬物輸送システムを使用した曝露予防

抗がん薬曝露対策製品の例―BDファシール™システム―

▶調整

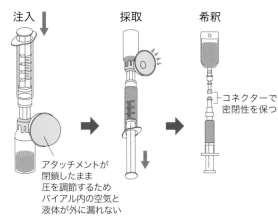

注入　　　　採取　　　　希釈

アタッチメントが
閉鎖したまま
圧を調節するため
バイアル内の空気と
液体が外に漏れない

コネクターで
密閉性を保つ

▶投与

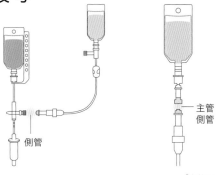

側管

主管
側管

[文献14より作成]

液漏れ，眼への
飛散の危険性！！

閉鎖式薬物輸送システムを使用していないときは，
輸液ラインとの接続時の液漏れや飛散が懸念される．

　閉鎖式薬物輸送システム（closed system drug transfer devices；CSTD）はバイアルとシリンジにそれぞれのアタッチメントを取り付け，バイアルからの薬剤の飛散を防止するシステムである．接続面には，抗がん薬の付着が一切ないのが特徴である．

　抗がん薬は調製時以外でも，ラインの接続時，ゴム栓への抜き差し時に汚染が拡大する．特に輸液ライン接続時の漏出は少なくない．閉鎖式薬物輸送システムの使用により，この汚染を防ぐことができる．

　CSTDを使用した場合，1薬剤の調製および投与には数千円のコストがかかるが，すべての薬剤に使用することが保険診療上認められている．

　CSTDの使用は，安全キャビネット内や調製室の汚染を低減させる点で有効な器具であることが報告されている[15]．しかし，病室の作業台やリクライニングシートなど，抗がん薬使用環境の末端での汚染は完全に回避できていない．これには，投与後のごみの廃棄や患者の排泄物（汗，唾液，血液など）による汚染も考えられる．

15 シリンジ，針の取り扱い

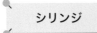
シリンジ

●ルアーロック式　　●ルアーチップ式

ルアーロック式シリンジはネジ式になっているため，針の装着はシリンジを回してねじ込みます．廃棄の際は，針がついたまま非貫通性の感染性廃棄物容器に入れます

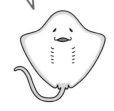

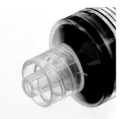

[画像提供：ニプロ株式会社]

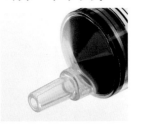
横口

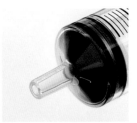
中口

[画像提供：ニプロ株式会社]

廃棄法

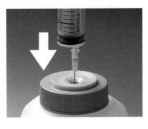

[画像提供：テルモ株式会社　セフティーナ®]

ルアーチップ式は，針を外して廃棄します

　抗がん薬の調製には，ルアーロック式シリンジを使用する．ネジ式になっているため，針が外れるリスクは減る．特に，パクリタキセル，エトポシドなど，可溶化剤により針が外れやすい抗がん薬の調製には安全である．

　ルアーロック式シリンジを廃棄する場合は，リキャップ（シリンジから一度外したキャップ（蓋）を，使用後の針先に再び装着すること）をせずに，針をつけたまま非貫通性の廃棄容器に**直接廃棄する**．リキャップ操作は，抗がん薬の付着した注射針で作業者が針刺し事故を起こす危険性があるため，避けるべきである．

　これに対して，非抗がん薬である制吐薬などの前投与薬剤は，ルアーロック式ではなくルアーチップ式シリンジを用いてよい．この場合，安全針捨て容器を使用することができる．

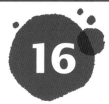

16 調製後の抗がん薬の払出し，使用済みアンプル・バイアルの廃棄

調製後の抗がん薬の払出し　　チャック付きビニール袋

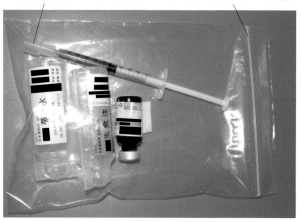

医療安全上の理由から調製した抗がん薬のボトルを投与終了あるいは病棟で確認するまで保管する場合もある.

使用済みの廃棄

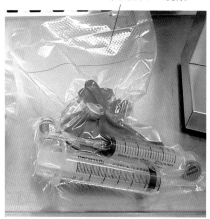

[著者撮影]

　調製後の抗がん薬の払出し時には，調製した輸液ボトルやシリンジ表面に抗がん薬が付着している可能性があるので，チャック付きビニール袋に入れて搬送する.

　抗がん薬に汚染された物品（アンプルやバイアル，注射器や注射針，使用済みの輸液バッグや点滴チューブ，安全キャビネット内で使用したグローブなど）は，汚染部位を封じ込めるために速やかにジッパー付きプラスチックバッグに入れてから，感染性廃棄物容器（非貫通の密閉容器. 投入時以外は蓋をしておく）に廃棄する.

　調製時に残った薬剤はバイアル内に密封するか，アンプル製剤である場合，シリンジに吸引しシリンジキャップをするなど，密封したうえでチャック付きビニール袋に入れて同様に廃棄する. チャック付きビニール袋への密封は，安全キャビネット内で行い，汚染をキャビネット外に持ち出さないことが重要である.

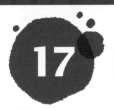

17 抗がん薬の不活化方法

薬 剤	飛散した場合の不活化方法
L-アスパラギナーゼ	なし
ブレオマイシン	5%次亜塩素酸ナトリウム
シスプラチン	なし
シクロホスファミド	なし
シタラビン	なし
ダカルバジン	硫酸（濃度不明）
ダウノルビシン	5%次亜塩素酸ナトリウム
エトポシド	5%次亜塩素酸ナトリウム
5-フルオロウラシル	5%次亜塩素酸ナトリウム
メソトレキセート	不活化する薬剤はないのでバーミキュライト（吸着性の土壌改良材）などで吸い取る
マイトマイシン	5%次亜塩素酸ナトリウム
ビンブラスチン	5%次亜塩素酸ナトリウム
ビンクリスチン	5%次亜塩素酸ナトリウム

[文献16より著者作成]

　抗がん薬が飛散した場合，その不活化方法として次亜塩素酸ナトリウムの使用が推奨される．次亜塩素酸は，通常の塩素系消毒剤として使用されているものを希釈すれば安価である．

　ただし，次亜塩素酸ナトリウムは，ステンレスバットやキャビネットなど金属面を腐食させるので注意を要する．また，タキサン系抗がん薬では水酸化ナトリウム，シスプラチンなどではチオ硫酸ナトリウムが不活化剤として有効である．

　最近，オゾン水により抗がん薬を分解する取り組みがある[17]．しかし，オゾン製造装置を購入する必要や，オゾン水製造後は速やかに使用する必要がある．

　すべての抗がん薬を分解できる不活化剤はないため，汚染器具は水で洗浄したり水を含んだ拭き取り紙で複数回の拭き取り除去などを行ったりする，または可能な限りディスポーザブルな器具を使用するなどの対策が重要である．

　また，**アルコールでの清拭を調製後などに行うと，残留した抗がん薬を気化させる**ため，不活化剤あるいは蒸留水で十分拭き取ったあとに行うべきである．

18 排泄物からの曝露対策

薬 剤	尿中排泄		尿以外への排泄
	排泄されるまでの期間	排泄される割合	
シクロホスファミド	2日	62%	便：4%，唾液：血中の77%，汗にも含有
シスプラチン	5日	45%	便に微量
ドキソルビシン	5日	15%	便：85%
エトポシド	3日	44%	便：15%
ブレオマイシン	2日	68%	唾液に微量
ミトキサントロン	5日	10%	便：18%（期間は5日）
メトトレキサート	2日	90%	便：9%，母乳，唾液にも含有
メルファラン	1日	56%	―
フルオロウラシル	1日	15%	―
ビンクリスチン	3日	12%	便：70%（期間は3日）
メルカプトプリン	1日	20〜60%	―
プロカルバジン	1日	30〜75%	―
テガフール	3日	7%	―
カペシタビン	1日	3%	―

［文献18より著者作成］

　多くの抗がん薬は，投与後48時間以内は患者の排泄物や体液（尿，便，吐物，胸水や腹水，乳汁，汗など）に含まれる．そのため，投与後の排泄物や体液には抗がん薬が含まれることを前提に，曝露対策行動を行うべきである．なお，排泄物のなかでも特に尿中に，抗がん薬が高濃度かつ多量に含まれることが多い．なかでも**メトトレキサートや白金製剤などの腎排泄型の薬剤は，尿中排泄が多いことが知られている**．

　抗がん薬は，一般的に肝臓などで不活化されて尿中排泄されるが，シクロホスファミドは活性代謝物が尿中に含まれる場合がある．したがって，シクロホスファミド投与後の蓄尿は可能な限り避ける．尿に排泄される薬剤の危険性は，閉鎖式薬物輸送システムのような拡散防止法がないことにある．病院トイレの汚染，患者居宅でのトイレの汚染が報告されている[19, 20]．患者には，尿排泄時の飛散を最小限にするため，男性も洋式便器を用い，座位で排尿するよう指導すべきである．また，排泄後の水洗（便器洗浄）も，飛沫の飛散を招くため，水洗便器の蓋を閉めてから行うべきである．

　尿以外への抗がん薬の排泄経路には汗があり，この場合リネン類に付着することがある．対策としては，リネン類のクリーニングは他の汚染のないリネンと区別し予洗してから洗う，可能な限りディスポーザブルなものにするなどがある．

19 スピルキット

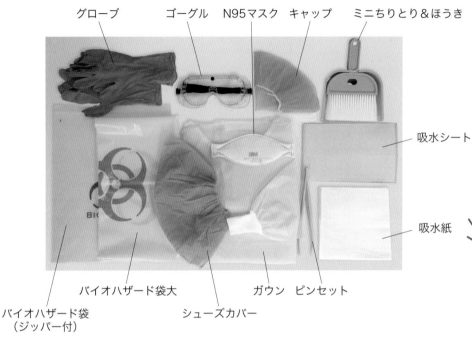

グローブ　ゴーグル　N95マスク　キャップ　ミニちりとり＆ほうき

吸水シート

バイオハザード袋大

吸水紙

バイオハザード袋
（ジッパー付）

シューズカバー　ガウン　ピンセット

[画像提供：日本医化器械製作所]

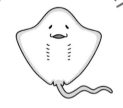

こぼれた抗がん薬の処理に必要なグローブ・ガウン・吸収パット・処理バッグなどをすべて揃えたレスキューセットです

　抗がん薬が輸液やルート外に飛散した場合には，速やかにこれを封じ込め，分解するなど，拡散を防止する操作が重要である．薬剤飛散時の防御具をまとめたキットをスピルキットという．スピルキットには，保護グローブ（二重）や保護ガウン，シューズカバー，ゴーグル，保護マスク，保護シート，クリーニング布（吸収性のあるオムツも可），廃棄バッグ（ジッパー付き）などが含まれる．これらをまとめた簡易スピルキットが市販されている．

　必要に応じて，前述した不活化剤（次亜塩素酸）を用意してもよいだろう．

　スピルキットは調製環境のみならず，病棟ナースステーションや外来点滴室など抗がん薬を取り扱う場所に常備し，スタッフに置き場所と正しい使用方法を定期的な研修などにより周知しておくことが重要である．

確 認 問 題

問 1　ハザードドラック（HD）の取り扱いと危険性に関する記述のうち，**正しいものはどれか**．**1つ選べ**．

①HDの曝露対策は，細胞障害性抗がん薬についてのみ行う

②HDは，発がん性，催奇形性，生殖毒性，低用量での臓器毒性，遺伝毒性のすべてを有している薬剤である

③HDは，ヒトでの毒性が認められたもののみを示す

④HDによる急性症状として，流産がある

⑤HDの取り扱い量と染色体異常は相関する

難しいなぁと思ったときはp.175を復習してみよう！

問 2　ハザードドラック（HD）の取り扱いと危険性に関する記述のうち，**正しいのはどれか**．**2つ選べ**．

①HDの曝露経路は吸入のみである

②HDおよびHDに触れた器具の廃棄時には，密封できるビニール袋などに入れる

③すべてのHD取扱い時に，グローブの着用が望ましい

④HDの曝露対策のヒエラルキーとして，個人防御具の使用が最も有効である

⑤閉鎖式薬物輸送システムは，調製時の曝露のみを低減できる

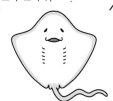

自信がなければp.179に戻って確認だエイエイオー！

1 　解答　**5**

①×：分子標的薬などすべての抗がん薬で行うべきである．

②×：1つでも認めるとHDとする．

③×：動物での毒性が認められたものもHDとしている．

④×：流産は，長期的な曝露で発生する可能性が高い．

⑤○

2 　解答　**2, 3**

①×：皮膚吸収や汚染した食物の経口摂取などもある．

②○

③○

④×：より高いヒエラルキーとして，教育やマニュアルなどの組織管理的コントロールとエンジニアリングコントロールがある．

⑤×：投与時の曝露も防げる．

文 献

● 第1章 「がん薬物療法」総論 (p.1 〜 19)

1) 日本臨床腫瘍研究グループ (JCOG)：固形がんの治療効果判定のための新ガイドライン (RECISTガイドライン) 改訂版 version 1.1 ―日本語訳JCOG版― (2010年6月14日JCOG運営委員会承認)

2) 日本臨床腫瘍研究グループ (JCOG)：ECOGの Performance Status (PS) の日本語訳 (http://www.jcog.jp/doctor/tool/ps.html；2021年2月閲覧)

3) 小野薬品工業株式会社, ブリストル・マイヤーズスクイブ株式会社：プレスリリース『オプジーボ® (一般名：ニボルマブ) 点滴静注の「悪性胸膜中皮腫」と「悪性黒色腫の術後補助療法」への適応拡大, 「固定用量への用法・用量」の変更, およびオプジーボとヤーボイ® (一般名：イピリムマブ) 点滴静注との併用療法における「腎細胞がん」への適応拡大に対する国内製造販売承認事項一部変更承認取得』, 2018年8月21日.

4) 日本臨床腫瘍研究グループ (JCOG)：Common Terminology Criteria for Adverse Events (CTCAE) version 5.0 (2019年9月5日版)

5) 厚生労働省労働基準局安全衛生部：発がん性等を有する化学物質を含有する抗がん剤等に対するばく露防止対策について, 2014年5月29日.

● 第2章 消化器毒性 (p.21 〜 42)

1) Morita S, et al：Jpn J Clin Oncol, 33 (9)：470-476, 2003.

2) 日本臨床腫瘍薬学会 編：臨床腫瘍薬学, じほう, 2019.

3) 岩田英信 ほか：クリニカルスタディ, 23 (14)：1311-1317, メヂカルフレンド社, 2002.

4) 日本癌治療学会 編：制吐薬適正使用ガイドライン2015年10月【第2版】, 金原出版, 2015.

5) Aguilar EA, et al：Expert Rev Anticancer Ther, 5 (6)：963-972, 2005.

6) Chan A, et al：Support Care Cancer, 23 (1)：283-291, 2015.

7) Sekine I, et al：Cancer Sci, 104 (6)：711-717, 2013.

8) National Comprehensive Cancer Network：NCCN Guidelines® - Antiemesis, 2021.

9) Einhorn LH, et al：Support Care Cancer, 25 (1)：303-308, 2017.

10) ノバルティスファーマ：DR's Net - グリベック錠100 mg「患者向医薬品ガイド」, 2020年10月更新.

11) Saito M, et al：Lancet Oncol, 10 (2)：115-124, 2009.

12) Uchida M, et al：Pharmazie, 73 (5)：304-308, 2018.

13) Popovic M, et al：Support Care Cancer, 22 (6)：1685-1697, 2014.

14) Grunberg S, et al：J Clin Oncol, 29 (11)：1495-1501, 2011.

15) 河野えみ子 ほか：癌と化学療法, 42 (3)：323-326, 2015.

16) Depré M, et al：Eur J Clin Pharmacol, 61 (5-6)：341-346, 2005.

17) 武井大輔 ほか：日本緩和医療薬学雑誌, 2：111-117, 2009.

18) 田中千賀子：NEW 薬理学 改訂第7版, p.51, 南江堂, 2017.

19) Uchida M, et al：J Pharm Health Care Sci, 4：1, 2018.

20) 日本肝臓学会肝炎診療ガイドライン作成委員会 編：B型肝炎治療ガイドライン (第3.3版), 2021.

21) Aapro M, et al：Ann Oncol, 21 (5)：1083-1088, 2010.

22) Ito Y, et al：J Clin Oncol, 36 (10)：1000-1006, 2018.

23) Okada Y, et al：Oncologist, 24 (12)：1593-1600, 2019.

24) Nakamura M, et al：Oncologist, 22 (5)：592-600, 2017.

25) Navari RM, et al：J Support Oncol, 9 (5)：188-195, 2011.

26) Navari RM, et al：N Engl J Med, 375 (2)：134-142, 2016.

27) Yanai T, et al：Int J Clin Oncol, 23 (2)：382-388, 2018.

28) Hashimoto H, et al：Lancet Oncol, 21 (2)：242-249, 2020.

29) Navari RM, et al：Support Care Cancer, 21 (6)：1655-1663, 2013.

30) 一般社団法人 日本がんサポーティブケア学会 (JASCC)：制吐薬としてのオランザピンについて注意喚起, 2017年8月21日公開.

31) Salvo N, et al：Int J Radiat Oncol Biol Phys, 82 (1)：408-417, 2012.

32) Hesketh PJ, et al：J Clin Oncol, 35 (28)：3240-3261, 2017.

33) Blake MR, et al：Aliment Pharmacol Ther, 44 (7)：693-703, 2016.

34) National Cancer Institute (NCI) - Cancer Therapy Evaluation Program (CTEP)：Common Terminology Criteria for Adverse Events (CTCAE) v5.0, 2017.

35) 厚生労働省：重篤副作用疾患別対応マニュアル - 麻痺性イレウス, 2008.

36) 厚生労働省：重篤副作用疾患別対応マニュアル - 重度の下痢, 2010.

37) 第一三共株式会社：トポテシン®点滴静注 適正使用ガイド 2014年3月改訂版.

38) Takeda Y, et al：Int J Cancer, 92 (2)：269-275, 2001.

39) Mori K, et al：Cancer Chemother Pharmacol, 51 (5)：403-406, 2003.

40) 日本臨床腫瘍学会 編：がん免疫療法ガイドライン 第2版, 金原出版, 2019.

41) Bossi P, et al：Ann Oncol, 29 (Suppl 4)：iv126-iv142, 2018.

● 第3章 血液毒性 (p.43 〜 59)

1) 日本癌治療学会 編：G-CSF適正使用ガイドライン2013年版 ver.5, 2018年3月29日公開.

2) Klastersky J, et al：J Clin Oncol, 18 (16)：3038-3051, 2000.

3) 日本臨床腫瘍学会 編：発熱性好中球減少症 (FN) 診療ガイドライン (改訂第2版), 南江堂, 2017.

4) 日本造血細胞移植学会 編：日本造血細胞移植学会第2巻 - 同種末梢血幹細胞移植のための健常人ドナーからの末梢血幹細胞動員・採取 第5版, 2014年5月改訂.

5) 日本臨床腫瘍研究グループ (JCOG)：Common Terminology Criteria for Adverse Events (CTCAE) version 5.0 (2019年9月5日版).

6) 日本輸血・細胞治療学会 編：科学的根拠に基づいた血小板製剤の使用ガイドライン：2019年改訂版, 2018年10月公開.

7) 日本輸血・細胞治療学会 編：科学的根拠に基づいた赤血球製剤の使用ガイドライン（改訂第2版），2019年5月公開（高見昭良 ほか：日本輸血細胞治療学会誌, 65 (3)：543-561, 2019）.

● 第4章　皮膚障害（p.61 ～ 77）

1) Furue M, et al：Br J Dermatol, 172 (1)：272-275, 2015.

2) 中外製薬株式会社：手足症候群アトラス ゼローダ投与のマネジメント 改訂第4版, 2017年5月更新.

3) Kang YK, et al：J Clin Oncol, 28 (24)：3824-3829, 2010.

4) Amado RG, et al：J Clin Oncol, 26 (10)：1626-1634, 2008.

5) メルクバイオファーマ株式会社：アービタックス®注射液100 mg 注意すべき皮膚症状とその対策 第3版.

6) Hachisuka J, et al：Case Rep Dermatol, 3 (2)：130-136, 2011.

7) Lacouture ME, et al：J Clin Oncol, 28 (8)：1351-1357, 2010.

8) Scope A, et al：J Clin Oncol, 25 (34)：5390-5396, 2007.

9) van Doorn R, et al：Br J Dermatol, 175 (6)：1135-1136, 2016.

10) Grevelman EG, et al：Ann Oncol, 16 (3)：352-358, 2005.

11) Freeman-Keller M, et al：Clin Cancer Res, 22 (4)：886-894, 2016.

12) Hua C, et al：JAMA Dermatol, 152 (1)：45-51, 2016.

● 第5章　神経障害（p.79 ～ 93）

1) Treede RD, et al：Neurology, 70 (18)：1630-1635, 2008.

2) Loeser JD, et al：Pain, 137 (3)：473-477, 2008.

3) 日本がんサポーティブケア学会：末梢神経障害マネジメントの手引き 2017年版, 金原出版, 2017.

4) Seretny M, et al：Pain, 155 (12)：2461-2470, 2014.

5) 野元正弘：日内会誌, 96 (8)：1580-1584, 2007.

6) 日本緩和医療学会 編：がん疼痛の薬物療法に関するガイドライン 2014年版, 金原出版, 2014.

7) 厚生労働省：重篤副作用疾患別対応マニュアル 末梢神経障害. 2009年5月公開.

8) 荒川和彦 ほか：日本緩和医療薬学雑誌：4 (1)：1-13, 2011.

9) Haim N, et al：Cancer, 73 (10)：2515-2519, 1994.

10) Postma TJ, et al：Ann Oncol, 6 (5)：489-494, 1995.

11) Hershman DL, et al：J Clin Oncol, 32 (18)：1941-1967, 2014.

12) Mielke S, et al：Clin Cancer Res, 11 (13)：4843-4850, 2005.

13) Ongerboer de Visser BW, et al：Prog Exp Tumor Res, 29, 190-196, 1985.

14) Adelsberger H, et al：Eur J Pharmacol, 406 (1)：25-32, 2000.

15) Cavaletti G, et al：Exp Neurol, 204 (1)：317-325, 2007.

16) ベルケイド®3 mg 適正使用ガイド. 2016年2月(第8版)

17) Smith EM, et al：JAMA, 309 (13)：1359-1367, 2013.

18) Hirayama Y, et al：Int J Clin Oncol, 20 (5)：866-871, 2015.

19) Durand JP, et al：Ann Oncol, 23 (1)：200-205, 2012.

20) Kus T, et al：Support Care Cancer, 24 (5)：2085-2091, 2016.

21) 日本ペインクリニック学会：神経障害性疼痛薬物療法ガイドライン 改訂第2版, 2016年.

22) 日本緩和医療学会 編：がんの補完代替療法クリニカル・エビデンス 2016版, 金原出版, 2016.

23) Argyriou AA, et al：Cancer Treat, 34 (3)：368-377, 2008.

24) 松田正典 ほか：癌と化学療法, 35 (3)：461-466, 2008

● 第6章　血管外漏出（p.95 ～ 112）

1) キッセイ薬品工業株式会社：抗がん剤の血管外漏出の予防と対応ガイド. 2016年6月改訂.

2) キッセイ薬品工業株式会社：サビーン®総合製品情報概要. 2020年9月改訂.

3) 磯田和也 ほか：医療薬学, 39 (11)：644-649, 2013.

4) Anami S, et al：JPN J Pharm Health Care Sci, 32 (11)：1105-1110, 2006.

5) 石原則幸 ほか：薬剤学, 39 (1)：14-19, 1979.

6) Wani T, et al：J Clin Anesth, 26 (2)：152-154, 2014.

7) Falchuk KH, et al：N Engl J Med, 312 (2)：78-82, 1985.

8) 東海林徹 監：注射薬配合変化Q&A 第2版 根拠でわかる注射・輸液配合時の事故防止対策. じほう, 2010.

● 第7章　口腔粘膜炎・口腔ケア（p.113 ～ 130）

1) 厚生労働省：重篤副作用疾患別対応マニュアル, 抗がん剤による口内炎, 平成21年5月.

2) Elting LS, et al：Cancer, 98 (7)：1531-1539, 2003.

3) Kashiwazaki H, et al：. Support Care Cancer, 20 (2)：367-73, 2012.

4) Sonis ST：J Support Oncol, 2 (1)：21-32, 2004.

5) Sonis ST：J Support Oncol. 5 (9)：3-11, 2007.

6) 日本がんサポーティブケア学会／日本がん口腔支持療法学会 編：がん治療に伴う粘膜障害マネジメントの手引き 2020年版. 金原出版, 2020.

7) Common Terminology Criteria for Adverse Events(CTCAE) Version5.0 有害事象共通用語規準 v5.0 日本語訳JCOG版.

8) World Health Organization：Switzerland, 15-17,1979.

9) EOCC (The European Oral Care in Cancer Group)：口腔ケアガイダンス, 第1版, 2018.

10) Sonis ST, et al：J ClinOncol, 19 (8)：2201-2205, 2001.

11) Elad S, et al：Support Care Cancer, 23 (1)：223-336. 2015.

12) 日本臨床腫瘍薬学会 編：臨床腫瘍薬学, じほう, 2019.

13) 日本口腔ケア学会学術委員会 編：治療を支えるがん患者の口腔ケア, 医学書院, 2017.

14) Mercadante V, et al：Oral Oncol, 66：64-74, 2017.

15) Yarom N, et al：Support Care Cancer. 28 (5)：2457-2472, 2020.

16) Molan PC：Int J Low Extrem Wounds, 5 (1)：40-54, 2006.

17) Willix DJ, et al：J Appl Bacteriol, 73 (5)：388-394, 1992.

18) Lalla RV, et al：Cancer, 120 (10)：1453-1461, 2014.

19) Yarom N et al：Support Care Cancer, 27 (10)：3997-4010, 2019.

20) Mizuno H, et al：J Oral Sci, 60 (4)：536-543, 2018.

● 第8章　免疫チェックポイント阻害薬特有の副作用

（p.131 ～ 152）

1) Errico A：Melanoma：Nat Rev Clin Oncol, 12 (8)：435, 2015.

2) Borghaei H, et al：N Engl J Med, 373 (17)：1627-1639, 2015.

3) Rini BI, et al：N Engl J Med, 380 (12)：1116-1127, 2019.

4) Gandhi L, et al：N Engl J Med, 378 (22)：2078-2092, 2018.

5) Paz-Ares L, et al：N Engl J Med, 379 (21)：2040-2051,

2018.

6) Socinski MA, et al：N Engl J Med, 378 (24)：2288-2301, 2018.

7) Spain L, et al：Cancer Treat Rev, 44：51-60, 2016.

8) Brahmer J, et al：N Engl J Med, 373 (2)：123-135, 2015.

9) Weber JS, et al：J Clin Oncol, 30 (21)：2691-2697, 2012.

10) 川島眞 編：多形紅斑型薬疹 (EM) の皮疹の見方と重症度判定，および免疫チェックポイント阻害薬 (ICI) 使用に関連したEMと重症薬疹での診療手引き特定非営利活動法人JASMIN, 2019.

11) Yamazaki N, et al：Cancer Sci, 108 (6)：1223-1230, 2017.

12) 日本臨床腫瘍学会 編：がん免疫療法ガイドライン 第2版. 金原出版, 2019.

13) 日本臨床研究グループ：有害事象共通用語規準 v.4.0 日本語訳 JCOG版 (CTCAE v.4.0-JCOG).

14) 小野薬品工業株式会社：オプジーボ®適正使用ガイド 単剤療法版. 2020年10月作成.

15) Hughes J, et al：Diabetes care, 38 (4)：e55-e57, 2015.

16) Weber JS, et al：Lancet Oncol, 16 (4)：375-384, 2015.

第9章　その他の副作用 (p.153 〜 172)

1) リツキサン®点滴静注100 mg, 500 mgインタビューフォーム, 2020年12月改訂 (第24版).

2) ハーセプチン®注射用60, 150インタビューフォーム, 2020年8月改訂 (第24版).

3) Kusumoto S, et al：Int J Hematol, 90 (1)：13-23, 2009.

4) 厚生労働省「難治性の肝・胆道疾患に関する調査研究」班：劇症肝炎分科会および「肝硬変を含めたウイルス性肝疾患の治療の標準化に関する研究」班合同報告

5) 日本肝臓学会 編：B型肝炎治療ガイドライン (第3.3版). 2021.

6) Hui CK, et al：Gastroenterology, 131 (1)：59-68, 2006.

7) Yu S, et al：Int J Clin Pharm, 38 (5)：1035-1043, 2016.

8) Huang H, et al：JAMA, 312 (23)：2521-2530, 2014.

9) 厚生労働省：重篤副作用疾患別対応マニュアル 腫瘍崩壊症候群. 平成23年3月 (平成30年6月改定).

10) 日本臨床腫瘍学会 編：腫瘍崩壊症候群 (TLS) 診療ガイダンス. 金原出版, 2013.

11) Hijiya N, et al：Pediatr Blood Cancer, 44 (1)：63-69, 2005.

12) Ishizawa K, et al：Cancer Sci, 100 (2)：357-362, 2009.

13) Kikuchi A, et al：Int J Hematol, 90 (4)：492-500, 2009.

14) 日本緩和医療学会：終末期がん患者の泌尿器症状対応マニュアル. 10-3, 2008.

15) Comis RL：Cisplatin nephrotoxicity：the effect of dose, schedule and hydration scheme. In：Current Status and New Developments, Academic press, pp 485-494, 1980.

16) Jacobs SA, et al：J Clin Invest, 57 (2)：534-538, 1976.

17) アバスチン®点滴静注 適正使用ガイド. 子宮頸癌 (2020/09)

18) ヴォトリエント®錠200 mg, インタビューフォーム 2020年12月改訂 (第10版).

19) Bono P, et al：Ann Oncol, 20 (2)：393-394, 2009.

20) Felker GM, et al：N Engl J Med, 342 (15)：1077-1084, 2000.

21) Ginsberg SJ, et al：Semin Oncol, 9 (1)：34-51, 1982.

22) Minami H, et al：Pharmacogenet Genomics, 17 (7)：497-504, 2007.

第10章　抗がん薬の曝露防止対策 (p.173 〜 193)

1) 日本がん看護学会ほか 編：がん薬物療法における職業性曝露対策ガイドライン 2019年版　第2版. 金原出版, 2019.

2) Krstev S, et al：Med Lav, 94 (5)：432-439, 2003.

3) Shortridge LA, et al：Cancer Nurs, 18 (6)：439-444, 1995.

4) Skov T, et al：Br J Ind Med, 49 (12)：855-861, 1992.

5) International Agency for Research on Cancer：Agents Classified by the IARC Monographs.〈https://monographs.iarc.fr/agents-classified-by-the-iarc/〉

6) Selevan SG, et al：N Engl J Med, 313 (19)：1173-1178, 1985.

7) Stücker I, et al：Scand J Work Environ Health：16 (2)：102-107, 1990.

8) Valanis B, et al：J Occup Environ Med, 41 (8)：632-638, 1999.

9) Dranitsaris G, et al：J Oncol Pharm Pract, 11 (2)：69-78, 2005.

10) Quansah R, et al：J Womens Health, 19 (10)：1851-1862, 2010.

11) コヴィディエンジャパン株式会社：ケモブロック PPガウン 抗がん剤透過性データ.

12) 日本病院薬剤師会 監：抗がん薬調製マニュアル 第4版. じほう, 2019.

13) Connor TH, et al：Mutat Res, 470 (1)：85-92, 2000.

14) 日本BP：抗がん薬曝露対策製品　BDファシール™システム〈https://www.bdj.co.jp/ms/index-phaseal.html〉

15) Wick C, et al：Am J Health Syst Pharm, 60 (22)：2314-2320, 2003.

16) Johnson EG, et al：Am J Hosp Pharm, 46 (2)：318-319, 1989.

17) 濱宏仁 ほか：医療薬学, 41 (10)：740-749, 2015.

18) 白戸四郎：医療廃棄物研究, 5：1-32, 1992.

19) 森本茂文 ほか：日病薬誌, 48 (11)：1339-1343, 2012.

20) Yuki M, et al：Nurs Educ Pract, 4 (10)：16-23, 2014.

索 引

マナビジュアルノート
がん薬物療法　副作用対策＆曝露対策

2021 年 4 月 5 日　1 版 1 刷　　　　　　　　　　　　　　©2021

著　者
佐藤淳也　中西弘和　菅 幸生　内田まやこ

発行者
株式会社 南山堂　代表者 鈴木幹太
〒113-0034　東京都文京区湯島 4-1-11
TEL 代表 03-5689-7850　　www.nanzando.com

ISBN 978-4-525-70531-2